骨与手足外科疾病综合诊治

邵朝阳　李国强　李　岩　张艳军　郑新星　赵伟东　主编

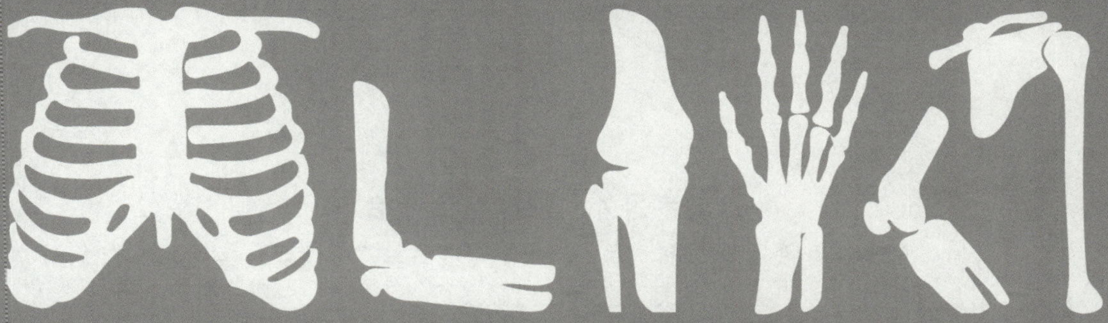

上海大学出版社

图书在版编目（CIP）数据

骨与手足外科疾病综合诊治 / 邵朝阳等主编.
上海：上海大学出版社, 2024. 12. -- ISBN 978-7
-5671-5166-6

Ⅰ. R6

中国国家版本馆CIP数据核字第2025H0G132号

责任编辑　贺俊逸
封面设计　品雅传媒
技术编辑　金　鑫　钱宇坤

骨与手足外科疾病综合诊治

邵朝阳　李国强　李　岩　张艳军　郑新星　赵伟东　主编
上海大学出版社出版发行
（上海市上大路99号　邮政编码200444）
（https://www.shupress.cn　发行热线 021-66135112）
出版人　余　洋

*

山东品雅文化传媒有限公司排版
上海华业装璜印刷厂有限公司印刷　各地新华书店经销
开本 710mm × 1000mm　1/16　印张 12.5　字数 229 千
2024年12月第1版　2025年4月第1次印刷
ISBN 978-7-5671-5166-6/R·91　定价：98.00 元

编 委 会

主　编　邵朝阳　东莞康华医院

李国强　山东省曹县人民医院

李　岩　安丘市人民医院

张艳军　菏泽市牡丹人民医院

郑新星　宜昌市中心人民医院

赵伟东　宁夏医科大学总医院

副主编　张珍丽　河南省中西医结合医院

吕　洁　河南省中西医结合医院

熊艳祥　抚州市第一人民医院

王思涵　佳木斯大学附属第一医院

李相满　哈尔滨医科大学附属第二医院

李　昊　哈尔滨医科大学附属第一医院

谢明冬　成都市新都区中医医院

吴彦超　江西省中西医结合医院

滕府高　禄劝彝族苗族自治县中医院

黄娟芝　湖北荆门人民医院

前言

骨科疾病是人类的常见病、多发病。近年来，社会经济的发展，科技水平的提高，骨科学新理论、新技术不断出现，促进了骨科学的发展。新技术广泛应用于临床，提高了治疗水平，受到医患的一致好评。

本书首先讲述了骨科治疗的一般原则等，然后重点讲述了骨科各部位创伤的救治技术，针对各类骨科常见病、多发病的发病机制、临床特点、诊断依据、鉴别诊断及治疗手段也做了详尽的论述，着重加大了骨科微创治疗的描述。此外，依据临床实践经验对诊疗过程中可能出现的问题也加以强调。全书资料新颖，图文并茂，理论联系实际，重点突出，较为全面地阐述了创伤骨科及骨疾病的研究进展，可供各级医院的骨科医师和相关科室医师同仁参考使用。

本书在编写过程中，得到了各位专家的大力支持，在此谨表示诚挚的谢意。骨外科内容广泛，涉及相关学科多，新技术、新进展层出不穷，书中不足之处，敬请广大读者提出宝贵意见，以便再版时充实和完善。

编　者

2024 年 10 月

目　录

第一章

骨科治疗的一般原则

在美国，意外伤害是1~45岁人群中最为常见的死亡原因。在超过65岁的老年人中，跌倒是常见的损伤；每3人中就有1人因跌倒导致严重的损伤，甚至死亡。跌倒是老年人最常见的住院原因，占骨折的87%。每年老年人跌倒导致的直接医疗费用高达200亿美元。据估计，在20世纪90年代中期，仅髋骨骨折导致的医疗费用就高达30亿美元，预计在未来10年内这一数字将超过300亿美元。在2009年，医疗机构接收了超过870万例意外（非故意）非致命的跌倒伤患者，每年发生率为2 831人/10万人，但这可能仅仅占实际发生例数的一小部分。随着人类预期寿命的增加，意外伤害的发生率也大大增加。

骨折自古以来就被当作医学问题。希波克拉底的大多数文章都描述了损伤的处理，特别是骨折的治疗。进入20世纪后，关于骨折处理的生物学方面的知识有了极大发展。患者的预期也达到了前所未有的水平。针对骨折的手术和药物治疗的庞大的跨国产业已经形成。

骨的血供是骨折愈合的基础。早在1932年，Girdlestone曾警示："我们现在治疗骨折的方法在机械效能方面有其固有的危险，这种危险就是术者忘记了骨折愈合只能被促进而不能被强制进行。骨骼就像一株植物，它扎根于软组织中，一旦血供受到破坏，其通常所需要的不是细木工的技术，而是园丁的呵护和理解。"

现在，骨科医师正在深切体会着Girdlestone的预言的巨大冲击。在决定所需外科治疗的时机和方式时，处理创伤的骨科医师必须能够理解创伤对全身的影响，包括免疫系统损害、营养不良、肺部和胃肠道功能障碍及神经系统损伤。由于选择众多，骨折治疗的方法不易确定。每种方法均有其优点和潜在的并发症。因此，要想在恰当的时间进行合适的治疗，就必须对下面这些治疗原则有全面的了解。

骨折治疗的目的是要在解剖位置上获得骨性愈合，使患肢恢复最大的功能。由于外科手术不可避免地会对肢体造成进一步的损伤，所以，必须选择对软组织及骨组织损伤最小的手术。为求得解剖学复位而付出完全破坏骨折段血供的代价的手术，无论从计划还是从实施的角度来讲都不可取。另外，应考虑作用于患肢和固定物上的机械应力。最后，对患者的全身情况和手术的风险必须加以权衡，以决定最佳的治疗方法。

任何形式的固定物充其量都是有一定寿命的夹板装置。因此，在固定物失效和骨折愈合之间存在一场持续的赛跑。关键是找到合适的治疗方法，在达到最可预期的和接受的骨折愈合的同时发生最少的并发症。在尝试复杂的切开复位内固定手术之前，外科医师必须考虑自己所接受的专业训练和所掌握的手术技能，必须熟悉相应的术式。实施手术的场所也必须加以考虑。手术间应具有良好的环境。参加手术的人员应熟悉术式和器械，全套器械和内植物应齐备并保养良好。出色的麻醉和术中监护是手术安全的必要保障。患者应被充分告知所选外科治疗方法的利弊，并愿意配合术后所需的康复锻炼，这一点对于任何治疗方法的成功都至关重要。

骨折的成功治疗取决于对患者的全面评估（不仅仅限于受伤部分），以及针对每位患者的特殊需要制订治疗计划。应选择最有可能使软组织和骨愈合且并发症最少的治疗方法。

第一节　骨折的分类

在综合评估外科医师的能力、设备、物力及患者具体情况的基础上，对骨折及伴随软组织损伤的范围和类型进行分类，可以让医师确定最佳的治疗方案。骨折类型的分析能揭示肢体所遭受的创伤的能量的大小和骨折复位后的稳定性，使外科医师对高危损伤类型有所警惕。分类也可使外科医师能够观察手术的结果，并将自己的治疗结果与其他外科医师及研究者的治疗结果进行比较；同时，分类也可为评估新的治疗方法提供基础。

骨科创伤协会扩展的分类法已将骨折的编码与扩展的国际疾病分类（第 10 版）码对应起来，以利于诊断和治疗。该分类法已尽可能地将普遍认可的分类系统并入其中，如髋臼骨折的 Letournel-Judet 分类以及肱骨近端骨折的 Neer 分类。已制定了标准的随诊评估格式以进行一致的术后评估。2007 年最新版本的 OTA 分类法包含了 AO 分类法。AO 字母数字式分类法是一项国际性合作的结果，由许多学者根据“AO 文献中心”的信息和每个人自己的临床经验完成。该分类系统是根据骨折的形态特征和位置而制定的。AO 分类系统已被用于

2 700 例与此系统观念相对应的、经手术治疗的骨干骨折上，并在 400 例胫骨或腓骨骨干骨折病例中进行了专门的评估。随着骨折类型的严重程度的增加，所造成的损伤类型和组别也在相应提高。所有这些分类系统都是详细而又复杂的，详细的讨论请读者参阅参考文献。

第二节 软组织损伤的分类

正如骨损伤必须进行分类以便对骨折做出正确的评估并进行比较性研究以得出正确的结果那样，对伴随的软组织损伤也必须进行评估。开放性损伤已有几种分类系统。Gustilo 和 Anderson 在 1976 年介绍 1 025 例开放性骨折的治疗时，应用一种分级系统为感染性骨折的结局提供了预后信息。1984 年又对这一系统进行了修改，并对其结果进行了修订。修改后的分类系统以创面大小、骨膜软组织损伤、骨膜剥离和血管损伤为基础，将开放性骨折分为：

1. Ⅰ类开放性骨折，仅有<1cm 的清洁伤口。

2. Ⅱ类开放性骨折，伤口的撕裂超过 1cm，但没有广泛的软组织损伤、皮瓣或撕脱。

3. ⅢA 类开放性骨折，有广泛软组织撕裂伤或形成皮瓣，但骨骼仍有适当的软组织覆盖，或者不论伤口大小的高能量外伤。这一类损伤包括节段性或严重的粉碎性骨折，甚至包括那些只有 1cm 的撕裂伤。

4. ⅢB 类开放性骨折，有广泛的软组织缺失并伴有骨膜剥离和骨外露，这类骨折常被严重污染。

5. ⅢC 类开放性骨折，包括伴有动脉损伤需要修补的开放性骨折，不论软组织创口有多大。

这种分类法对预后有重要意义，将在开放性骨折部分进行更加详尽的讨论。

其他分类方法包括广泛应用于欧洲的 Tscherne 和 Gotzen 分类法。闭合性骨折被分为 0~3 级，开放性骨折被分为 1~4 级。这个分类法包括其他方法所没有的软组织损伤和筋膜间室综合征。AO-ASIF 工作组将类似于 Tscherne 和 Gotzen 分类法的软组织损伤分类法加入其广泛的骨折分类系统中。这个分类系统包括闭合性和开放性损伤、肌肉和肌腱损伤及神经血管损伤。也有人提出了其他一些创伤评分体系，包括：创伤评分系统（TS）；改进的创伤评分系统（RTS）；创伤严重程度评分系统（ISS）；修正后的简明创伤严重程度评分系统（MISS）；儿童创伤评分系统（PTS）；综合考虑神经损伤、局部缺血、软组织损伤、骨骼损伤、休克以及患者年龄等因素的评分系统（NISSSA）；Hanover 骨折评分系统-97（HFS-97）。这些评分系统都试图定量评估骨折相关软组织损伤的程度及感染或其他不利于愈合的问题发生的可能性。然而，一项评价 AO/OTA 骨折分类系统的研究发现，C 型骨折患者的功能表现和损害程度明显差于 B 型骨折患者，而与 A 型骨折患者没有显著性差异，说明对于孤立的单侧下肢骨折，AO/OTA 骨折分类系统并不能很好地预测功能表现和损害程度。

在 2010 年 OTA 分类法委员会为开放性骨折推荐了一种新的分类方法，这种新的分类方法使用了五种评价指标：皮肤损伤、肌肉损伤、动脉损伤、污染及骨缺损。它为患者一入院还未接受任何治疗时就进行分类提供了一种系统化的方法。对于所有分类系统，其复杂性可能导致重复性下降而影响广泛使用，并且其评估预后的能力也需要考虑在内。

第三节　创伤治疗的原则

多发性创伤患者的处理需要更多的医疗资源，在小的社区医院里通常缺乏这些资源。按照目前的创伤中心治疗方案，可能无法提供对长骨、骨盆和脊柱骨折进行紧急固定所需的设施以及医师和护理辅助人员。在 1 级或 2 级创伤中心的治疗目前已被证实可以提高多发创伤患者的治疗水平和存活率。另外，最初就在创伤中心治疗的患者其住院时间和治疗费用都比先在另一地治疗后再转移到创伤中心的患者明显低。从医疗质量和经济角度来讲，对多发性创伤患者的最佳处理办法就是尽快将其转送到专门的创伤救治中心。

自 20 世纪 90 年代初以来，救治重点已经放在对多发性损伤患者的早期“全面”救治上，包括骨折固定。肺部并发症的发生率，包括成年人呼吸窘迫综合征（ARDS）、脂肪栓塞综合征、肺炎等，与长骨骨折的治疗时机和方式有关。据统计，如果大骨折延迟固定，肺部并发症的发生率和住院时间在统计学上都显著增加。一项大规模多中心的研究也报道，采用早期全面救治可减少死亡率。

50%以上的多发性创伤患者有骨折或脱位或两者兼有，因此，骨科医师在创伤救治组中起着关键性的作用。骨科损伤的处理对患者最后的功能恢复可能会产生深远的影响，甚至可能影响到其生命或肢体保存，如果早期即积极地补液或输血后患者仍出现血流动力学不稳定的骨盆开放性损伤，使用骨盆带固定。对于开放性骨折、伴有泌尿生殖系损伤的骨盆或髋臼损伤及伴有血管损伤的肢体骨折，治疗组内成员的交流和合作是非常必要的。

早期固定脊柱、骨盆、髋臼骨折和其他大关节的骨折可减少肺部并发症和其他被迫卧床所引起的疾患，但对这类骨折的治疗需要较复杂的外科技术、设备，常常需要神经系统的监护。“骨科损伤控制”即在对肢体全面评估的同时，用外固定架迅速稳定骨折，使骨折获得稳定的固定，并恢复肢体长度，是目前治疗的标准模式。如果尚未获得血流动力学的稳定，危及生命的潜在因素尚未解决，或化验及放射检查结果尚不足以制订出一个令人满意的外科手术计划，就不应进行手术治疗。

在特殊情况下，骨科损伤控制可在急诊室或复苏区进行。对于长骨骨折不稳定的患者，进行急诊外固定架固定可能是必要的，但是这会带来针道感染或更少见的深静脉血栓等并发症。对于有些患者，外固定可以一直保留到骨折愈合。与髓内钉固定相比，使用外固定架治疗股骨骨折，成年人呼吸窘迫综合征的发病率明显下降。在一项前瞻性的、随机的、多中心的研究中，在用髓内钉和外固定架治疗的股骨骨折患者中检测到了炎症因子。研究发现，髓内钉固定能引起炎症反应，而外固定则不会。由于样本量较小，没有发现临床并发症的差异。创伤外科中损伤控制的概念目前正在进行深入的评估。这一理念被发现有助于在紧急情况下处理复杂的骨折。并发症多出现于因临床情况无法改善又不能进行最终固定的患者。

多发伤及其复苏过程可激活伤员的细胞因子而产生全身反应，包括由细胞因子介导产生的炎症因子、免疫因子和血流动力学因子。细胞因子的增加与器官功能的减退密切相关。多发伤还与系统免疫综合征有关，是广泛损伤产生的细胞因子和其他化学物质介导的一种弥漫性的炎症反应。骨科损伤控制是一种处理双重损伤的方法，即在处理外伤的同时又兼顾处理手术加重的损伤。

因为有以下一些因素存在，例如，患者有意识状态的改变，血流动力学不稳定妨碍了全面的骨科检查，同一肢体上有另一处较明显的损伤，以及早期的 X 线检查不充分等，5%~20%的多发性创伤患者在初次检查时会有一些损伤被漏诊。当较危急的损伤稳定后，应重复进行骨科检查，找出所有漏诊的损伤并进行早期治疗。研究表明，骨盆和颈椎的 CT 扫描比 X 线透视和 X 线平片检查能更多地发现损伤。

对多发伤患者的治疗要求进行特殊的和可靠的评估及治疗。美国外科医师协会制定的高级创伤生命支持系统（ATLS）是应用最广泛的创伤患者评估系统。该评估系统可基于 ABCDE 助记。

A（气道）：气道应该保持通畅。

B（呼吸）：在正常给氧的情况下，呼吸应该尽可能保持正常。

C（循环）：包括中央循环和外周循环，所有肢体有良好的毛细血管充盈反应并维持正常血压。

D（功能障碍）：包括神经系统、骨骼肌肉系统、泌尿生殖系统损伤，尽管很少危及生命，但可以导致严重的长期功能障碍。

E（环境）：很多损伤并非发生在隔离的环境中，由此可能造成污染，使医护人员染病。

从骨科学角度来看，骨骼肌肉系统和神经系统的评估方案在决定损伤的类型和程度方面极为重要。危及生命和肢体的骨骼肌肉损伤包括：伤口和骨折的出血，开放性骨折的感染，血管损毁和筋膜间室综合征造成的肢体丧失，脊柱和周围神经损伤导致的功能丧失。隐性出血、原因不明的多部位失血以及伴发的血流动力学不稳定，是血液循环评估的主要方面。多发骨折，特别是骨盆和长骨骨折引发的出血，要求早期固定减少失血。

处置时应首先考虑患者的全身情况。急诊措施必须包括治疗疼痛、出血和休克。出血应该以加压来控制。由于可能进一步损伤神经、血管，极少推荐使用止血带。由于有损伤邻近的周围神经的风险，建议不要在伤口内盲目使用止血钳钳夹止血。从患者受伤到清理伤口准备手术这段时间内，应用无菌敷料保护伤口，用夹板固定肢体，以防止锐利骨折块移动造成软组织的额外损伤。

病史应包括受伤的时间和地点。体检应包括确定软组织伤口的范围和类型及是否存在血管、神经损伤。应紧急处理血管损伤或筋膜间室综合征，以避免组织缺血，如果这些损伤超过 8 小时，将造成不可逆转的肌肉和神经损伤。一项对犬的实验研究发现，当组织压低于舒张压 10mmHg 或平均动脉压在 30mmHg 之内时将发生不可逆转的肌肉损伤。该研究强调，组织压和舒张压之间 10~20mmHg 的差距是急性筋膜切开的指征，而非绝对的组织压数值。

X 线摄像应该用来显示骨骼损伤的程度和类型。有时软组织损伤的程度只有在手术探查时才能确定。距离受伤的时间及软组织损伤的类型和范围对治疗的选择有指导意义。与低速率、低能量的创伤相比，高速率、高能量的创伤可以对软组织和骨骼造成更广泛的损伤，同时可以带来更不确定的预后。患者的全身情况、有无相关损伤及众多的其他因素都会影响最终结果，并且对治疗产生影响。

一、开放性骨折

开放性骨折属于外科急症，也许应当被看做是不全离断伤。Tscherne 描述了开放性骨折治疗的四阶段：挽救生命、保全肢体、防止感染、保存功能。第 1 个阶段或清创前阶段一直持续到 20 世纪。第 2 个阶段（保全肢体阶段）跨越了两次世界大战，其特点是截肢率高，引起了对人工假肢研究的兴趣。第 3 个阶段持续至 20 世纪 60 年代中期，在这一时代人们的注意力集中在防止感染和应用抗生素上。第 4 个阶段，即保存功能时代，其特征是积极的伤口清创、用内固定或外固定确实地制动骨折及延期闭合创口。目前的第 5 个阶段是快速高效的创伤救治的结果。最新的研究证实，大多数开放性骨折（Gustilo-Anderson ⅢA 类以下）都可以闭合创口，这样做并没有明显的风险，而且并发症发生率和住院时间都有所降低。另外，预防性应用抗生素的需求也遭到了质疑。最近一篇有关预防性应用抗生素的文献综述揭示，那些支持预防性应用抗生素的研究文章质量低劣，其结论值得怀疑。有些文章的学者对开放性骨折患者入院 2 小时内迅速预防性应用抗生素的做法和所用抗生素的剂量及给药时间都提出了疑问。最后，许多研究也表明，至少对于 Gustilo-Anderson Ⅰ、Ⅱ类和ⅢA 类开放性骨折来说，对于严格的正规清创术及入院 6 小时内冲洗所有创口给予预防性应用抗生素并不是必需的。

（一）火器所致的开放性骨折

对火器所致的开放性骨折患者的评估应包括受伤部位的正、侧位 X 线平片，包括上、下关节。可能需要关节造影来判明是否存在关节的子弹贯通伤。如果损伤涉及脊柱或骨盆，CT 可用于确定子弹的精确位置，并可有助于评估关节损伤。如果怀疑血管损伤，可能需要血管造影或动脉造影明确诊断。

在和平时期遇到的火器伤有三种不同类型：①低速手枪或步枪伤口；②高速步枪伤口；③近距离的猎枪伤口。在低速手枪或步枪伤口中，软组织损伤常常较小，故不需广泛清创。伤口的进出口小，常常不需缝合，而只需对皮肤边缘进行清创。在低速枪伤伤口的治疗中，冲洗、局部清创、预防破伤风及肌内注射单次剂量的长效头孢菌素与 48 小时静脉应用抗生素的疗效相同，而且口服和静脉输注抗生素对于预防感染有同等的疗效。在这类伤口中，感染很少见。有人推荐了一套关节内骨折的治疗方案，即对于子弹穿过清洁皮肤或衣物的损伤预防性使用抗生素 1~2 天；对于子弹穿过肺、肠道、严重污染的皮肤或衣物的损伤，使用广谱抗生素 1~2 周。民间枪伤的分类方法包括创伤能量、是否累及致命性的组织结构、伤口特征、骨折和伤口的污染程度。然而，这种复杂的分类方法并没有被确立，对治疗也没有起到指导作用。

某些枪伤可以在静脉注射单次剂量的头孢菌素后在院外口服抗生素治疗。Dickson 等报道，用以下方法院外治疗 41 例患者（44 处骨折）低速枪伤所致的 Gustilo Ⅰ、Ⅱ型开放性骨折，仅有 1 例发生了浅表感染：破伤风抗毒素 0. 5mL 肌内注射冲洗和局部伤口清创，闭合复位（必要时），放置敷料或夹板，静脉注射头孢唑林 1g，口服头孢氨苄 500mg，每日 4 次，共 7 天。

在高速步枪和猎枪伤口中，软组织和骨损伤是大量的，组织坏死是广泛的。对这类伤口最好采用类似战伤的治疗方式。需要广泛地显露并清除所有失活的软组织。这类伤口应敞开，根据伤口本身情况再做延迟一期或二期缝合。在近距离猎枪伤口中，骨和软组织有广泛的损伤。除非伤口是贯通的，否则弹壳填料常存留在伤口内，可引起严重的异物反应。因此，应找到并去除所有填料，同时切除失活的软组织。没有必要清除所有的铅弹散粒，因铅弹似乎很少引起反应，而企图去除它们时会对软组织造成更多的损伤。然而，应从关节内或滑囊内清除子弹和子弹碎片，因为它们可能造成机械磨损、铅滑囊炎和全身性铅中毒等并发症。据报道，关节内枪伤后全身性铅中毒的发生早可至伤后 2 天，晚可至伤后 40 年。这类伤口也应敞开，择期再关闭。

虽然延期和急诊应用扩髓交锁髓内钉都成功地治疗股骨开放性骨折，但对于因枪伤引起的股骨骨折，与延期髓内钉固定相比，即刻髓内钉固定可缩短住院日，明显降低住院费用，对临床结果也没有不利影响。目前，我们倾向于使用静力型交锁髓内钉治疗低速和中速股骨干骨折，包括多数粗隆下和髁上骨折。高速股骨骨折应以外固定架做临时固定，直至创面愈合满意；在伤后 2 周左右行髓内钉固定。有些高速骨折可以即刻行不扩髓髓内钉固定。如果有严重的软组织损伤，包括血管神经损伤，可能需要一期截肢。在我们当地一级创伤中心治疗的 52 例伴有动脉损伤的股骨干骨折中，保存肢体的有 32 例（61. 5%）。在一期（16 例）髓内钉固定，或在牵引和外固定后行髓内钉固定的所有 22 例股骨骨折病例，均保肢成功。在高速损伤的肢体中有 8 例行一期截肢，9 例行二期截肢，3 例患者死于其他损伤。在骨折固定前行血管修复的患者中没有发生吻合口撕裂。

外固定可能适合于严重损伤（GustiloⅢ型）。有报道认为，延迟一期闭合伤口和 Ilizarov 外固定架在治疗这些复杂骨折时的总并发症发生率和感染率较低。

在一篇髋部枪伤治疗的报道中，发现检查关节是否被穿透的最好的诊断性试验为髋关节穿刺抽吸和随后做关节造影。虽然所选择的病例都未做关节切开，而以抗生素治疗获得了成功，但对所有穿透关节腔的损伤都需要立即做关节切开。子弹继续接触关节液可导致关节损坏或感染。因为所有用内固定治疗的移位性股骨颈骨折的结果都不佳，所以，该报道建议用髋关节成形术或关节融合术作为这类损伤的最终治疗方法。

（二）截肢与保肢

随着复杂的开放性骨折处理方案的出现，设计了相应的治疗手段，挽救了许多没有功能的肢体。然而，人们注意到了“只重技术而忽视合理性”的问题，并指出，如此保肢的最终结果不仅是留下了一个无用的肢体，而且也使每个患者在身体上、心理上、经济上和社交上都受到了影响。不可避免的截肢常被拖延太久而增加了财政、个人和社会的花费，更重要的是，增加了伴随而来的后遗症发生率和可能的死亡率。在一项对开放性胫骨骨折的研究中，与早期行膝下截肢患者相比，保肢患者并发症更多，手术次数更多，住院时间更长，住院费用也更高。与早期截肢患者相比，更多的保肢患者认为自身有残疾。

为了更好地评估损伤和更好地确定采用早期截肢治疗的损伤类型，人们进行了几种尝试。Mangled 肢体创伤严重程度评分从四个方面进行评分：骨骼和软组织损伤、休克、局部缺血及车龄。在一些研究中，MESS 分数达到 1～12 分的患者的肢体最终都需要截肢，而 MESS 分数为 3～6 分的患者的肢体能够存活。然而，在其他研究中均未发现 MESS、LSI（保肢指数）或 PSI（预测保肢指数）有预测价值。评分系统的高特异性证实，低分可以预测保肢的可能性，但其低敏感性却不能证明其作为截肢预测指标的有效性。这些评分系统似乎用途有限，不能作为判断是否应该截肢的唯一标准。而位于或高于截肢阈值的下肢创伤严重程度评分在决定能否保留遭受高能量创伤的下肢时应该谨慎使用。

最近，Rajasekaran 等为了评估开放性胫骨 Gustilo ⅢA、ⅢB 骨折，提出了一种新的评分系统，包括皮肤覆盖、骨骼结构、肌腱和神经损伤以及并存病情况。他们使用该系统，把 109 例Ⅲ型开放性胫骨骨折分成四组，以评估保肢的可能性。第 1 组分数为 5 分或更少，第 2 组分数为 6～10 分，第 3 组分数为 11～15 分，第 4 组分数为 16 分或更高。分数为 14 分或更大的作为截肢指标，敏感性为 98%，特异性为 100%，阳性预测值为 100%，阴性预测值为 70%。这些结果与 MESS 分析的 99%敏感性及 97%的阳性预测值相似，但是优于 MESS 分析的 17%的特异性和 50%的阴性预测值。这个新的评分系统的高特异性可能成为更好的截肢预测方法。然而，目前所有的评分系统的预测能力都维持在低水平。

（三）抗生素治疗

开放性骨折的治疗实际上是应用微生物学的一次临床实践。一旦皮肤屏障遭破坏，细菌就从局部进入伤口并企图附着和繁殖。损伤区域愈广，坏死组织愈多，对细菌的营养支持潜力就愈大。由于损伤部位的循环遭到损坏，机体免疫系统利用细胞防御和体液防御的能力也都遭到破坏，于是在细菌造成感染和机体动员足够的免疫机制克服感染之间就展开了一场竞赛。

感染微生物的毒力取决于：它对宿主基质如坏死的皮肤、筋膜、肌肉和骨的黏附能力，它的致病力，以及由细菌本身的体液和机械因素所决定的中和宿主防卫的攻击力。目前已认识到，异物反应是保护细菌免受吞噬细胞吞噬的细菌糖蛋白的一种复杂的相互作用。细菌侵入机体后黏附在宿主的细胞基质上并分泌体液和糖蛋白保护罩，于是它们就能进行细胞复制，形成临床感染。细菌的繁殖会以对数形式进行，直至耗尽可获得的营养物质、宿主死亡或宿主的防御成功地抵抗了感染为止。如果发生了后者且宿主仍存活，则细菌或被消灭，或被抑制和孤立，形成慢性骨髓炎。

一般来说，开放性损伤的治疗包括术后全身使用抗生素。2004 年，

Cochrane 的系统性综述确立了抗生素对开放性骨折患者的益处。这篇综述表明，开放性骨折使用抗生素后可将感染风险降低 59%。数据支持这样的结论：伤后迅速短期使用第一代头孢菌素并结合骨折伤口及时处理的先进方法，可以显著降低感染风险。其他常用的治疗方法尚缺乏足够的数据证明其有效性，比如，延长抗生素的使用时间或重复短程使用抗生素，扩大抗生素的抗菌谱至革兰氏阴性杆菌或梭状芽孢杆菌，或者局部使用抗生素，如 PMNA 链珠。

多数方案建议使用广谱抗生素，通常是第一代头孢菌素，而对于有革兰氏阴性细菌污染风险的严重污染的 GustiloⅢ型损伤的伤口，则需另加氨基糖苷类抗生素，如妥布霉素或庆大霉素。如果有厌氧菌感染的可能性，如梭状菌，则推荐使用大剂量青霉素。由于多数情况下病原菌是医源性的，所以，抗生素治疗的时间应加以限制。Gustilo 建议，对于 Gustilo Ⅰ型和Ⅱ型开放性骨折，在入院时给予头孢孟多 2g，然后每 8 小时 1g，持续 3 天。对 GustiloⅢ型开放性骨折，每天给予氨基糖苷类抗生素 3~5mg/kg，而对于田间损伤，则需每天另加青霉素 1 000 万~1 200 万单位。Gustilo 仅持续应用 3 天双抗生素治疗，并在闭合伤口、行内固定和植骨手术时重复此疗法。近来，Okike 和 Bhattacharyya 推荐使用头孢唑林 1g，静脉注射，每 8 小时 1 次，直至创口闭合后 24 小时。对于Ⅲ型骨折，加用静脉注射庆大霉素（根据体重调整剂量）或左氧氟沙星（每 24 小时 500mg）。由于喹诺酮类对骨折愈合有不良反应，所以，不应该作为开放性骨折患者的预防性抗生素应用。

尽管医师一致认为应用抗生素治疗开放性骨折有效，但对持续时间、给药方式和抗生素的种类还存在争议。一项前瞻性双盲研究发现，使用头孢菌素者感染率为 2.3%，与之相比，不使用抗生素者感染率则为 13.9%，但有人对该结果提出了质疑，而关于这个问题目前还缺乏足够数量的可靠的研究。另一项研究发现，每日 1 次大剂量抗生素和低剂量分次给药的效果是一样的。

对于何时对开放性伤口做细菌培养尚存争议。人们认为，清创前仅有很少量的细菌最终造成感染，这说明清创术前或术后进行细菌培养基本没有价值。最常见的感染细菌是革兰氏阴性菌和甲氧西林耐药金黄色葡萄球菌（MRSA），多数可能是在院内获得的。我们建议对第二次清创时存在明显临床感染表现的患者进行培养。虽然可能增加二次手术率，最近人们还提到一种显著改善感染率的方法，即根据清创术和创口冲洗后获得的细菌培养结果来决定是否需要重复进行正规的清创术和冲洗。根据伤口的具体情况，早期、快速按经验使用抗生素是预防开放性骨折感染的最有效的方法。

二、软组织损伤的治疗

在将开放性损伤患者送往医疗机构前，初步处理应包括伤口压迫、骨折夹板固定、无菌敷料覆盖。组织暴露于空气可以导致细菌进一步污染，因此，必须将患者迅速转移至合适的医疗中心。有人发现，受伤 20 分钟内在创伤中心接受治疗的患者的感染率为 3.5%，而受伤 10 小时内由其他医院转至创伤中心的患者的感染率为 22%。

在急诊室，有必要对患者的状况进行快速评估，并即刻对伤口进行清创和冲洗。清创和冲洗自第一次世界大战后才开始用于防止创伤后感染。比利时外科医师 DePag 基于伤口的细菌学评估引入了清除失活组织和延迟闭合伤口的概念。从那时起，清创连同冲洗就成为治疗开放性损伤的主要治疗方式，尤其是伴有骨折的开放性损伤。

推荐采取以下步骤治疗开放性损伤：

（1）将开放性骨折当作急诊处理。

（2）进行全面的初期评估，诊断危及生命和肢体的损伤。

（3）在急诊室或最迟于手术室开始给予合适的抗生素治疗，仅持续 2~3 天。

（4）即刻清除伤口内污染和失活的组织，广泛冲洗，并于 24~72 小时重复清创。

（5）按照初期评估时确定的方法固定骨折。

（6）敞开伤口（尚存争议）。

（7）早期进行自体松质骨移植。

（8）积极进行患肢的康复锻炼。

总体来说，文献报道的伤口感染率在Ⅰ型骨折为 0~2%，在Ⅱ型骨折为 2%~7%，在全部Ⅲ型骨折为 10%~25%，其中在ⅢA 型骨折为 7%，在ⅢB 型骨折为 10%~50%，在ⅢC 型骨折为 25%~50%。在ⅢC 型骨折截肢率高达 50%以上。

伴随闭合骨折的软组织损伤尽管不如开放性骨折明显，但可能更加严重。没有发现这些损伤并在治疗中加以考虑可能会导致严重的并发症，从延迟愈合到部分或全厚组织坏死和严重感染。此型损伤中最常遗漏的是皮肤与筋膜分离时发生的 Morel-Lavallee 综合征。其将产生间隙并有大量出血。通常会形成皮下血肿，血肿过大时将危及表面皮肤的活力。此综合征常发生于骨盆骨折的患者，特别是遭受剪力损伤的肥胖患者。建议使用 MRI 和超声检查确定诊断。

许多治疗方法可以用于 Morel-Lavallee 综合征的治疗，包括：根治性切开术，这一方法经常留有巨大的伤口；以及微创方法，如伤口引流。最初的建议是在稳定骨折的同时处理软组织问题。由于切开会增加皮肤失去血供的风险，我们更愿意等待观察而非进行急诊减压。对于经皮穿刺我们有一定经验，但发现肿胀有复发的可能。股部（大腿）的血供不恒定，故此种情况尤其危险。有人建议对血肿行小切口引流和绷带加压包扎。我们一直使用类似的引流技术，但发现当发生皮肤坏死或伤口裂开时，感染概率增加。

最近，Tseng 和 Tornetta 描述了 19 例有 Morel-Lvallee 损伤的患者，这些患者在入院后的 3 天内使用经皮引流技术治疗取得了良好效果。在 6 例髋臼手术和 2 例骨盆环手术中，保留引流至少 24 小时。9 例患者中只有 3 例在引流时培养出了细菌，其中 1 例进行了持续引流探查。随访 6 个月没有深部感染。

三、清创术

在决定清创所需的准确范围时，应考虑每个患者的特点；一般来说，皮肤应清创至边缘出血为止。清创时不应上止血带，以免不能分辨皮肤的活力。

肌肉清创应将没有收缩或明显污染的失活肌肉全部清除。严重污染的完全断裂的肌腱断端也应切除，尽管这点在肌肉肌腱单位完整时存在很大争议。清除污染的同时保留肌腱是可能的。必须注意保持肌腱湿润，肌腱一旦干燥将发生坏死，就必须切除。早期皮瓣或敷料覆盖可以防止这些脆弱组织干燥。处理肌肉时，必须观察“4C 征”，即韧性、颜色、收缩性和循环。夹持或电刺激时应该能看到肌肉的正常收缩。肌肉的质地应该正常，不能是苍白的或水煮样的。肌肉应该是正常的红色，而不是褐色。应该在组织边缘看到好的出血点。

及时清创的经验性标准为“6 小时原则”，但是只有少数研究表明 6 小时内清创可以减少感染率，许多研究对这个标准的可靠性提出了质疑。有些学者认为，手术清创对于低级别的开放性骨折可能是不必要的。尽管如此，我们认为，伤后尽快进行彻底的手术清创是对所有开放性骨折的治疗标准。最近有项研究质疑：手术医师是否清除了正常的肌肉。此研究中，手术医师根据四“C”原则来判断肌肉的活性，同时做组织学检查进行比较。在 60%的样本，组织学显示为正常肌肉和轻度间质性炎症的组织，而手术医师认为是坏死或即将坏死的组织。如果这类肌肉组织未被清除，其预后不得而知。在没有更好的办法在术中判断肌肉活性之前，清除可疑的组织是谨慎的做法（否则还得回到手术室进行二次清创）。

在清除失活污染的坏死组织后，应进行大量冲洗。一些实验研究对冲洗的效果进行了评价，但这方面的临床研究很少。最常用生理盐水进行冲洗，可以通过球状注射器、倾倒、低压或高压灌洗的方式进行。每一种方法都有其各自的优点。高压灌洗较球状注射器能够清除更多的细菌和坏死组织，如果有大量污染或处理延迟，可能更加有效。然而，有人注意到，高压灌洗后第 1 周新骨形成较对照部位减少，而且脉冲灌洗后伤口外 1～4cm 受到污染。他们还注意到，污染可以沿骨髓腔扩散。另外，灌洗器尖端接近组织的位置可以影响清洁的程度。最近，Draeger 和 Dhaners 在体外实验模型中发现，高压冲洗枪（HPPL）比球形注射器冲洗对软组织的损伤更大。他们也注意到，高压冲洗比其他清创方法清除的污染物少，并由此推断可能是由于高压使污染物进入更深层的组织内。其他学者也发现，高压冲洗较低压冲洗增加了组织损伤。目前一致认为，高容量、低压力、反复足够次数冲洗可以最好地促进愈合和预防感染。

液体的用量随冲洗方法而变。我们的方案是用 9L 液体进行脉冲冲洗。另外，对在灌洗液中使用添加剂是否有益尚存疑问。添加剂通常分为三种类型：①防腐剂，包括聚乙烯吡咯烷酮—碘、氯己定—葡萄糖酸盐、六氯芬和过氧化氢。②抗生素，如杆菌肽、多链丝霉素和新霉素。③表面活性剂，如橄榄皂或苯扎溴铵。Bhandari 等指出，用于低压冲洗的 1%液体肥皂是体内清除细菌最有效的灌洗液。在近期的一项前瞻性随机对照研究中，Anglen 对非消毒橄榄皂和杆菌肽溶液灌洗的 398 例下肢开放性骨折进行了比较，发现在感染和骨愈合方面两者没有差异，但杆菌肽组存在更多的伤口愈合问题。

所有这些添加剂都有各自的优点和缺点，还没有哪一种添加剂有非常明确地好于其他添加剂的证据，而且哪一种添加剂最好目前还没统一的意见。以下的研究有助于我们明确冲洗压力及冲洗液成分相关的争论。在一项国际性的、多中心的双盲随机对照研究中，四肢开放性骨折患者被分为六组：高压冲洗（>20psi）、低压冲洗（5~10psi）、极低压冲洗（1~2psi），并分别采用正常生理盐水或 45%的生理盐水加橄榄皂冲洗。手、足及骨盆部位的骨折被排除在外。我们将 12 个月内骨折再手术次数、伤口愈合问题及伤口感染作为初始研究指标。在 2 447 例入组的病例中，不同压力冲洗组在再手术方面无明显差异（高压组 13.2%，低压组 12.7%，极低压组 13.7%），肥皂冲洗组再手术率（14.8%）明显高于盐水冲洗组（11.6%）。结论是：极低压冲洗是可接受的，并且是冲洗装置费用较低的方式，而橄榄皂冲洗液并不比盐水更具有优势。

我们的大多数病例的处理方式是采用 9L 液体重力自流动冲洗。对于污染较重的骨折需要另外增加冲洗液，而对于污染较轻的上肢损伤用较少的冲洗液（5~6L）即可有效冲洗。我们以前的方案是将泌尿生殖系冲洗液作为添加剂，然而，我们目前不再在冲洗液中加入添加剂。无论使用什么冲洗方法，伤口清创最重要的是手术清除坏死和污染组织。

围绕灌洗后是否闭合伤口仍存在争议。以往建议保持伤口开放，不过随着强效抗生素和早期积极清创技术的发展，越来越多的医疗机构有了松弛闭合伤口、留置或不留置引流获得成功的报道。如果清创不能获得清洁的伤口，则不应闭合伤口。另外，为防止皮肤进一步缺血坏死，也不应在有张力的情况下闭合伤口。用2-0尼龙缝线关闭创口并保持不裂开时所产生的张力较为适当。局部的组织结构应用吸水敷料保持湿润。有人报道，用含有万古霉素或妥布霉素等抗生素粉末浸染的甲基丙烯酸甲酯制成链珠，由线穿在一起放置于伤口内，对于深部感染的控制率较高。

早期闭合伤口可以减少感染、畸形愈合和不愈合的发生率。闭合切口的方法很多，包括直接缝合、皮片移植、游离或带蒂肌瓣。方法的选择取决于以下几个因素，包括缺损的大小、部位及相关的损伤。一项需要皮瓣覆盖的195例胫骨干骨折的多中心研究发现，对于ASIF/OTA分类的C型损伤，行旋转皮瓣后发生伤口并发症而需要手术处理的概率为游离皮瓣的4.3倍。

真空辅助闭合伤口装置是一个近期的创新，它可以减轻慢性水肿，增加局部血液循环，促进肉芽组织形成，有利于伤口愈合。一些有关真空辅助闭合伤口装置在骨创伤治疗方面的报道得到普遍认同，但其有效性尚未明确。真空辅助闭合装置一般在灌洗和清创后使用，并使用到伤口清洁前。

四、骨损伤的治疗

对完全失去软组织附着而无血供的小骨折块可以摘除。由于很难清洁干净，被异物严重污染的小骨折块也应被摘除。对是否摘除无血供的大骨折块尚存争议。一般来说，最好摘除所有无血供的骨折块，并计划行二期自体骨移植。保留无血供的骨折块是一个细菌黏附的根源，而且可能是开放性骨折发生持续感染的最常见原因。曾经有使用聚乙烯吡咯烷酮—碘、高压灭菌和氯己定—葡糖酸盐抗生素溶液对脱出的大段骨皮质进行实验性灭菌的报道。应用Ilizarov牵伸组织生长技术治疗大段骨缺损也有报道。对于开放性骨折的这类处置，必须用心判断。对有完整骨膜和软组织附着的小片骨折应该保留，以便作为小块植骨刺激骨折愈合。

除污染外，开放性骨折时骨膜的撕裂减少了骨骼的血供和活力，因此，较闭合性骨折更难处理。通常软组织撕脱越严重，骨折越不稳定，骨折固定就越困难。

一般来说，应该以对损伤区域的血供及其周围软组织损伤最小的方法来固定开放性骨折。对于Ⅰ型损伤，任何适合闭合性骨折的方法均可取得满意的结果。对Ⅱ型和Ⅲ型损伤的处理则存在争议，可以使用牵引、外固定、不扩髓髓内钉，偶尔采用钢板和螺丝钉。对于干骺端—骨干骨折，更倾向于用外固定，偶尔用螺丝钉行有限的内固定。对于上肢，石膏、外固定、钢板和螺丝钉固定是常用的方法。对于下肢，已经应用髓内钉成功治疗了开放性股骨干和胫骨干骨折，结果显示，对于Gustilo Ⅰ型、Ⅱ型和ⅢA型骨折，应使用不扩髓髓内钉。

我们在 Elvis Presley 地区创伤中心治疗的开放性股骨和胫骨骨折的经验也支持使用不扩髓髓内钉。对 125 例开放性股骨干骨折行扩髓或不扩髓髓内钉治疗，所有骨折均愈合，仅有 5 例（4%）发生感染。而对 50 例开放性胫骨骨折（Gustilo Ⅰ型 3 例、Ⅱ型 13 例、ⅢA 型 22 例和ⅢB 型 12 例），48 例（96%）获得愈合，4 例（8%）发生感染，2 例（4%）发生畸形愈合。其中，18 例（36%）骨折需要动力加压和（或）植骨以获得愈合。对于可以救治的 Gustilo ⅢB 型和ⅢC 型损伤，外固定仍然是首选的方法。外科医师对所选择的外科固定技术的熟练程度与减少血供的进一步破坏同等重要。

骨折复位和固定的方法取决于骨折部位、骨折类型、清创的效果和患者的一般状况。如果期望限制进一步的手术损伤且骨折稳定，闭合骨折可以采用类似闭合骨折的复位和石膏外固定技术予以治疗。石膏必须分为两半或开窗，以便观察伤口。用外固定架可以方便地评估皮肤和软组织，甚至适合于存在不稳定软组织的稳定骨折，如胫骨 Pilon 骨折。涉及肱骨、胫骨、腓骨或小骨骼的开放性骨折可以通过这种方式复位和制动。如果没有可以使用的成熟技术，骨牵引可以提供足够的稳定，对多数伤口允许足够的显露。骨折越不稳定，手术固定或分期固定就越具合理性。

涉及关节或骨骺的骨折可能需要内固定以维持关节面和骨骺的对线。通常，克氏针或有限内固定，伴或不伴外固定可以达到此目的，同时又不使用过多的内固定物。如果可能，我们先治疗软组织损伤并处理伤口，待软组织愈合后，再通过清洁切口行关节内骨折的切开复位和内固定。骨折固定的具体方法在本章的后面部分进行讨论。

第四节 骨折愈合（骨再生）

尽管已有大量的临床、生物力学和实验研究探讨了众多影响骨折愈合的因素，但还没有最终定论。我们对控制骨折愈合的细胞和分子途径的理解正在深入，但尚不完全。骨折愈合可以从生物学、生物化学、力学和临床等角度加以考虑。对骨折愈合各个方面进行讨论超出了本书的范围，建议读者参考相关的优秀杂志文章和教科书以获取更多的信息。

骨折愈合是一个复杂的过程，需要在正确的时间和地点募集合适的细胞（成纤维细胞、巨噬细胞、成软骨细胞、成骨细胞和破骨细胞）和相关基因（控制基质的生成和有机化、生长因子和表达因子）的继发表达。骨折可激发一系列炎症、修复和重塑反应，如果这一复杂的相互影响的过程的每一阶段都进展顺利，则患骨将在数月内恢复其初始状态。随着矿化进程而逐渐增加的刚度和强度使骨折部位获得稳定并使疼痛消失时，骨折即达到临床愈合。当X线片显示骨小梁或骨皮质穿越骨折线时，骨折即达到愈合。放射性核素研究显示，在恢复无痛性功能活动和获得X线检查愈合以后的很长时间内，骨折部位仍有浓聚，提示重塑过程需持续数年。

在骨折愈合的炎性阶段，因创伤造成的血管破裂将形成血肿。随后，炎性细胞浸润血肿并激活坏死组织的酶解。Bolander认为，血肿是信号分子来源，如转化生长因子-β（TGF-β）、血小板衍化生长因子（PDGF），可以激发和调控一系列导致骨折愈合的细胞反应。在创伤后4~5天开始的修复阶段，其特征是多潜能间质细胞浸润，此细胞可以分化为成纤维细胞、成软骨细胞、成骨细胞，并形成软骨痂。骨膜和髓腔内血管增生（血管生成）有助于引导相应的细胞进入骨折部位并促使肉芽组织床的形成。而骨痂转变为编织骨及矿化的过程可使新生骨质的刚度和强度增加，这标志着将持续数月甚至数年的重塑阶段的开始。最终编织骨被板层骨替代，髓腔重建，骨骼恢复至正常或接近正常的形态和力学强度。骨折愈合是一个连续的过程，每一个阶段均与后续阶段重叠。

Einhorn描述了以部位为特征的四个不同的愈合反应：骨髓、骨皮质、骨膜和外周软组织。他认为，骨折愈合最重要的部位是骨膜，在骨膜中定向骨原细胞和未定向的未分化间质细胞通过重演胚胎时期的膜内骨和软骨内成骨过程促使骨折愈合。骨膜反应能够迅速桥接骨骼半径长度的缝隙；此过程可被运动加强而被坚强固定抑制。同样，外周软组织反应也非常依赖于力学因素，可被坚强制动抑制。这一反应涉及快速的细胞反应和稳定骨折块的早期桥接骨痂的形成。组织形成的方式是软骨内成骨，通过未分化间质细胞募集、吸附、增殖并最终分化为软骨形成细胞来完成。

在骨折愈合的复杂过程中，新骨形成的四种形式为：骨软骨骨化、膜内成骨、相对的新骨形成和骨单位迁移（爬行替代）。新生骨的类型、数量和部位受骨折类型、间隙状况、固定强度、负荷和生物学环境的影响。研究发现，承受压力和低氧张力的细胞向成软骨细胞和软骨分化，而承受牵张应力和高氧张力的细胞则向成纤维细胞分化并产生纤维组织，表明对不成熟或未分化组织施加的应力类型可以决定新生骨的类型。

Uthoff列举了大量影响骨折愈合的全身和局部因素，并将其分为创伤当时存在的因素、创伤造成的因素、依赖于治疗的因素和并发症相关的因素。人们发现，下列因素是骨折愈合并发症（特别是感染）的最好的预测指标，包括AO骨折分类中软组织情况和创伤能量水平、体重指数≥40、并存疾病因素的存在，如年龄在80岁以上、吸烟、糖尿病、恶性疾病、肺功能不全和全身免疫缺陷。存在上述三个或以上因素的患者发生感染的概率几乎是只存在一个因素患者的 8 倍。

我们也发现，一个患者的健康状况、生活习惯、社会经济地位、神经精神病史是开放性骨折后并发症较好的预测指标。综合考虑患者的几种变量，我们制定了非常实用的群体分类法。在对 87 例开放性胫骨骨折病例进行的回顾性分析中，我们发现，并发症的发生率在 C 型人群中为 48%，在 B 型中为 32%，在 A 型中为 19%。特别是感染发生率在 C 型中为 32%，在 B 型中为 17%，在 A 型中为 11%。群体分类法能在初期评估并发症，因此，它对并发症的预测早于 Gustilo 分类法（常需要清创时才能最后确定）。作为 Gustilo 系统的补充，群体分类还能在初次评估时决定清创后是否能够闭合创口。

一、骨移植

自体骨移植：自体骨移植包含骨形成所需要的三个要素——骨传导性、成骨性及骨诱导性。骨传导性是指能够让骨长入的支架。骨诱导性是指诱导产生成骨细胞的能力。成骨细胞的形成也需要原始的骨细胞。

自体骨移植物可从身体多部分获取。关节融合术时移除的骨，去除所有软组织且碎成更小的小骨块后可再次使用。可以用一个碎骨机来将骨弄碎。这样就会为骨诱导增加活细胞和蛋白质的数量。

髂嵴是自体骨移植的第二常用部位。髂骨的后方能比前方提供更多的骨质，可作为碎骨或结构性骨，例如，三皮质骨移植。但是，从髂嵴处取骨常造成下列并发症：取骨区疼痛、神经瘤、骨折及异位成骨。

腓骨可以用作结构性植骨，肋骨可以用作结构性植骨或碎骨移植。胫骨也可以用作长的皮髓质结构移植，然而，由于坚强内固定及可靠的同种异体骨移植的出现，这些结构移植的应用范围正在逐渐缩小。

使用股骨钉及一个特制的钻孔/冲洗/抽吸器（RIA）来获取大量股骨内部的骨髓是最近一个常用的方法。开发 RIA 就是为了降低髓内压，减少钻孔时造成的脂肪栓塞。有文献记载了使用 RIA 能使髓内压明显降低及股静脉内的脂肪明显减少。在该过程中，钻出物和流出物均可获得，可以抽吸出数量可观的骨髓用来移植。根据患者及来源骨的不同，可以获取 25~90mL 的骨质。这些骨性的碎片富含间充质干细胞。另外，上清液内也含有成纤维细胞生长因子（FGF）-2、胰岛素样生长因子（IGF）-β_1 以及隐性的转化生长因子（TGF）-β_1，但不含有骨形态生成蛋白-2（BMP2）。因此，RIA 是自体骨、间充质干细胞和骨生长因子的一个潜在来源。在不同位置的脊柱手术之前，采用这项技术获得的自体骨也可以用作椎骨移植物。

这项技术也有一些并发症。曾有报道，在供骨部位有骨折发生，一些需要额外的固定。也有报道，骨皮质钻孔的地方需要预防性地置入髓内固定装置。还有因为误吸出现明显的出血。为了避免这些问题或使这些问题降到最小，我们需要采取如下一些措施：

（1）术前对取骨区进行 X 线摄像，评估骨的变形情况，对峡部进行测量，来决定钻孔的最大值。

（2）进行输血来替代被吸取的血和骨髓。

（3）当进行钻孔而无法避免不必要的出血时，抽吸装置应该被关闭。

（4）钻孔后，对取骨区应进行详细评估，检查孔眼，如果发现一个孔眼，应该预防性地置入髓内固定装置。

（5）术后活动时应采取一些保护措施，避免取骨区的骨折。

（6）手术最后应该检查患者的血容量，接下来的 24 小时检查有无明显出血。

（7）最后，在有代谢性骨病的患者，如骨质疏松症甚或骨量减少，都不太适合行此手术。

二、骨移植替代物

尽管自体骨如髂嵴骨移植依然是填充创伤、感染、肿瘤及手术所造成的骨缺损的“金标准”，但是，使用自体骨常造成下列并发症增多。增加手术过程、增加手术时间和失血量及常存在术后供区并发症（疼痛、美容上的缺陷、疲劳骨折及异位成骨）。可以用于骨移植的自体骨也十分有限。正是由于这些限制，骨移植替代物有了大的发展。

Laurencin 等将这些替代材料划分为五种主要的类型：同种异体材料、以因子为基础的材料、以细胞为基础的材料、以陶瓷为基础的材料以及以多聚体为基础的材料。同种异体替代物使用同种异体骨，单用或复合其他元素，能被用作结构移植物或填充移植物。以因子为基础的移植材料不仅包括天然的生长因子，也包括重组的生长因子，能单独使用，或结合其他材料使用。以细胞为基础的替代物是使用细胞产生新骨。以陶瓷为基础的替代物是使用各种类型陶瓷来作为骨生长的支架。以多聚体为基础的替代物可以单独使用生物可降解多聚体，也可以复合其他材料使用。其各种各样的材料还包括来自海洋的材料，如珊瑚和海绵骨架。

1. 基于同种异体的骨移植替代物

同种异体移植物可以以很多形式存在，可以通过很多方法制备，包括冻干、辐照（电子束和 γ 射线）和脱钙。经冻干和辐照处理的材料能用作皮质骨的结构支撑。一些材料可以磨碎用作特殊的用途，如椎间融合器。脱钙骨是同种异体移植物脱钙后的产物，包含骨诱导蛋白，能刺激骨形成，可做成油状、可注射凝胶状、糊状、粉状、敷贴状和它们的混合。这些不同类型的材料可以与骨髓混合在一块以增加成骨多能细胞。不同 DBM 产品在刺激骨愈合方面有很大的差异，这可能受多种因素影响，包括移植物的来源［骨库和（或）捐赠者］、处理方法、形态和载体类型。矿化的同种异体移植物通常与载体混合在一起使用，如甘油、硫酸钙粉、玻璃酸钠和明胶。通过 γ 射线和环氧乙烷灭菌的 DBM 可减少疾病传播的风险，但也可减少产品的骨诱导活性。所有这些因素在骨活化的有效性上有明显差异。

DBM 在合并严重血管或神经疾病、发热、不可控的糖尿病、严重骨退变性疾病、孕妇、高钙血症、肾衰竭、Pott 病、手术部位有骨髓炎或脓毒血症的患者，禁忌使用。

来自供体的疾病传播是非常少见的，但是有潜在的风险。同种异基因骨移植并发症还有骨诱导能力不确定、移植物的感染。即使经过严格的筛查和无菌消毒，完全清除病毒及污染的细菌也是不可能的。大的结构性异基因骨移植也增加了疾病传播的风险。细菌感染和乙型肝炎、丙型肝炎的感染在接受移植患者中也有文献报道。DBM 传播感染的可能性更小。

2. 基于生长因子的骨移植替代物

1965 年 Urist 首先发现了骨形态发生蛋白。同时他发现，BMP 有诱导软骨内成骨的能力。此后，很多蛋白质从这组中分离出来。它们是一个非常大的细胞因子族团的一部分，对多种组织的生长发育有帮助。目前使用的 BMP 中很多被归类为骨转化生长因子家族（TGF-β）。这个家族包括抑制/激活家族、苗勒管抑制物质家族和生存因子蛋白家族。TGF-β 家族的很多蛋白质对成骨没有帮助，但是对其他组织的生长、调节有作用。目前，仅仅有两种蛋白质被分离、生产并运用于人类。通过重组产生的蛋白质被命名为 rhBMP-2 和 rhBMP-7。其他 BMP 家族中被发现有成骨性能的是 BMP-4、BMP-6 和 BMP-9。美国食品药品监督管理局（FDA）已经允许 rhBMP-2 在用钛融合器进行腰椎前路融合时使用。FDA 限制 rhBMP-7 和 OP-1 仅用于人道主义装置豁免下的脊柱融合翻修术。

BMP-2 和 BMP-7 是水溶性的，需要一种载体，以使其在手术位置发挥更有效的作用。它们可以由载体提供，也可以添加到载体上。选择一种具有骨传导性的载体，骨诱导的作用会显著增强。选择载体时一定要谨慎，以防 BMP 的丢失。

其他蛋白质可能对骨的生长有作用，包括血小板源性生长因子（PDGF）

和血管内皮生长因子（VEGF）。

3. 基于细胞的骨移植替代物

细胞可以刺激种子细胞产生新生组织。目前，最常使用的以细胞为基础的移植物是自体骨髓。未来，成熟干细胞和胚胎干细胞、成体干细胞将随着移植物的使用不断发展，如骨髓间质细胞、表皮干细胞和脐带血细胞。

变性的胶原是一种骨诱导材料。这种材料的常用形式是牛（异种移植物）和人Ⅰ型胶原，常被用作 BMP 的载体。rhBMP-2 和 rhBMP-7 复合骨胶原在形成肌腱和韧带胶原时可避免 BMP 的压缩和潜在丢失。

4. 以陶瓷为基础的骨移植替代物

陶瓷和胶原骨替代物能提供骨传导的性能，没有疾病传播的风险。可利用的陶瓷包括硫酸钙、磷酸钙和生物活性玻璃。此外，它们产生骨传导的同时可保持骨的完整性并与组织产生紧密的粘合。这种产品易碎，需要作为一种载体或保护装置（比如笼），与其他材料联合使用。磷酸钙陶瓷以多种形式存在，包括磷酸钙和人工羟基磷灰石。这些产品可以做成固体基质、油状、颗粒状。生物活性玻璃是以硅酸盐为基础的玻璃，具有生物活性，目前与聚甲基丙烯酸甲酯一块使用，可提高黏合性。如果这个产品没有进行改良或没有与强度更高的产品联合，单用此产品，不被推荐在负重区使用，这个产品应该与 DBM 一块用，或作为 BMP 的载体使用。

5. 基于聚合物的骨移植替代物

可以用于骨移植替代物的聚合物包括天然和人工合成的聚合物，可以是降解的或非降解的。一些不能降解的天然和人工合成的聚合物由聚合物和陶瓷构成，可以用于负重区的填充。生物可降解的天然和人工合成的材料包括 PLA 和 PLGA。这些材料的可吸收性限制了其在负重区的应用。

6. 其他骨移植替代物

珊瑚羟基磷灰石是最早用作骨移植替代物使用的物质之一。它吸收缓慢，并且可以用作 BMP 的载体。这种材料具有抗压性强、抗剪切力弱的特性，这些限制了其在脊柱外科的应用。当用作填充物时，由于其吸收缓慢，骨的加压可能会导致置入物的移位。

壳聚糖和海绵状骨骼是一种非常有潜力的骨植替代物，已经证明它们有可靠的疗效。但是需紧密接触宿主骨组织获得骨传导的作用。

三、电磁刺激与超声波刺激

从 20 世纪 70 年代早期起，电磁刺激就已被用来治疗骨折延迟愈合和不愈合，报道的成功率分别为 64% 和 85%，但在新鲜骨折的治疗中却未被证明其有效。前瞻性双盲研究显示，电磁刺激对股和胫骨截骨术后的愈合具有促进作用，但是对其促进骨折愈合作用的细胞机制目前还不清楚。将成骨细胞暴露于电磁场中培养发现，多种生长子的分泌增加，包括 BMP－2、BMP－4、TGF－4 和 IGF－2。

尽管动物实验和临床研究已经证实超声能够促进骨折愈合，但其确切的物理机制尚未明确。低强度超声可以增加钙离子与培养的软骨和骨细胞的结合，并刺激大量参与骨折愈合过程的基因表达，包括 IGF 和 TGF－β。在鼠模型动物实验中，超声能够增加软骨痂的形成，导致软骨内化骨的早期启动。对大鼠和兔的动物实验显示，应用超声治疗新鲜骨折可平均加速骨折愈合达 1.5 倍。临床研究发现，超声可以使胫骨和桡骨骨折愈合时间缩短约 40%。另外，低强度超声对伴有糖尿病、供血不足、骨质疏松等疾病及服用激素、非甾体消炎药或钙离子通道阻滞药等药物的患者的骨折愈合也有促进作用。

四、影响骨愈合的不利因素

许多因素不利于骨的愈合。吸烟是这些因素中最值得注意的。临床和动物实验均已经证明，吸烟、曾经吸烟、咀嚼碎烟末均会导致骨的延迟愈合。吸烟也会导致一般伤口的延迟愈合。吸烟可使骨折愈合时间加倍并明显增加骨折不愈合的风险。非甾体抗炎药（环氧化酶-1 或环氧化酶-2），如布洛芬，可以延迟甚至阻滞骨的愈合过程。其影响随个体使用药物的不同而不同。喹诺酮家族抗生素也会减慢骨的愈合，尽管这些药物对深部骨感染有效。其他影响骨折愈合的因素包括：缺乏负重，骨折部位肌肉收缩的刺激减少，以及患有糖尿病等并存病等。

第五节　手术治疗的原则

一、手术复位与固定的适应证

以前骨科学者的学术思想分为两派。主张采用非手术疗法（如闭合复位、石膏固定和牵引技术）的人被认为是“保守疗法”的支持者。第二派学者主张对所有的骨折都采用手术治疗疗法。作为这种区分的大多数标记都已经过时了，如今所有骨科医师均已成为“稳妥骨科观点”的成员，治疗的目标是尽可能地保留损伤肢体的潜在功能。

在某些情况下，如果对于一位粉碎性关节内骨折患者采用复杂的切开复位和内固定，可能是患者重获功能性肢体的唯一机会，那么手术治疗就是稳妥的治疗。相比之下，对于一个孤立、单纯且稳定的胫骨干、腓骨干中部的闭合性骨折，可以采用石膏、钢板、髓内钉或外固定来治疗，但当今的大多数外科医师都愿意采用长腿行走石膏固定，随后再采用某种类型的石膏支架固定，以此作为最稳妥的治疗。但是，对于同样的胫腓骨骨折，当伴有同侧股骨骨折、胫骨平台骨折或踝部骨折时，则应考虑采用髓内钉、外固定或钢板螺钉进行手术修复，具体方法根据软组织损伤情况、患者创伤程度评分、伴有的上肢及全身损伤、与邻近骨折的距离及对邻近关节活动和恢复的影响而定。在这种情况下，对胫骨干骨折的稳妥处理方法很可能是手术方法。

1. 手术复位及固定的绝对适应证

（1）移位的关节内骨折，适合手术复位和固定。

（2）经适当的非手术治疗后失败的不稳定骨折。

（3）伴有重要肌肉—肌腱单元或韧带断裂并已证明非手术治疗效果不佳的大的撕脱骨折。

（4）非临终患者的移位性病理骨折。

（5）已知经非手术治疗功能会很差的骨折，如股骨颈骨折、Galeazzi 骨折—脱位及 Monteggia 骨折—脱位。

（6）具有阻碍生长倾向的移位的骨骺损伤（Salter-Harris Ⅲ、Ⅳ型）。

（7）伴有间室综合征需行筋膜切开术的骨折。

（8）非手术治疗或手术治疗失败后的骨折不愈合，尤其是复位不佳者。

2. 经手术复位和固定后能有中等程度的可能性改善功能的骨折

（1）不稳定的脊柱损伤、长骨骨折和不稳定的骨盆骨折，特别是多发创伤者。

（2）适当地试用非手术治疗后发生的延迟愈合。

（3）即将发生的病理性骨折。

（4）不稳定的开放性骨折。

（5）伴有复杂软组织损伤的骨折（Gustilo ⅢB 型开放性骨折、骨折表面有烧伤或先前存在皮炎）。

（6）患者经长期制动会导致全身并发症增加的骨折（如老年患者的髋部和股骨骨折，患者严重程度评分<18 的多发骨折）。

（7）不稳定的感染性骨折或不稳定的感染性骨不愈合。

（8）伴有需要手术修补的血管或神经损伤的骨折，包括合并有脊髓、圆锥或近端神经根损伤的长骨骨折。

3. 手术后功能改善可能性较低的情况

（1）为不影响功能的骨折畸形做整形。

（2）因经济上的考虑而进行手术固定，让患者尽快离开急救护理病房，但在功能上与非手术疗法相比并没有明显的改善。

二、手术复位与固定的禁忌证

Boyd、Lipinski 和 Wiley 指出，好的手术判断来源于经验，而经验则来源于错误的手术判定。正如骨折手术治疗没有绝对的适应证一样，也同样没有绝对的禁忌证。因此，当手术发生并发症和失败的概率超过了成功的可能性时，就建议采用非手术治疗。手术治疗有较高的失败概率的情况如下。

（1）骨质疏松骨太脆弱而不能承受内或外固定。

（2）由于瘢痕、烧伤、活动性感染或皮炎导致骨折或计划手术部位的软组织覆盖太差，此时行手术内固定将破坏软组织覆盖或使感染恶化，这种情况适于外固定。

（3）活动性感染或骨髓炎：对于这类情况，目前最流行的治疗方法是外固定，同时结合生物学方法控制感染。偶尔采用髓内钉固定并结合生物学措施控制感染，也能成功地获得骨折的稳定。对于这类感染性骨折，由专家采用髓内钉进行固定可以作为最后的手段，但建议不要常规使用。

（4）已不能成功地进行重建的粉碎性骨折。这种情况最常见于由冲击暴力破坏了关节面的严重关节内骨折。

（5）一般来说，如果患者的全身情况不能耐受麻醉，那么骨折的手术治疗也是禁忌证。

（6）无移位骨折或稳定的嵌入骨折其位置可以接受时不需做手术探查或复位。但在特殊情况下（如嵌插的或无移位的股骨颈骨折）行预防性固定会有好处。

（7）当没有足够的设备、人力、训练和经验时。

三、手术复位与固定的缺点

对任何外伤来说，采用手术治疗都会增加进一步的创伤，此时外科医师所面临的挑战是如何改善损伤的整体结局。如果需要切开复位，所采用的技术应尽量减少感染和伤区血管遭到进一步损坏的风险，减少骨折修复生物学过程中止的可能性，否则会导致延迟愈合或不愈合。虽然术中的任何解剖均会产生瘢痕使切口愈合，但解剖本身也会造成与肢体恢复功能有关的肌肉—肌腱单位的削弱和挛缩。手术入路应当沿着神经间的界面进入，并应避免横断肌肉—肌腱单位。对于任何手术入路来说，损伤神经血管的可能性始终是存在的。外科治疗也涉及麻醉的应用及与之相伴的风险。

患者及手术人员发生血源性感染的风险日益受到重视。输血有带来肝炎、获得性免疫缺陷综合征（艾滋病）和免疫反应等风险。手术人员必须尽力减少术中失血和血液污染。美国骨科医师学会曾发表在骨科手术实践中防止人免疫缺陷病毒（HIV）传播的建议，专门小组建议所有的保健人员均应定期进行自愿检查，经适当的商讨和患者自愿同意后了解每个患者的 HIV 感染状况。他们指出，“理论上讲，如患者有晚期的 HIV 感染，免疫状况会遭到严重损害，如果进行外科手术，就有增加医院内感染的风险”。

内植物或外固定系统经常需要去除，从而有第二次手术所伴随的风险。曾有去除内植物和外固定后发生再骨折的报道。

四、手术治疗的时机

损伤后最好的手术治疗时机取决于几种因素。手术可分为三类：急诊手术、限期手术和择期手术。需要急诊处理的损伤包括开放性骨折、无法复位的大关节脱位、伴有手术区撕裂伤或全层皮肤脱落的骨折、神经障碍正在加重的脊柱损伤、危及肢体或局部软组织血供的骨折-脱位以及并发筋膜间室综合征的骨折。在这些情况下，延迟手术将导致感染、神经损伤、截肢，并可能危及生命。限期手术是指在损伤后 24~72 小时应当进行的手术，如严重开放性骨折的再清创及多发性创伤患者、髋部骨折和不稳定骨折-脱位的长骨固定。创伤外科中的择期手术是指能延迟 3~4 天甚至 3~4 周的手术。能采用择期手术治疗的创伤包括：开始时用非手术方法做了复位和固定，但用手术治疗可以获得更好结果的孤立性骨骼损伤，如前臂双骨折、计划的手术入路处有软组织损伤或有骨折水疱的骨折、需要进一步做 X 线检查以便制订合适的术前计划的关节内骨折。

如切开复位延迟 4~6 周或以上，肌肉-肌腱单元的短缩、损伤区失去清楚明确的组织界面以及骨折断面的吸收等都会使外科手术更加困难。在延迟手术时，如同治疗骨折不愈合一样，可行自体骨移植。

五、骨折手术治疗的 Lambotte 原则

时至今日，骨折手术治疗的 Lambotte 四项原则仍与 18 世纪时一样适用。AO/ASIF 根据这些原则列出了骨折治疗的四项原则：①骨折端的解剖复位，特别是关节内骨折；②用牢固的内固定满足局部生物力学的要求；③保留肢体损伤区的血液供应；④使骨折附近的肌肉和关节能够进行无疼痛的自主活动，以防止发生骨折病。这些原则随着时间的推移都得到了确认，但对应用此原则的具体方法则有了更进一步的改进。

1. 骨折的显露

手术切开时应尽可能采用沿神经间可延伸界面。应用有限解剖、韧带整复、撑开器、带复位装置的骨折手术台，这些都有助于手术的显露和减轻骨折部位的破坏。带有影像存储功能的透视设备通常可以使手术在不切开骨折处软组织的情况下进行，如闭合的髓内钉技术。然而，充分显露可以看到骨折形态与软组织的附着及多平面移位程度的三维轮廓。充分的术前计划可协助显露。

2. 骨折的复位

一旦明白了骨折的解剖和力学因素，可通过牵引重新施加致畸作用力而使骨折对线，通常能复位，这是骨折脱位闭合治疗的理论基础所在。但是，此方法的成功依赖于附着在骨折段上的相关肌肉和韧带的功能。当肌肉韧带的整体作用丧失时，则必须行切开复位。对器械及机械撑开器的放置和应用应当仔细计划，以便使用最小的力，尽可能少地破坏骨折处损伤的软组织。在评估复位的适合度时必须考虑骨折的解剖位置和对畸形复位的耐受能力。股骨髁负重部位的关节内骨折需要解剖复位，而股骨中段的闭合性粉碎性骨折，如采用交锁髓内钉固定，可允许中间碎片有明显的移位。通过下列四个重要性依次减低的标准衡量骨干及干骺端骨折复位的适合度。

第一，应在前—后面和内—外侧平面矫正骨的轴向对线。对线的过度偏斜将导致负重关节出现异常的负荷形变，这可能会引起创伤后骨关节炎或步态改变，进而有可能改变传导到另一关节或脊柱上的力。

第二，应尽可能将骨的轴向旋转畸形纠正到与对侧正常肢体接近的程度。上肢旋转畸形较下肢更易耐受，这是因为与髋关节相比，肩关节有较大的活动范围。下肢外旋畸形似乎比内旋畸形能更好地被耐受。虽然对畸形复位的容受尺度没有具体的标准，但 5°~10°的成角畸形和 10°~15°的旋转畸形可作为功能上的容受度。

第三，如果有骨缺损，纠正长度是困难的，如果不妨碍骨折的再生生物学，缩短或延长 1cm 是能够很好耐受的。

第四，如果对线、旋转和长度均已恢复，骨折断端的错位能被很好地耐受，骨折经闭合治疗或采用闭合髓内钉等间接复位技术治疗后，即可发生所谓的“继发性愈合”。

3. 骨折的临时性固定

骨折一旦达到可接受的复位，常用克氏针或螺丝钉做临时固定，以便用 X 线确定复位情况、选择确定性固定或决定是否需要植骨加强。如不做临时性固定，那么在进行确定性固定时，复位可能丢失。对临时固定的放置需要做仔细的术前设计，使其不干扰确定性固定的安放。

4. 骨折的确定性固定

确定性固定必须能获得手术前计划中所要求的力学稳定性，以便能够促进所选择的骨折愈合方式。机械构造（钉、钢板和螺钉或者外固定器）必须有足够的疲劳寿命来支撑受伤肢体，直到骨再生过程能承担逐渐增大的负荷为止。固定最好能使邻近的关节和肌肉—肌腱群有一定的无疼痛的活动范围，这样可以避免或减少继发性挛缩和僵硬。在不损害固定稳定性或损坏骨再生生物学的情况下，固定应允许骨折端分担一些负荷。

第二章

手外伤

第一节　血管损伤

一、概述

（一）分类

一般是依据血管壁受损情况及病理解剖特点而将其分为以下五种（图2-1）。

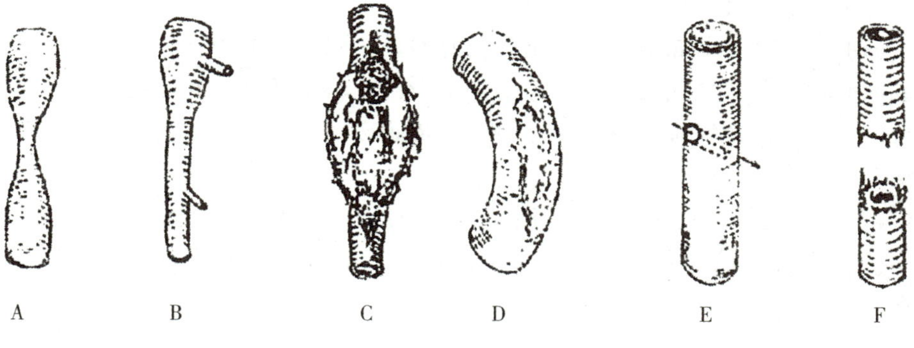

A、B. 痉挛；C. 挫伤；D. 部分断裂；E. 贯通伤；F. 完全断裂

图 2-1　血管损伤

1. 血管完全断裂

为最严重之一种，尤其是大动脉干断裂，可因喷射状出血而立即断命或出现失血性休克。如断端痉挛、回缩，则可使出血中止，从而保全了肢体和生命。

2. 血管不全性断裂

视血管壁撕裂之程度及状态不同其临床表现差别甚大。创口小伴有血管痉挛之不全性断裂失血量一般较少；而裂口持续开放状者，其出血量则明显多于前者，尤其是大动脉干受损者。

3. 血管壁挫伤

血管之外膜及中层均有弹性，因而受损机会相对为少，而内膜则易因牵拉、挤压或直接撞击而引起破裂以致出现血管痉挛及血栓形成，亦易继发动脉瘤（外伤性）及血栓脱落造成远端末梢血管受阻。

4. 血管痉挛

除血管壁损伤外，如在血管周围（主要动脉）有骨折片、锐性异物或各种物理因素等均可引起血管痉挛，此主要是由于血管壁上交感神经受刺激引起防御性反射的结果。如痉挛持续数小时以上，则有可能引起血流中断及血栓形成，严重者可出现整个肢体动脉痉挛而招致肢体坏死。

5. 外伤性假性动脉瘤及外伤性动静脉瘘

此两者实际是血管损伤之并发症或后遗症，并可由此而引起一系列不良后果，使治疗复杂化，尤其是手术操作上难度较大。

（二）治疗原则

1. 手术探查适应证

有以下情况之一者均应实施手术探查。

（1）伤肢远端异常表现：如出现动脉搏动消失，皮肤苍白、麻木，肌肉瘫痪或屈曲挛缩等缺血症状者，表明动脉受损，或动、静脉同时受损。如肢体出现进行性肿胀，并伴有远端动脉搏动较弱及血液回流障碍征象者，则应怀疑静脉受损，亦应酌情探查。

（2）创口反复出血：指创口不断有鲜血涌出者，表明有动脉受损。

（3）骨折已整复而缺血症状不消除：此在临床上亦较多见，应及早手术探查。

2. 手术中注意点

（1）探查血管，明确损伤性质：对开放血管伤在清创术的同时查明其受损程度、范围，并根据损伤范围和程度决定修补、吻合或血管移植。只有在条件十分困难或患者垂危无法施行血管修复时，才进行动脉结扎术，但不结扎伴行静脉。

（2）闭合动脉伤及内膜撕裂最为常见，要与动脉痉挛鉴别，可用液压扩张法。已明确动脉腔内有梗阻时，应切开动脉探查并彻底清除血栓；病变范围超过 5cm 者，宜切除损伤部分，重新吻合或做自体静脉移植。

（3）及早减压：对肢体肿胀压迫血管和肌肉时，表明筋膜间隔压力过高，要做筋膜切开减压术。

（4）缝合血管：在彻底清创前提下，对管腔凝块用 0.1%肝素生理盐水冲洗干净，断端外膜剪除2~5mm。操作应细致，血管不要扭转，不应有张力。大口径血管吻合多用三定点连续缝合法，中小口径血管宜用两定点间断缝合法。之后，酌情进行血管端—端吻合，或采取端—侧吻合；亦可选用各种血管套管套接，有缺损时可行血管移植。缝合的血管周围应有健康的软组织覆盖。

（5）必要的预防措施：对某些病例，为防止血管吻合后发生筋膜间隔综合征，亦可在术中酌情行肢体减张术或筋膜切开术。

3. 术后处理

（1）注意防治并发症：包括血容量不足、急性肾功能衰竭、血液循环障碍、感染和继发性出血等，均应积极防治。

（2）肢体处理：为防止血管张力过大，应采用石膏固定伤肢，使血管处于松弛位，并于 5~6 周开始练习活动。

（3）术后用药：同断肢再植。

（三）诊断与鉴别诊断

血管开放性损伤易于诊断，血管闭合性及损伤后已形成血管扩张（瘤）及动静脉瘘者，在诊断上须加以辨别。其诊断主要依据如下。

1. 外伤史

除锐性致伤物直接刺伤血管本身或邻近组织者外，尚应考虑到肢体骨折后，断端将伴行血管压迫刺伤及嵌顿的二次损伤（或称骨折后继发伤），此尤多见于肱骨干、肱骨髁上、股骨髁上及腘窝处。因此，这些部位的骨折更应注意检查及密切观察肢体远端的血管搏动状态及其变化。

2. 临床表现

视受损部位及伤情不同，其临床症状差异甚大，现仅选择共性表现列举于后。

（1）超常量出血：任何开放性损伤，尤其是开放性骨关节损伤均有程度不同的出血，但如果有鲜血从创口内涌出，或是随肢体位置变动而出血量剧增，则表明血管干（支）损伤的可能性极大。肢体剧烈肿胀主要是闭合性损伤，如损伤局部呈现进行性肿胀，则表明该处有血管破裂之可能，并做进一步检查，如发现伴有搏动性血肿则更加有利于诊断。肢体远端动脉搏动消失（或减弱）为动脉血管损伤最为主要症状，应常规放在首位检查，切不可遗漏。肢体动脉缺血症状急性期主要表现为疼痛（以肢体末端为剧）、皮肤苍白、发冷及动脉搏动消失或减弱。疼痛症状出现最早，主要是因为末梢神经支对缺血的反应。

皮肤苍白及发冷均为动脉缺血性改变的表现。肢体远端动脉搏动减弱或消失，前已说明应立即检查及随时观察，并应与健侧对比。上肢检查桡动脉，下肢则为足背动脉。此外肢体远端麻木，活动障碍及其他症状均相继出现。

（2）全身情况：多较危重，尤其是血管开放性损伤及肢体有搏动性血肿者。可出现程度不同的休克体征，应及时抢救和密切观察。

（四）辅助检查

1. 血管造影

主要用于对血管病理状态的判定，但在血管损伤情况下，其假阳性率及假阴性率几乎高达 40%～50%；加之其本身并发症亦高，因此在选择上应全面考虑。

2. 其他检查

项目较多，且多用于慢性病例，而急性血管损伤则难以进行，包括数字减影技术等。对损伤远端肢体正常者，不妨采用多普勒进行观测，此种无损伤技术有助于对进行性血管损害的转归进行判定。超声波检查主要用于假性动脉瘤的判定。

对初步判定血管损伤而又无法最后确诊者，则需通过手术探查，即在手术显露受损之血管后加以确诊。此种情况多见于闭合性损伤。

（五）治疗

对已损伤的血管在治疗上一般按下述步骤进行。

1. 清创术

根据致伤原因不同，创面的污染程度差别较大。严重污染者应先行较为彻底的清创术，清除异物、坏死组织及凝血块等，但对血管长度应尽量保留，待修补时再做进一步的判断。对锐性伤仅做稍许清创处理即可。

2. 检查血管状态

在血管床完好，或已处理过血管床后，应在控制血流的前提下（一般用无损伤性血管夹阻断血流）对受损血管进行仔细检查，除外膜外，重点是通过注水试验来判定血管内膜及弹力层状态。并较仔细、轻柔地取出血管腔内的凝血块（栓）。

3. 修剪血管断端

对已确认血管内膜及弹力层受损之残端原则上应行切除，并超过肉眼外观，正常 2～3mm 为宜。

4. 受损血管的修复与重建

根据全身与局部情况，尤其是血管状态、有无缺损、缺损长度及肢体可提供的血管舒张度，选择相应的血管重建与修复技术，常用的如下：

(1) 端—端吻合：可有多种方式。主要用于清创术及血管修剪后缺损在1.5~2cm者；对肢体屈曲可使血管相对延长者，则缺损长度可达4~6cm。

(2) 端—侧吻合：亦较多用。

(3) 补片吻合：对一端口径明显为小者，可切取相应大小之静脉壁纵向插至口径较小的一端，使其易于与口径较大之一侧做端—端或端—侧吻合。

(4) 血管移植：对血管缺损较多之病例，可选用自体静脉（多用大隐静脉及头静脉）移植，但应注意静脉瓣的方向。

(5) 其他：包括人造血管移植术、血管结扎术等均可酌情选用，但应以有利于救命及挽救肢体成活为前提。

二、锁骨下动脉损伤

左锁骨下动脉起自主动脉弓，右锁骨下动脉则起自无名动脉，其经胸锁关节下方，至第1肋外侧缘移行至腋动脉。其分支主要有椎动脉、胸廓内动脉和甲状颈干支，在一般情况下，因受胸廓及胸锁关节的保护而不易受损，但一旦受伤均为强烈暴力或继发于肩锁部损伤之后，因邻近心脏，易发生大出血而危及生命，或是后期出现假性动脉瘤及锁骨下动、静脉瘘。

（一）临床表现

视具体伤情而定，锁骨下动脉断裂者大多死于现场，而一般刺伤或挫伤，则可因局部血管痉挛致使肢体远端出现缺血性症状及桡动脉搏动减弱或消失。

（二）诊断

(1) 病史：较重的暴力作用于肩部。

(2) 临床表现：患肢缺血症状及桡动脉搏动减弱或消失。

(3) X线片：可显示锁骨、肩锁关节或第1肋骨骨折征。

(4) 动脉造影：可以确诊及决定手术的节段。

（三）治疗

非手术疗法无效或危及生命安全时应设法及早手术，一般以直接缝合修复为主。如受损节段较长，可将其切除后做端—端吻合，亦可取大隐静脉一段或是人造血管吻合之。个别病例情况紧急或具体情况不允许吻合时，亦可予以结扎，但结扎前务必用手压法将该动脉先行阻断，以观察侧支循环情况。对伴行之锁骨下静脉损伤，应力求恢复其通畅，以防引起上肢回流障碍。

（四）预后

一般良好，但伴有臂丛神经损伤者预后较差。

三、腋动脉损伤

腋动脉上接锁骨下动脉（在第1肋骨外侧缘），于大圆肌下缘与肱动脉相延续。多因上肢强烈外展，或肩关节脱位撞击腋动脉，或直接暴力损伤所致，包括肱骨上端骨折缘的刺伤等。因腋动脉与腋静脉全长伴行，易同时受累。

（一）临床表现

临床表现除局部刺伤所致症状外，肢体远端所见与锁骨下动脉损伤基本一致。

诊断一般多无困难，必要时可经股动脉逆行插管造影，或采取静脉造影，以推断腋动脉情况。

（二）治疗

治疗与前述血管损伤基本原则及方法相一致。对伴行之腋静脉亦应持积极态度。

（三）预后

除伴有神经损伤者外，一般预后较好。但对血管阻塞者，必须坚持尽可能地行腋动脉及腋静脉重建术，可使截肢率降至2%以下。而腋动脉结扎之截肢率高达40%左右，因此，对受累的腋动脉应尽全力修复或是血管移植（包括人造血管的应用），切勿任意结扎。

四、肱动脉损伤

肱动脉上接腋动脉（大圆肌下缘），下方止于肘窝下2.5cm处；再向下则分成尺动脉及桡动脉两支。其损伤发生率高，除枪伤及弹片伤外，肱骨干及肱骨髁上骨折是平时造成其受损的常见原因。在肱骨中段易伴有桡神经及正中神经损伤，在髁上部则主要以正中神经受累为多见，总的伴发率可达60%~70%。

（一）临床表现

其具有血管损伤的基本症状，对各动脉段应注意以下特点。

（1）肱动脉下段损伤：临床上最为多见，好发于儿童，尤以肱骨髁上骨折时，主要引起前臂及手部肌群的缺血性挛缩，称之Volkmann缺血挛缩，以致造成残疾后果。

（2）肱动脉中段损伤：除多见于肱骨干骨折外，经肱动脉穿入导管及经皮穿刺等亦可继发引起血栓形成，以致前臂及手部出现同样后果，在此情况下，正中神经亦易出现功能障碍。

（3）肱动脉上段损伤：较前两者少见，由于肩关节血管网的侧支较丰富，因此一旦阻塞，其对肢体血供的影响较前两者为轻。

（二）诊断与鉴别诊断

按照前述血管损伤诊断要点，肱动脉损伤的诊断一般多无困难，关键是要求尽早确诊，尤其肱骨髁上骨折合并血管损伤或是肱动脉中段有损伤可疑者。一旦肱动脉完全受阻，由于肘关节网血供不足而无法逃脱前臂以远肌群缺血性坏死的危险，为了避免这种永久性残疾的后遗症，应运用各种检查手段（包括手术切开检查等可避免这一严重后果）。

（三）治疗

治疗的首要要求：立即消除致伤原因。

（1）对有移位之肱骨髁上骨折或其他部位骨折立即复位，一般采取手法复位加克氏针骨牵引术，并对比操作前后桡动脉搏动改变情况。

（2）做好术前准备。因肱动脉损伤后果严重，争取时间是获得最佳疗效的首要条件。在此前提下，临床医师在采取各种有效措施的同时应做好手术探查及治疗的准备工作，以将并发症降低到最低限度。手术应保持血流通畅。

（3）由于肱动脉对远端血供的重要意义，手术一定要彻底，对受损的血管，尤其是内膜或弹力层受累者，不应采取姑息态度，需要移植大隐静脉或其他血管时应当机立断，并注意血管吻合技术力争完美，以保证血管的通畅。

（4）兼顾骨折的处理。由于肱动脉损伤的原因大多为相应节段肱骨骨折所致，因此，为避免二次损伤，对骨折局部应同时予以处理。一般情况下，开放复位及内固定是首选的治疗方法。

（5）重视手术后处理。由于该部位解剖关系较复杂，特别是肘关节的体位及上肢固定方式方法的选择较多，因此，在肱动脉恢复血流后，既应注意对血管通畅情况的观测，更应注意在术后处理上尽力避免影响血管通畅的各种因素，尤其是肱骨髁上骨折复位后的位移将是造成肱动脉再次受损的常见原因。

（四）预后

经处理后，肱动脉通畅者预后较好。如肱动脉受阻或结扎，或肢体远端肌肉已出现缺血性改变时，则可引起 Volkmann 缺血性挛缩而呈现患肢的永久性病废。

五、前臂动脉损伤

（一）病因病机

前臂动脉主要有桡动脉、尺动脉和骨间总动脉，以及再分至手部形成的掌浅弓和掌深弓。掌浅弓和掌深弓所形成的手部动脉网具有较好的代偿作用，其侧支循环有利于前臂某个动脉干损伤后的代偿作用。其致伤原因大多为锐性物刺伤所致，除外来致伤物外，骨折的锐刺（缘）亦易引起邻近血管干的损伤，动、静脉也有可能同时受累而引起动、静脉瘘。同时也易引起伴行神经干（尺神经、桡神经及其分支）的损伤。在前臂诸动脉中，桡动脉发生率高，且医源性占相当比例，主因桡动脉抽血行血气分析及动脉血压观测引起桡动脉壁损伤后血栓形成所致。

（二）临床表现

除局部损伤症状外，主要表现为手部血供部分受阻症状，包括尺动脉或桡动脉搏动减弱和消失、手指冷感、皮肤过敏及麻木等。如损伤波及掌浅动脉弓，手指可出现雷诺（Raynaud）征，亦可出现小鱼际萎缩征。

（三）诊断与鉴别诊断

根据外伤及临床表现不难做出诊断。因其侧支循环代偿功能较好，除10%~15%掌动脉弓吻合不佳者外，治疗后果大多较好。因此，非十分必要，一般勿须行动脉造影术。

（四）治疗

1. 修复为主

对前臂动脉干断裂，原则上需行修复及功能重建术。从大多数病例来看，仅仅结扎一根动脉干对手部功能影响不大，但遇有掌动脉弓缺损者则有可能影响手部功能，因此非十分必要和万不得已时，仍应争取修复术为妥。

2. 尺动脉与桡动脉同时断裂

必须予以修复，否则将严重影响手部功能。尺动脉口径较粗，尤其位于骨间总动脉以上部位，端—端吻合多无困难，必要时也可选用头静脉移植。

3. 对骨折及血管应同时处理

在处理血管损伤时，视伤情缓急不同，酌情在修复血管的同时（或前、后）将骨折断端加以复位及内固定，并修复血管床。此种情况以肘部多见。

4. 注意肌间隔综合征

对以挤压为主导致损伤，前臂软组织多同时受累，以致易出现肌间隔综合征，从而加重伤情，尤以屈侧肌群间隔发生率较高。一旦有此情况，应及早将肌间隔充分切开减压，否则将丧失手部功能。

（五）预后

虽较肱动脉损伤预后较好，但如尺、桡两支同时受阻，亦直接影响手部功能。因此，受损血管的再通是获得良好预后的前提。

第二节 肢（指）体离断伤

一、断指再植

（一）断指再植分类

断指是指掌指关节以远不同平面的手指离断伤，包括近节、中节和末节离断。根据手指损伤的程度可分为两类。

1. 完全性离断

离断手指远侧部分为完全离体，无任何组织相连，或只有少许软组织相连，但在清创时必须将这部分组织切除者，称为完全性断指。

2. 不完全性断指

伤指的断面有骨折或脱位，断面只有损伤的肌腱或残留相连的皮肤不超过手指断面周径的1/8，其余组织包括血管神经均断裂，断指的远侧部分无血供或严重缺血，不接血管将引起手指坏死者，称为不完全性断指。

（二）断指再植适应证

1. 患者的全身情况

创伤性手指离断，除了单纯切割伤外，常系爆炸、挤压或挫裂伤，有可能合并创伤性休克及胸、腹、脑等重要脏器的损伤，经检查如有危及生命的并发伤时，先处理并发伤，待全身情况许可并能耐受长时间手术时再行断指再植手术。

2. 患者的年龄

（1）对手的外形及功能要求较高的青壮年。

（2）对老年人除以下情况外应考虑再植：①老年性疾病；②身体功能减退；③不能耐受长时间手术及术后较长时间的卧床与制动；④术后不能适应抗凝、抗痉挛等药物的应用；⑤患者拒绝手术。

（3）对小儿断指理应争取再植：为避免遗留终身残疾及由此带来的严重生理影响和心理上的痛苦，故对任何能够再植的指体决不能放弃，均应尽力保证再植的成活。由于年龄小，适应性及塑形性强，再植指体容易发育良好，并获得良好的功能。

3. 再植时限

再植时限是指指体离断至血循环恢复之间的时间。在这一时间内，手指还能再植成活。炎热高温季节，离断指体组织迅速变性坏死，其再植时限相应缩短。寒冷季节或伤后的断指经过冷藏处理，组织变性慢，其再植时限相应延长。

常温下总缺血时间以不超过24小时为宜。

4. 断指的伤情

断指必须有一定的完整性，再植手术方能获得成功；较整齐的各平面的切割伤均为再植的适应证；指体轻度挫伤，皮下散在小点瘀斑，只要指动脉及指背静脉尚健康，也可行再植；指体虽完整，但挫伤严重，皮下静脉网破坏，毛细血管床及指动脉均广泛损害，失去了再植的条件；断指有皮肤破损，可利用邻指皮瓣或小静脉皮瓣覆盖创面后再植；离断的指体经过液体浸泡时间过久，组织水肿或脱水，血管内皮细胞受到不同程度的损伤，影响成活；浸泡时间短，一般5小时以内，组织损伤较轻，可试行再植；断指再植后具有一定的长度，手指的长度是关系到手的功能和外形美观的重要标志。如两手两断端破坏严重，清创时需要去除较多的组织，再植后手指过于短少就会失去再植的意义；切割伤或电锯伤，指体短缩很少，不影响再植的长度；切割性一指多段离断同样应争取再植；末节离断再植对恢复手的外形和功能很重要。尤其对于拇指，或幼儿、青年人以及从事乐器等职业者，只要末节完整并能找到可供吻合的血管均应再植。再植后的手指必须恢复一定的功能，如果再植的手指既没有感觉功能，又没有运动功能，则此类的损伤修复意义不大；为保持手的握持功能，对任何有条件再植的断指均应再植；对拇指撕脱性离断，可用食指的部分血管神经及肌腱组织进行再植；多指离断而没有条件全部再植者，应将有条件再植的手指移植于主要作用的指位上。

（三）断指再植手术步骤

手指再植的顺序有两种。一种是常用的顺行法，即清创→骨骼固定→伸、屈肌腱缝合→指背静脉吻合→指固有动脉吻合→指神经缝合→背侧皮肤缝合→掌侧皮肤缝合；另一种为逆行再植法，其顺序为缝合掌侧皮肤→指神经缝合→指动脉吻合→屈肌腱缝合→骨骼固定→伸肌腱缝合→指背静脉吻合→指背皮肤缝合。

1. 清创

（1）刷洗：用无菌毛刷蘸肥皂水刷洗离断手指和伤手3遍，每遍3~5分钟，然后用生理盐水冲洗干净，拭干。

（2）浸泡：将伤手和离断指体浸泡在1 ∶ 2 000氯己定溶液中5分钟，然后再更换氯己定溶液浸泡5分钟。如创面污染严重，用3%过氧化氢溶液泡洗2遍，同时去除创面的污物、异物及凝血块。

（3）消毒：用碘附或碘酊与乙醇等消毒皮肤，然后铺无菌巾单。

（4）创面清创：创面清创的全过程必须在手术显微镜下进行。切除一周皮缘1~2mm，切除或剪除污染与挫伤的筋膜及皮下组织至显露正常的组织为止；

按解剖层次寻找静脉、动脉及神经并做标记；短缩指骨，一般成年人短缩5mm，小儿短缩3mm左右；寻找肌腱断端；最后用1 ∶ 2 000氯己定溶液清洗消毒。如多指离断，将暂不再植的手指以无菌纱布包扎标记好，放置冰箱内冷藏备用。

2. 骨骼固定

细钢针交叉固定；细钢针髓内固定；0.6~0.8mm钢丝8字固定。

3. 肌腱缝合

（1）指伸肌腱修复：用3-0尼龙线做间断8字或褥式缝合伸肌腱。

（2）指屈肌腱修复：对指浅屈及深屈肌腱包括腱鞘，只要有修复的条件均应全部修复。将其牵出后于断端以近15mm处横穿一针头，用5-0尼龙线做Kessler缝合，并间断加针缝合以增加缝合的强度和消灭粗糙面。

4. 指背静脉吻合

选择合适的位置，将伤手置于手掌朝下、手背向上位。手术野铺清洁湿润纱布。①显露血管，将血管周围的软组织牵开，清创修剪血管，充分显露健康的两断端。②吻合血管，剪去血管外膜2mm，在吻合处深面置绿色塑料膜作为背景，用肝素盐水冲洗断端血管腔。选用10-0、11-0或12-0无创线，做二定点间断加针外翻缝合。③小儿血管的吻合，小儿血管细嫩，可行开放式吻合，不宜应用血管夹。指背的静脉尽量多吻合。

5. 指背皮肤缝合

静脉吻合完毕后，即用1-0丝线间断缝合指背皮肤。注意要点：①缝合和拉线打结时，要注意避开静脉部位，以防误伤已吻合好的静脉；②皮肤对合后，静脉应无张力与扭曲；③手指两端的周径相差不大时，只做环形缝合不影响静脉的回流，且皮肤愈合后外形良好。

6. 指动脉吻合

吻合前必须对指动脉进行检查，血管损伤后有以下变化：①血管出现红线征，血管内膜毛糙不光滑，用肝素冲洗后见管腔有漂浮物。②避免在张力下吻合指动脉，如血管缺损过多，可取静脉移植修复。③顽固性血管痉挛的处理，可在局部外膜下用3%罂粟碱注射缓解，如无效时可采取剥离血管外膜、管腔内扩张、在已吻合的血管端用显微镊子轻柔夹持进行通畅试验等。

血循环恢复的征象：萎瘪的指腹变为丰满，恢复原来的张力；皮肤由苍白转为红润，毛细血管充盈试验阳性；指体由凉变温；指端小切口出血活跃，血呈鲜红色。

7. 指神经修复

健康的神经两断端在无张力下用9-0无损伤线间断缝合外膜，一般缝合2~4针。遇有神经短缺时，其修复方法：可缝合一侧神经或两侧神经交叉缝合；

取邻指的神经转移缝接；只能修复一侧时，修复主要的一侧，如拇小指修复尺侧，示、中、环指修复桡侧指固有神经。

8. 掌侧皮肤缝合

血循环建立后，对手指掌侧皮肤与背侧一样做环形疏松直接缝合。缝合时注意：皮肤不要过紧、过深缝合，以免影响手指的血管；进针过深会损伤指动脉；皮肤缺损可采用邻指皮瓣或游离皮片移植修复。

9. 术后处理

同断肢再植。手指再植完毕后包扎时应注意以下几点：将手指血迹洗去，用小片状凡士林纱布覆盖缝合伤口；敷料包扎勿过紧过松；置于指功能位；禁止环形包扎或并指包扎；再植指指端外露，以便观察血供和测量体温。

（四）特殊类型断指再植

1. 末节断指再植术

（1）适应证：手指于远侧指间关节以远离断，断面整齐，远近两端无明显挫伤及粉碎骨折，血管神经无撕脱，均适宜再植。

（2）麻醉：臂丛神经阻滞或指总神经阻滞。

（3）手术方法：先对断指行刷洗、消毒，根据末节手指血管神经解剖关系，找出指固有动脉、弓状动脉、神经、指背静脉及掌侧中央静脉。标记后按常规予以清创。近侧断端麻醉后以同样方法进行清创。再植时远侧指间关节常规行融合术。肌腱不需修复，节省了再植时间。其余再植的操作同断指再植。末节断指再植均用11-0尼龙线缝合血管，一般吻合指背静脉1~2条，然后缝合指背皮肤，用9-0尼龙线缝合两侧指神经，最后吻合两侧或一侧指固有动脉，缝合掌侧皮肤。

（4）注意事项：①如远断端无静脉可供吻合，可只吻合指动脉，采用拔甲放血法重建远节血液循环，还可小切口放血重建远节血液循环。②如远断端无动脉可供吻合，可将近端动脉与远端掌正中静脉吻合，采用静脉动脉化的方法进行再植，如无静脉可供吻合，也可采用放血法。

2. 拇指旋转撕脱性离断再植术

（1）适应证：拇指撕脱性离断，血管神经及肌腱自近端抽出，完整无明显挫伤者。

（2）麻醉：臂丛神经阻滞麻醉。

（3）手术方法：

①清创。远段指刷洗消毒：保留与指体相连的拇长伸、屈肌腱各5cm，把多余撕脱的肌腱切除，显微镜下寻找并标记动脉、神经及指背静脉，按断指再植清创步骤做常规清创。近断端于气性止血带下刷洗消毒，创面用1 ：2 000氯

已定溶液清洗，由于指体血管、神经、肌腱从近端抽出，因此，不需行血管、神经、肌腱清创，仅行创面清创即可。为了使离断拇指重建血液循环，术后恢复感觉及拇指伸、屈功能，习惯采用血管、神经、肌腱移位的方法进行再植。

②血管、神经、肌腱移位。指背静脉及伸指肌腱移位，弧形或“S”形切开第2掌骨背侧皮肤，游离出远端带有分叉的静脉，根据断拇指静脉撕脱伤情，决定静脉移位所需长度，于远端结扎切断，使静脉呈“Y”形蒂，在同一切口内找出食指固有伸肌腱并在止点处切断，连同静脉一起经皮下隧道引至拇指断端背侧创口内。指动脉、指神经及屈指肌腱移位，游离食指尺侧指固有动脉及神经，根据动脉、神经撕脱情况决定动脉、神经移位所需长度，将其远端切断结扎，近端通过皮下隧道引至拇指掌侧创口。环指指浅屈肌腱于远侧掌横纹处切断，于腕部切口内抽出，远端缝线牵引通过腕管及拇长屈肌鞘管用探针引至拇指掌侧创口内，缝合掌背侧切口。

③再植。指骨内固定后，拇长伸肌肌腱与转位的食指固有伸肌肌腱行“8”字缝合，拇长屈肌肌腱与转位的环指指浅屈肌腱调节张力，使手指处于休息位，行 Kessler 缝合。然后修复静脉，将断指背两条静脉与移位的“Y”形静脉做吻合，断拇两指神经与移位的食指尺侧指神经做外膜缝合；最后将断拇尺侧指固有动脉或拇主要动脉与移位的食指尺侧指动脉吻合以重建拇指血液循环。

（五）诊疗失误原因分析及防治措施

1. 指骨固定可能出现的失误

（1）原因分析：骨固定范围不够，手指突然屈伸时，易引起吻合血管撕裂。

（2）防治措施：手指近节离断固定指骨时，克氏针须穿过掌骨头，使掌指关节维持在功能位，中节离断应将近指间关节固定。

2. 血管吻合中可能出现的失误

（1）原因分析：①剥离血管外膜有误，剥离不够影响术野易致吻合口血栓形成；剥离过多易引起血管痉挛，易损伤血管壁。②血管缝合技术失误，缝线打结掌握不好；缝住对侧血管壁；血管扭转。

（2）防治措施：①剥离剪除外膜外疏松组织，使外膜回缩 2～3mm 即可。②缝合时需注意，缝线打结应使内膜外翻，松紧适度，且留下的线头不宜过短；为防止发生缝住对侧血管壁，应在无血或少血手术野中进行血管吻合，在缝合的小血管深侧放置衬垫，以使血管壁及缝合针线显露更清楚，肝素盐水冲洗断口使血管壁前后分开，缝针进入一端管壁后，将缝针在管腔内做轻微的横向移动，看缝针在管腔内是否游离无牵连；在血管吻合前，以及在第1针、第2针缝线完成后，均应检查血管远、近段是否有扭转。

二、拇、手指功能再造

拇指功能约占手功能的50%，缺失后严重影响手的捏、持、抓握等功能。反之，如拇指健在，而其余手指全缺，也同样影响手的功能。因此再造一个拇指或手指，重建手的主要功能特别重要。

（一）吻合足背动脉第2足趾移植再造拇指、手指术

目前该手术为拇指、手指再造常用的方法之一（图2-2）。

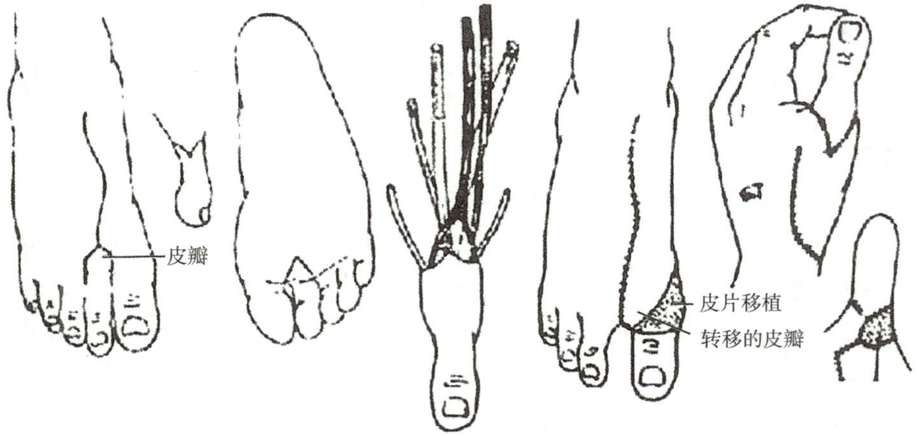

图2-2　拇指再造术

1. 适应证

（1）拇指全缺失。

（2）拇指及其掌骨缺失者。

（3）拇指与手指全缺失者。

（4）2~5指缺失，或残指长度难与拇指对指，或相应的掌骨也缺失者。

（5）前臂下1/3段截肢。

2. 供趾的选择

（1）供趾可以选择同侧或对侧，以后者更为合适。

（2）供趾正常而无感染，脚癣在术前需治愈。

3. 手术方法

（1）体位：患者仰卧位，上肢外展80°，前臂旋后位置于手术台上，双下肢平放于手术台上。

（2）麻醉：上肢选用臂丛神经阻滞麻醉，下肢用腰麻。

（3）切口设计：以足背血管为轴画出足背S形切口；趾跖背侧均采用V形

对称切口。

（4）手术步骤：

①解剖与游离第2足趾：在足背侧切口游离大隐静脉、足背静脉弓及其与第2足趾相连的小静脉；游离足背动脉、第1跖背动脉、蹲趾腓侧动脉和神经及第3趾胫侧动脉和神经，后二动脉和神经在起始处切断，足背动脉在跖骨基底部有一粗大的足底深支需切断结扎，足背内侧皮神经外侧支，在足背动脉水平将其切断备用，游离出趾长短伸肌腱并切断；在第2趾跖侧做切口，切断趾深浅屈肌腱，游离第2趾胫、腓侧趾神经至趾总神经处并切断，同时切断伴随趾神经的跖骨底动静脉；离断跖趾关节，于近踝关节处切断血管移植于手部；闭合足部创面。

②手部解剖：手指残端暴露出指骨及附于其上的软组织与手内在肌，在手背解剖出拇长伸肌腱或指长伸肌腱，在掌侧解剖出拇长屈肌腱或指深屈肌腱，解剖出两侧指固有神经；在鼻烟窝处解剖出头静脉、桡神经浅支及桡动静脉背深支。

③第2足趾移植再造手指：骨骼固定；屈伸肌腱做编织或对端缝接；将两趾神经分别与指神经缝接，趾背皮神经与桡浅神经分支缝接；将足背动静脉与桡动静脉对端吻合，大隐静脉与头静脉吻合；缝合皮肤；在手背切口最低位放置橡皮引流片。敷料包扎后，手及前臂用石膏托保护。

4. 术后处理

（1）患者应住在半隔离病室，术后两周室温应保持在25℃。

（2）患肢抬高，使其略高于心脏水平。

（3）应用抗凝药物，常用右旋糖酐-40、低分子肝素及阿司匹林。

（4）抗血管痉挛药物，如罂粟碱。

（5）应用足量抗生素。

（6）术后48小时拔除引流条，10~14天拆线。

（二）蹲甲皮瓣移植再造拇指术

此种方法再造拇指的外形与功能接近正常。

1. 适应证

（1）拇指皮肤撕脱伤，此类为最佳手术适应证。

（2）拇指掌指关节以远的断指，丧失再植条件或离断拇指再植失败。

（3）选择性的拇指掌指关节以远缺损的晚期病例。

（4）残存掌骨，手畸形的部分病例，可采用蹲甲皮瓣联合第2足趾一并移植，再造拇指与食指，恢复手的部分功能。

2. 手术方法

（1）体位：同第2足趾移植再造拇指、手指。

（2）麻醉：同第2足趾移植再造拇指、手指。

（3）供区的选择与皮瓣设计

①供区的选择：踇趾甲皮瓣取同侧为宜。

②皮瓣设计：皮瓣的长度与宽度，应根据受区皮肤缺损的多少、健侧拇指的周径与长度，精心设计。宽度一般比取样大1~1.5cm为宜。留在踇趾的舌状皮瓣应设计在胫跖侧。

（4）手术步骤：

①踇趾甲皮瓣的切取：在足背与第1趾蹼间，解剖与游离踇趾趾背侧静脉→足背静脉弓→大隐静脉，踇趾腓侧趾背动脉→第1跖背动脉→足背动脉；游离踇趾腓侧趾神经，在趾总神经中间按神经束劈开，将其高位切断；趾甲剥离时宜小心仔细，可以将末节远端连趾骨爪粗隆一并切取。

②骨支架：丧失再植条件的断拇指，可将残存的指骨剥离出来，嵌入拇指近节指骨与踇甲皮瓣的部分末节趾骨间，用克氏针交叉固定；选择性再造的病例，需切取髂骨块，将髂骨块修剪、部分插入近节髓腔后固定。

③踇甲皮瓣血液循环的建立：其方法同第2足趾移植再造拇指。

④创面：用踇趾胫侧保留的1.5cm宽的轴型皮瓣覆盖末节趾骨短缩约2/3的踇趾残端，其余创面用游离皮片移植修复。

3. 术后处理

同第2足趾移植再造踇指、手指。

（三）手部桡侧缺损的治疗思路与方法

手部桡侧毁损致大鱼际肌合并其他组织缺损临床并不少见，拇指功能占手部功能的50%，如何早期有效地重建手部大鱼际肌功能及修复手部桡侧皮肤、骨关节、肌腱等组织缺损是修复与重建手部功能的重要环节。随着显微外科的发展，组合组织移植在修复与重建外科中发挥着巨大的作用，采用吻合血管神经的足部内在肌与其他组织进行组合移植一期重建手部大鱼际肌功能及修复手部其他组织缺损，是修复与重建手桡侧多元组织缺损的理想方法。

1. 修复方法

（1）对拇指Ⅰ区缺损，采用踇甲瓣移植进行修复。对拇指Ⅱ区三度缺损，采用踇甲瓣进行修复，对Ⅱ区四度缺损，采用踇甲瓣或第2足趾进行修复。拇指Ⅲ区四度及五度缺损，可采用皮瓣组合携带跖骨的第2足趾进行修复，因再造拇指无手部内在肌内收及外展功能，可采用吻合血管神经的趾短伸肌、踇短伸肌、踇短展肌进行移植予以修复。

（2）对拇指缺失并食指末节缺损者，可采用食指拇化予以修复。

2. 趾短伸肌及踇短展肌的解剖学

趾短伸肌供血血管为足背动脉发出的跗外侧动脉，其管径在1~1.5mm，跗外侧动脉在趾短伸肌近内侧1cm处发出肌支，紧贴肌肉深面跖跗关节及韧带表面行走，其终末支在肌肉外侧与足底外侧动脉吻合，网流静脉为动脉之伴行静脉，其支配神经为腓深神经所发出的独立肌支，神经肌支与跗外动静脉伴行，其跗外侧血管游离蒂长3cm。趾短伸肌外形与大鱼际肌相似，可以进行吻合跗外侧动、静脉及腓深神经肌支的趾短伸肌移植再造大鱼际肌，特别是可在游离第2足趾及跖骨的同时，游离趾短伸肌进行移植。踇短展肌其供血血管为胫后动、静脉，在足内侧踇短展肌近端深面所发出的跖内动、静脉，其口径在0.8~1.3mm。跖内侧动脉沿该肌前行约2cm后分为深支和浅支，深支又分为内侧支及外侧支，内侧支向前上斜行或垂直上行，通过其深支供应踇短展肌及表面皮肤，支配神经为胫后神经所发出的独立肌支，与跖内侧动、静脉伴行，可以进行吻合血管、神经的踇短展肌移植重建大鱼际肌对掌功能，亦可携带肌肉表面皮肤形成肌皮瓣参与移植。

3. 手术方法的优缺点

对手部大鱼际肌合并其他组织缺损，传统的方法是采用皮瓣及足趾移植修复组织缺损，而对手部大鱼际肌的修复及功能的重建比较棘手，使手功能恢复不理想。采用在携带感觉神经组织游离移植的同时游离足部内在肌一期移植修复大鱼际肌及重建其功能，可使患者在最短时间内最大限度地保留患手非失活组织及最大限度地重建手部功能。其优点是该手术方法一次完成，疗程缩短，患者痛苦小，费用低。缺点是移植组织供区多，损伤大，一旦失败，后果严重。所以要求术者必须具备良好的血管吻合技能及较多单一组织移植成功经验方可实施。

4. 肌肉移植要点

用趾短伸肌再造大鱼际肌，采用踇短伸肌重建踇对掌，其他趾短伸肌分别重建拇短屈肌、拇短展肌。近端止点缝合于屈肌支持带远侧的桡侧半及大多角骨、舟骨结节、掌骨基底等处，其踇短伸肌止点种植于移植跖骨桡侧之中远部，局部钻孔将踇短伸肌腱贯穿缝合固定，其他趾短伸肌腱分别缝合于关节囊、第2足趾近节趾骨基底、跖跗关节足部内在肌止点处，踇短展肌起止腱部呈扁状，用于修复大鱼际肌对掌肌时，起点种植缝合在屈肌支持带桡侧，止点种植于移植跖骨桡侧之中远部。肌肉种植点线必须符合重建大鱼际肌生理点线角度要求。

5. 参与移植组织的选择

对桡侧缺损须采用皮瓣移植进行修复者，首选股前外侧皮瓣。股前外侧皮瓣质地较薄，供区相对隐蔽，可携带股前外侧皮神经参与移植以重建受区皮肤感觉功能，最重要因素是股前外侧皮瓣供血血管——旋股外侧动、静脉降支在行程中发出较多粗大肌支，其终末支亦较粗大，既可用于串联又可用于并联组合其他组织参与移植，还能解决受区可供吻合之血管数量不足的难题。足部小肌肉移植重建大鱼际肌，重建大鱼际肌首选趾短伸肌，因为趾短伸肌有多个肌肉小体，可同时重建大鱼际肌对掌、展指和屈曲等功能，特别是可以携带第2足趾及跖骨再造拇指及掌骨的同时进行游离移植，减少了血管吻合环节，缩短了手术时间、减少了患者的痛苦。踇短展肌只可选择用于重建大鱼际肌对掌功能。

6. 血管神经的吻合要点

受区可供吻合动脉只有桡、尺动脉，为了保留手部残存组织有充足的血液供应，必须保留尺、桡动脉其中之一，这样受区往往无过多动脉可供吻合，所以选择可供组合吻合进行移植，对血管分支，进行串联及并联组合吻合。亦可采用Y形静脉搭桥的方法进行组合移植。对多个组织参与移植，特别是足部小肌肉均需吻合其主干动脉之伴行静脉，所以受区需吻合的静脉数量较多，在不影响手部静脉回流前提下，根据血管口径进行搭配组合吻合，参与移植肌肉的支配神经均有其独立的运动肌支，而正中神经在前臂远段及腕掌部神经束间无网状交织结构，均为独立的束支，所以大鱼际肌肌支外伤后较易寻找、分离，以进行运动束支间的吻合。在吻合时尽量缩短移植肌肉侧神经肌支的长度，以利神经功能在短时间内得以恢复，其他参与移植组织均有其独立感觉神经支与手及前臂的独立感觉神经支吻合，所以本组移植肌肉运动功能在短时间内获得很好的恢复及其他移植组织恢复良好的感觉功能，完全得益于运动和感觉神经支进行分离吻合。

7. 术后理疗康复

（1）早期康复：再植术后手术区在固定中，组织愈合正在进行。抬高患肢，在近端做按摩、理疗促进消肿，2~3周做适度用力的手指主动、被动运动以防止肌腱粘连。近端未受累关节做主动和助动运动。强调早期起床。术后3~4周软组织基本愈合，骨折固定良好时，按骨折及神经损伤后早期康复的康复原则做康复治疗。特别注意保持掌指关节屈、指间关节伸和拇外展及对掌活动度。近端肌肉做主动及抗阻运动，远端肌肉做电刺激及传递冲动练习。做综合屈曲及综合伸展腕、掌指、指间各关节的主动及被动运动以扩大指屈伸肌腱的活动度。

（2）中期康复：骨折愈合后，外固定去除后，着重进行恢复关节活动度及肌腱活动度的练习，离断处远端最近关节活动障碍最重，应特别注意。进行肌力训练，感觉有所恢复时做感觉训练。

（3）后期康复：断肢再植后神经肌肉功能恢复常不完善，特别是手内部肌功能极难恢复，常须进行多种后期功能重建术，于手术后做相应的康复治疗。

第三节 手部骨折

一、腕舟骨骨折

腕舟骨是最大的一块腕骨，略弯曲呈舟状。腕舟骨骨折常发生于青壮年，多为间接暴力造成。舟骨骨折占腕骨骨折的71.2%，多在舟骨腰部发生，占舟骨骨折的70%，舟骨结节及舟骨近端骨折各占10%～15%。因腕舟骨表面多为关节软骨所覆盖，血供较差，骨折后容易发生延迟愈合、不愈合或缺血性坏死。伴有其他腕骨骨折及脱位时，预后不佳。

（一）解剖学

舟骨是腕关节的重要组成部分，它是最大的一块腕骨，略弯曲呈舟状，四周与桡骨及腕骨构成关节面，80%被软骨覆盖，其中段较细者为腰，营养血管从腰部及结节部进入，血流方向是由远而近地分布，腰部骨折可使近段骨血流中断。舟骨周围大部分为软骨面，无骨膜附着，骨折后靠内生骨痂才能连接，骨折后损伤营养血管，近侧断端由于缺血易发生无菌性坏死。

（二）病因病机

腕舟骨骨折多为间接暴力所致，跌倒时，患者常手掌先着地，腕关节强度桡偏背伸，暴力向上传达，舟骨被锐利的桡骨关节面的背侧缘或茎突缘切断。骨折可发生于舟骨的腰部、近端或结节部，其中以腰部多见。由于掌侧腕横韧带附着在舟骨结节部，而舟骨其余表面多为关节软骨所覆盖，血液供应较差，故除结节部骨折愈合较佳外，其余部位骨折容易发生迟缓愈合、不愈合或缺血性坏死。本病多见于青壮年。

（三）骨折分类

1. 按骨折部位分类

①腰部骨折。②近侧骨折。③结节部骨折（图2-3）。

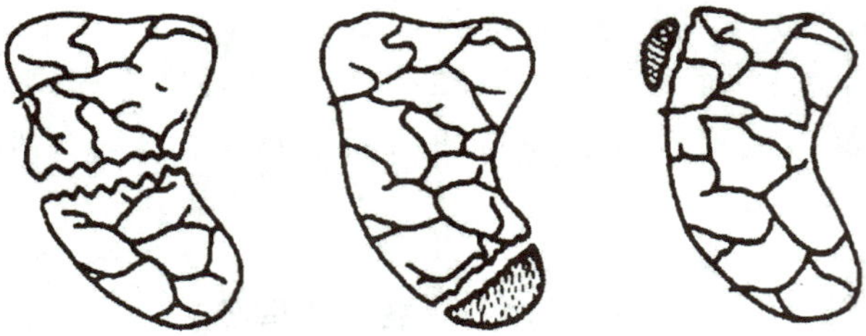

A. 腰部骨折；B. 近端骨折；C. 结节部骨折

图 2-3 腕舟骨骨折分型

2. 按骨折稳定程度分类

可分为稳定型、不稳定型两类。①Ⅰ型为稳定型，骨折无移位，韧带无明显损伤，不因伸腕、腕骨中部旋后、尺偏或牵引而移位。掌屈位可保持骨折稳定。无移位的腰部骨折表示韧带无损伤，骨膜完整，平均愈合时间为 9.5 周。②Ⅱ、Ⅲ型均为不稳定型，二者仅在不稳定的程度上有所不同。韧带有中度或重度的损伤及舟骨周围不稳。由于有韧带损伤，屈腕位不能保持骨折位置的稳定。Ⅱ型不稳定骨折的固定时间不应少于 16 周；Ⅲ型常有移位，固定时间为 15~40 周，而愈合率只有 65%。

（四）临床表现

多有外伤史，多因坠堕或失跌时手掌着地所致。伤后腕桡侧肿胀、疼痛。"鼻烟窝"处凹陷变浅或消失，局部压痛明显，拇指外展位纵向挤压拇指时疼痛加剧，腕关节活动受限，第 1、2 掌骨头处纵向叩痛阳性。

（五）辅助检查

1. X 线摄片

常规拍摄腕关节标准正、侧位和舟骨位 X 线片（即腕尺倾斜位）。对症状明显而 X 线片未见骨折疑为舟骨骨折的患者，可先按骨折处理，予以石膏托固定，2 周后复查 X 线片，由于断端骨质吸收，骨折线清晰可见。

2. CT、MRI 检查

由于临床症状较轻、X 线腕舟骨骨折线不明显等原因容易发生舟骨骨折漏诊。对高度怀疑骨折患者可以选择 CT 检查以防漏诊。

（六）诊断与鉴别诊断

1. 诊断

（1）诊断依据：①有外伤史，多为间接暴力造成。②腕部肿胀，以"鼻烟窝"部为明显，压痛明显，拇指外展并沿拇指纵轴向腕部叩击时疼痛加剧，腕关节功能受限。③X 线摄片检查可确定骨折类型及移位情况，必要时 10~14 日后摄片以明确诊断。对于 X 线不能做出明确诊断的病例，可行 CT 检查。

（2）诊断要点：伤后局部轻度疼痛和腕关节活动功能障碍，鼻烟窝部位肿胀、压痛明显，将腕关节桡倾、屈曲拇指和食指而叩击其掌指关节时亦可引起疼痛。X 线检查，腕部正位、侧位和尺偏斜位摄片可协助诊断。但第 1 次摄片未发现骨折而临床表现仍有可疑时，可于 2~3 周后重复摄片，因此时骨折端的骨质被吸收，骨折较易显露。

2. 鉴别诊断

（1）先天性双舟骨：临床上较少见，在 X 线片上两块骨之间界限清楚、整齐、光滑，无致密坏死或边缘不整齐现象。

（2）桡骨茎突骨折：腕部桡侧肿胀、疼痛、有骨擦音，X 线片见骨折线在桡骨茎突。

（七）治疗

1. 复位

新鲜骨折多采取闭合复位外固定。患者坐或卧位，肩关节外展，屈肘 90°，近、远端助手分别握住患肢上臂和手指行适度牵引，并使前臂处于中立位或轻度旋前位，术者两拇指置于骨折远端的背、桡侧，余指托住患肢腕关节掌侧和尺侧。令远端助手先将腕关节背伸并轻度桡偏，然后再做掌屈、尺偏，术者两拇指将骨折远端向掌侧、尺侧按压，使之复位。

2. 固定

腕关节应尽量置于骨折断面与前臂纵轴垂直的位置上固定，以增加断端间压力并减少剪力，以利于骨折愈合。如不能确定骨折断面的方向，可将拇指于对掌位、腕关节于中立位或轻度桡偏位固定。采用短臂石膏管型，固定范围从肘下至远侧掌横纹，包括拇指近节指骨。固定中坚持手指功能锻炼，防止关节强直。舟骨腰部骨折固定 3~4 个月，有时需长达半年甚至 1 年，每2~3个月定期照片复查。结节部骨折固定 3~4 个月。

3. 手术治疗

（1）舟骨植骨术：腕舟骨骨折经长期石膏固定，骨折端出现硬化及坏死吸收，骨折延迟愈合或不愈合者可行舟骨植骨术。

于鼻烟窝处做一“S”形切口，长 4~5cm，注意保护桡神经支及桡动脉背侧支，牵开拇长伸肌腱，切开关节囊，使腕关节尺偏，显露出舟状骨及骨折部位。于桡骨茎突近端取一长 2.5cm、宽 0.5cm 之骨条，备作植骨用。用直径 2mm 钻头自舟骨结节处，沿舟骨纵轴贯穿骨折线钻一骨孔。将取下之骨条经修整后插入骨孔内，用咬骨钳咬除多余骨条。为了保证植骨条有一定血供，也可于桡骨下端取一带筋膜蒂的桡骨条，逆行转移做嵌入植骨。石膏夹固定，拆线后换管型石膏固定 3 个月。

术中勿损伤桡神经浅支及桡动脉。按舟状骨纵轴方向钻孔，操作过程中用克氏针探测深度，以免损伤其他腕骨。

（2）桡骨茎突切除术：适用于舟骨腰部骨折，切除后使有疼痛的舟骨骨折不连接转为无痛的不连接。另外，为使骨折部的剪力消除，骨折固定牢固，移位少，切除的桡骨茎突可用作植骨。

以桡骨茎突为中心，于桡侧做纵形切口，切开关节囊，显露舟骨骨折部位，做桡骨茎突局部骨膜下剥离，用骨凿凿除桡骨茎突，其切除范围要超过舟骨骨折线。锉平断面，冲洗后依次缝合各层，石膏托制动，拆线后改管型石膏固定 2~3 个月。

（3）加压螺丝钉固定术：用于有移位的新鲜骨折及骨折不愈合。于腕桡掌侧做纵弧形切口约 3cm，于桡侧腕屈肌的桡侧分离进入，切断结扎桡动脉掌浅支，切开关节囊显露舟骨全貌，应用 Herbert 加压螺丝钉钻模和夹具旋入螺丝钉（根据舟骨骨折不同的类型选用粗细不同的螺钉）。另外应用大块髂骨植骨加 Herbert 螺丝钉治疗舟骨骨折不愈合、近段缺血坏死、囊性变或粉碎性骨折。

（八）并发症

1. 腕舟骨坏死、骨折不愈合

（1）原因分析：舟骨表面超过 50%的部分为软骨覆盖，只有桡背侧这一有限的区域有营养血管穿入。发生于这些穿支近端的骨折，因为缺血的原因，往往造成愈合迟缓，甚至出现不愈合。其他还有骨折复位不良；内固定松动或脱落；因关节囊剥离太多，造成骨折块失去血供而发生骨坏死；感染导致骨坏死；陈旧性骨折瘢痕清除不彻底，或植骨后骨坏死。

（2）防治措施：上述舟骨本身独特的血供模式是造成舟骨骨折后愈合迟缓甚至不愈合的关键原因。如果不采取手术治疗，可能多年没有症状，但或早或晚，都会出现创伤性关节炎。为防止发生骨坏死或骨不愈合，要妥善固定骨折，良好复位，剥离关节囊不宜太多，术后常规加用一定时期的外固定，一般 3~4 周，瘢痕应彻底清除。舟骨不愈合的治疗是一个复杂的问题，下列情况应尽量避免。没有辨别是腰部还是近端不愈合；没有对舟骨塌陷的程度进行准确评估；没有采用掌侧入路和内固定来纠正驼背畸形；没有用中央螺钉固定来达到足够的稳定。对于大多数的舟骨不愈合来讲，使用传统的骨移植都能获得满意的疗效。但对于舟骨近 1/3 的骨折，由于血供较差，传统的方法就不是那么满意了。而带血管骨移植显示出明显优点，愈合率高，愈合时间短，愈合强度大，弹性模量是传统植骨的 2~4 倍。带血管骨移植来源有：旋前方肌桡骨止点、尺骨远端、桡骨远端掌尺侧缘、带血管蒂髂骨。最为常用的是桡骨远端背桡侧和第 2 掌骨。

2. 创伤性腕关节炎、腕关节疼痛

（1）原因分析：舟—桡关节及其他关节形成瘢痕化粘连及舟骨关节面因骨折和手术操作而破坏，形成瘢痕粘连，甚至骨性粘连。

（2）防治措施：对症治疗及理疗，严重者可行腕关节融合术。手术时尽可能减少关节软骨面的损伤及良好的复位，细致止血，可减轻症状。

（九）功能锻炼及预后

1. 功能锻炼

在固定期间及早进行。先进行手指和肩、肘的屈伸活动，以后逐渐进行主动握拳活动。拆除固定后才可进行腕的主动屈伸、旋转等活动及腕关节的肌力练习，在骨折未愈前，不得进行腕的支撑及推举重物的练习。

2. 预后

腕舟骨骨折的预后与骨折的类型有很大关系：远端及结节部骨折愈合一般不成问题；近端骨折极易出现不愈合或缺血坏死；腰部骨折则介于两者之间。固定早期可开始手指屈伸活动，如握拳伸指活动（可促进腕部血液循环，利用肌肉收缩力，使断端纵轴加压而紧密吻合）及托手屈肘等活动。解除固定后，可逐渐练习腕关节屈伸活动。必须强调的是舟骨骨折部位不同，血液供应情况不一样，如结节部血供较丰富，其他部位血供较差，故愈合时间一般相对肢体其他部位为长，不能简单地以一般的骨折愈合时间为标准。功能锻炼不能过早，否则可致骨折端在未完全愈合的情况下重新断裂，导致骨折延迟愈合甚至不愈合。

二、掌骨骨折

掌骨骨折是常见的手部骨折之一，多见于成年人。直接暴力和间接暴力均可造成掌骨骨折。临床上第 1 掌骨与第 2~5 掌骨骨折的机制和移位特点有显著差异，不仅如此，同一掌骨因骨折部位不同，其机制及移位特点亦有较大的区别。

（一）第 1 掌骨基底部骨折

1. 解剖学

第 1 掌骨有许多肌肉、肌腱附着，使第 1 掌骨外展的有拇长展肌、拇短伸肌，内收的有拇收肌，背伸的有拇长伸肌，屈曲内旋的有拇短屈肌、拇短展肌、拇对掌肌和拇长屈肌，因此在第 1 掌骨干及基底部骨折后造成向背、桡成角畸形，远端并有内旋畸形。

2. 病因病机

骨折由间接暴力引起，多位于第 1 掌骨基底 1cm 处，多为横行或粉碎性骨折。由于屈拇长肌、大鱼际肌及内收拇指肌的牵拉，使骨折远段向掌侧及尺侧移位，外展拇长肌牵拉骨折近段向背侧及桡侧移位。骨折部呈向背侧桡侧成角畸形。

3. 骨折分类

第 1 掌骨基底部骨折，根据其骨折线是否与关节相通，可分为两种（图 2-4）。

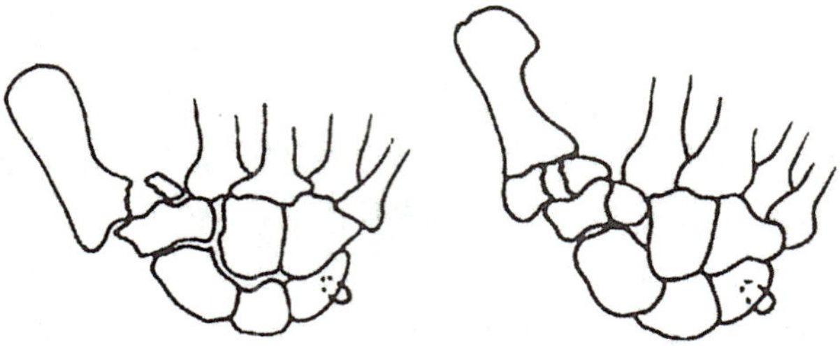

图 2-4　第 1 掌骨骨折分型

（1）不通关节的第 1 掌骨基底部骨折：其骨折在腕掌关节以外，位于第 1 掌骨基底 1cm 处，多为横形或粉碎性骨折。

（2）通关节的第 1 掌骨基底部骨折：又称第 1 掌骨基底部骨折脱位，Bennett 骨折。其特点是第 1 掌骨基底部斜形骨折，骨折线通过关节，同时合并有腕掌关节脱位。第 1 掌骨基底关节内的“T”形或“Y”形骨折又称为 Rolando 骨折，此型骨折较少见。

4. 临床表现

患者有外伤史，且拇指腕掌关节的桡背侧明显突出，局部肿胀、疼痛，拇指除末节稍能屈曲外，不能做内收、外展，拇指对掌外展动作受限，掌指关节及指间关节仍可活动。

5. 辅助检查

X 线检查：最好摄以拇指为准的正、侧位片。X 线片有助于明确诊断及分型。

6. 诊断及鉴别诊断

（1）诊断

①外伤史，多为间接暴力导致的。

②局部肿胀、疼痛，拇指除末节稍能屈曲外，不能做内收、外展活动，伤后局部肿胀、压痛，拇指对掌、外展动作受限。

③X 线片有助于明确诊断及分型。

（2）鉴别诊断：本病需与腕舟骨骨折、月骨脱位等相鉴别。

7. 治疗

（1）第 1 掌骨基底部横行（斜行）骨折：新鲜骨折复位较易，术者一只手牵引并外展拇指，另一只手拇指加压骨折处，纠正成角畸形。复位后前臂石膏固定拇指于外展位 4~6 周，石膏应包括近节指节。不稳定的骨折可行牵引固定。轻度成角的陈旧性骨折，对拇指功能影响不大者，可不处理。如成角大，虎口过小，可做第 1 掌骨基底部楔形截骨术。

（2）第 1 掌骨基底部骨折脱位

①Bennett 骨折：闭合复位较容易，但复位后不易维持。

手法复位方法与单纯第 1 掌骨基底部骨折相同，但应注意，不要使拇指外展，而要将第 1 掌骨外展，否则反而加重第 1 掌骨内收，则脱位难以整复。复位后若能稳定，可于拇指外展位固定 4~6 周。手法复位后不能保持者，可在复位后，持续牵引（皮肤或骨牵引）保持拇指在外展对掌位，用压垫垫在掌骨基部，用管形石膏固定，再持续牵引 6 周。

如不能保持对位应手术复位。手术方法：从第 1 掌骨桡侧背面开始做一弧形切口，在腕横纹处弯向掌侧。显露骨折部，部分剥离掌骨干近端软组织，切开腕掌关节。用大骨折块的关节面与较小的关节面对齐，在直视下将一枚钢针穿过关节，维持复位。如果采用 1 枚钢针不可靠，可加用第 2 枚钢针。术后石膏固定 4~6 周。骨愈合后及时去除内固定，练习活动。

②Rolando 骨折：用石膏管形或皮牵引治疗，常得不到满意效果，多需切开复位内固定。严重粉碎性骨折需用骨牵引，在透视下观察，力求关节面对位较平整，并应早期活动，使关节重新塑形。手术方法（Foster 与 Hastings）：做一类似于 Bennett 骨折的掌桡侧切口。沿拇指掌骨干向远端延长切口的桡侧端。保护桡神经分支，防止形成痛性神经瘤。将基底部两块大的骨折片复位并临时用一枚克氏针将它们固定在一起，在拇指掌骨上用一个 T 形或 L 形钢板固定。将 T 形钢板的横行部置放于掌骨的基底部。

（二）第 2~5 掌骨骨折

第 2~5 掌骨骨折在临床上较为多见，多为直接暴力引起，由于骨间肌、蚓状肌及指屈肌的牵拉，骨折端向背侧成角畸形。骨折易发生在掌骨颈部，其次为掌骨骨干，基底部少见。掌骨颈部骨折，因指伸肌腱牵拉，可引起掌指关节过伸。多发性掌骨干粉碎骨折时，由于骨间肌损伤严重，可发生手部骨筋膜间室综合征，影响手功能，暴力也可造成多发性掌骨底部骨折或腕掌关节脱位，掌骨基底部向桡背侧移位。根据其骨折部位不同分为：掌骨头骨折、掌骨颈骨折、掌骨干骨折及掌骨基底部骨折。

1. 临床表现

局部可有肿胀、疼痛、压痛或畸形，关节运动受限。

2. 辅助检查

正斜位 X 线片检查可显示骨折线的走行。

3. 诊断与鉴别诊断

（1）诊断

①外伤史：摔倒后手掌触地史或直接挤压史。

②临床表现与体征：手掌肿胀、疼痛和局部压痛、纵向挤压痛，有时可触及骨擦感，要注意检查手指血供和感觉情况。

③影像学检查：X 线检查明确骨折和移位情况。

（2）鉴别诊断：可通过 X 线片正侧位片予以明确骨折部位、类型，以及是否有其他合并损害，与手部其他损伤相鉴别。

4. 治疗

（1）掌骨头骨折：多为直接暴力所致，如握拳时掌骨头与物体直接撞击等。也有一部分骨折缘于挤压伤、切割伤和扭转暴力等。掌骨头骨折多为关节内骨折，有斜形、纵形、横形、撕脱和粉碎等多种类型。

骨折如无明显移位，关节面尚平整，可用手背侧石膏托将掌指关节固定于屈曲位。3~4 周后去除石膏开始功能锻炼。移位明显的骨折，可试行闭合复位：将掌指关节置于伸直位，然后轻轻地纵向牵引，利用韧带的张力矫正短缩及侧方移位，复位成功，用背侧石膏托固定掌指关节于屈曲位，3~4 周后开始进行功能锻炼。如复位失败，则需行切开复位克氏针内固定。无法使用内固定的粉碎性骨折，可先用石膏托做暂时固定，待肿胀、疼痛缓解后开始主动活动，利用近节指骨基底关节面和韧带的张力使掌骨头关节面重新塑形。

掌骨头撕脱骨折，多为掌指关节侧副韧带牵拉所致，撕脱骨折块通常很小且无明显移位，只需将掌指关节屈曲位固定 2 周即可。移位明显的骨折，如果骨折块较小，可将其切除并做韧带修复。骨折块较大，可行切开复位内固定。

（2）掌骨颈骨折：多发生于第 5 掌骨，其次是第 2 掌骨。多由作用于掌骨头的纵向暴力所致。手指屈曲呈握拳状后掌骨头凸出成为手的最远端，则易遭受纵向暴力，导致颈部骨折。掌骨颈骨折很少出现侧方移位，多有向背侧成角移位，掌侧皮质嵌插，远侧骨折段向掌侧弯曲。

小于 40°的第 4、5 掌骨颈骨折背向成角对手握物功能无明显妨碍时，如骨折稳定，可无需复位，仅予第 4、5 指及腕掌侧石膏托固定，取腕关节功能位，掌指关节 50°~60°屈曲位、指间关节功能位即可。4 周后，去除外固定开始功能锻炼。

对于背向成角大于40°的第4、5掌骨颈骨折及有背向成角移位的第2、3掌骨颈骨折，采用闭合复位外固定，即90°位固定法。先将掌指关节屈曲至90°，通过紧张掌指关节侧副韧带来稳定和控制移位的掌骨头，然后用一手握持患手并用拇指抵压在骨折背侧，另一手握持近节指骨并向背侧推挤，用指骨基底将掌屈的掌骨头托回原位。矫正移位后，用手背侧石膏托固定腕关节于功能位、掌指关节及近侧指间关节于90°屈曲位，维持复位位置。4周后去除石膏开始功能锻炼。

（3）掌骨干骨折：多发生于第3、4掌骨，有横形、斜形、螺旋和粉碎性骨折，可呈短缩、背向成角和旋转移位，严重的短缩畸形可使手指屈、伸肌和骨间肌张力失调，影响手指伸直。

①横行骨折：多为直接暴力所致。因骨间肌作用，骨折通常呈现背向成角移位。治疗时在闭合复位的基础上用掌、背侧石膏托固定，利用三点加压控制复发成角。石膏托的远侧缘应延伸至指端，并将相邻健指包括在内，以便能有效地控制旋转移位。6~8周，去除石膏开始活动。掌骨干骨折的治疗原则与掌骨颈骨折相同，即第4、5掌骨可以有轻度的背向成角移位，而第2、3掌骨因无腕掌关节屈伸活动代偿，成角移位必须矫正。

对于移位幅度大和软组织肿胀明显、外固定难于维持复位的骨折，可在复位后做经皮穿针内固定。对闭合复位失败及开放骨折，可做切开复位，用克氏针或钢板螺丝钉内固定。

②斜形、螺旋形骨折：多为扭转暴力所致。短缩、旋转与成角移位并存，但前两种移位更显著。第3、4掌骨干的斜形骨折，由于掌骨深横韧带的牵制，短缩移位相对较轻，而第2、5掌骨的短缩则相对较重，并常有明显的旋转移位。

只要无旋转和成角移位，小于5mm的短缩移位是可以接受的，对手功能无明显的影响。此类骨折可予以石膏托外固定治疗。移位显著的骨折应予以切开复位，用克氏针或钢板螺丝钉内固定。

③粉碎性骨折：常发生于挤压伤或贯通伤之后，多并发严重的软组织损伤。可先用石膏托做全手外固定，3周后将石膏托短缩，仅固定腕关节和掌指关节，让指间关节活动。5周时将外固定全部去除。或做髓外经皮穿针，以稳定远、近骨折段和矫正短缩移位。

（4）掌骨基底骨折：多由挤压等直接暴力所致。很少有侧方和短缩移位，但可有旋转移位发生。基底部微小的旋转移位，常可导致明显的指端偏转，影响手的握物功能。因此，治疗基底骨折，应注意矫正旋转移位。对移位不明显的基底骨折可做闭合复位石膏托外固定，否则行切开复位内固定。

5. 并发症

（1）手部骨筋膜室综合征漏诊

①原因分析：由于对本征缺乏认识，手部损伤后未认真检查或注意观察，从而漏诊。

②预防措施：应充分认识并重视本征，掌握本征的诊断标准，接诊后详细检查，治疗后注意密切观察。急性手部骨筋膜室综合征的诊断标准如下。手挤压伤和掌骨骨折的病史。手部进行性肿胀，剧烈疼痛，肿胀特点似蜂窝织炎，张力大，伴皮肤苍白。掌指关节被动牵伸时伴有疼痛。骨间肌麻痹：患手掌指关节伸直，而指间关节半屈位，呈内在肌阴性征；掌骨间隙有典型的剧烈压痛。

急性手部骨筋膜室综合征一经确诊，均主张早期行筋膜切开，如不治疗或切开不充分，均可造成手内在肌的缺血、坏死及挛缩，导致手部严重畸形的发生。

（2）急性腕管综合征或闭合性正中神经损伤漏诊

①原因分析：闭合性掌骨多发骨折合并急性腕管综合征或闭合性正中神经损伤临床较为少见，常不引起临床医师的注意。

②预防措施：此类患者待骨折复位后大多正中神经能逐渐恢复，无需特殊处理，但临床应密切观察。

6. 功能锻炼及预后

（1）功能锻炼：分主动及被动锻炼，应从早期开始，有计划地进行。在石膏固定期间（4~6 周）以主动锻炼为主，积极活动未固定的手指及上肢的各关节。固定部位亦可做肌肉静力收缩练习（肌腱缝合术后早期不做）。去除固定后，仍以主动活动为主，亦需逐渐微关节被动活动。要求患者在医师指导下长期刻苦锻炼，从轻到重、从小到大地活动每个关节。此外，积极使用患手是最好的功能锻炼方式，日常生活及工作中应尽量运用患手，如拿筷子、执笔、扣纽扣和系鞋带以及使用钳子、螺丝刀等工具，也可执钢球、玻璃球练习。

（2）预后：大多数掌骨骨折诊断不难，经及时正规治疗多能顺利康复。但闭合性掌骨多发骨折，在治疗骨折的同时，应警惕并发症的发生，以免贻误诊断。

三、指骨骨折

指骨骨折的发病率很高，是手部最常见的骨折，亦称竹节骨骨折。多由直接外力引起（如砸、挤等），故常见开放性骨折、粉碎性骨折及横形骨折。

（一）病因病机

多为直接外力引起，多发性居多，骨折后移位明显，三节指骨移位方向不一。一般可徒手复位，将远端对近端尽量达到解剖复位，不能有成角或旋转移位。能在功能位固定最为理想，对于不稳定性指骨骨折和功能位不能保持良好复位者，可考虑手术复位，用克氏针内固定。

1. 近节指骨骨折

多由间接暴力所致，以骨干骨折较多见，因骨折近端受骨间肌、蚓状肌的牵拉，骨折远端受伸肌腱的牵拉，常造成向掌侧成角畸形。若颈部骨折，由于受伸肌腱中央部的牵拉，远端可向背侧旋转达90°，使远端的背侧与近端的断面相对，而阻止骨折的整复（图2-5）。

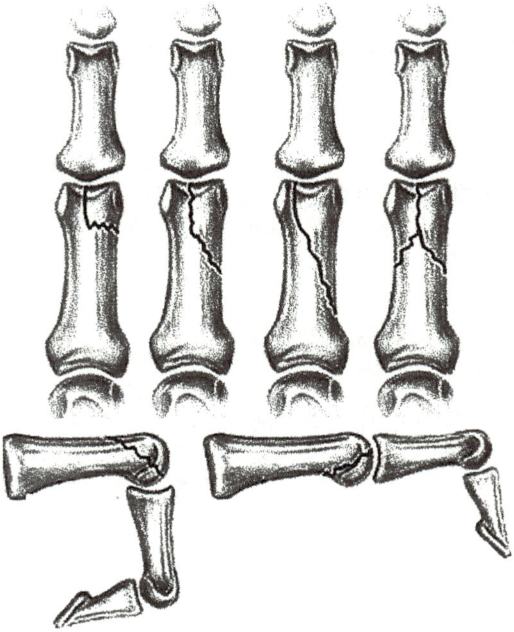

图2-5 近节指骨骨折

2. 中节指骨骨折

中节指骨受直接暴力打击可引起横断骨折，受间接暴力可引起斜形或螺旋形骨折。由于骨折部位的不同，可发生不同的畸形。骨折部位如在指浅屈肌腱止点的近侧，则远侧骨折端受指浅屈肌腱牵拉，形成向背侧成角畸形。如骨折部位在指浅屈肌腱止点的远侧，由于指浅屈肌腱的牵拉，使近侧骨折端向掌侧移位，形成向掌侧成角畸形。

3. 末节指骨骨折

指骨末端粗隆及指骨干骨折，多由直接暴力所致，如被重物砸伤、挤压伤等。轻者仅有骨裂纹，重者可裂成骨块，多合并有软组织裂伤。因局部无肌腱牵拉，骨折一般无明显移位或畸形。末节指骨基底背侧撕脱，多由于手指伸直时，间接暴力作用于指端，使末节指骨突然屈曲，由于伸肌腱的牵拉，末节指骨基底背侧可发生撕脱骨折。如在接球时，指端被球撞击所致。骨折后末节手指屈曲，呈典型的锤状指畸形。

（二）临床表现

伤后局部疼痛、肿胀，手指伸屈功能受限。有明显移位时，近节指骨骨折，其近端受骨间肌牵拉，远端受伸肌腱牵拉而形成指背凹陷向掌侧成角畸形；中节指骨骨折，骨折位于屈指浅肌腱止点以上者，骨折向背侧成角畸形，骨折在屈指浅肌腱止点以下者，骨折向掌侧成角。末节指骨骨折，多无明显移位，手指末节肿胀、压痛、瘀斑。若为末节部撕脱骨折则远侧指间关节处压痛，手指末节屈曲呈锤状指，手指不能主动伸直。有移位骨折可扪及骨擦感，有异常活动。

（三）辅助检查

X 线摄片可明确诊断骨折类型。

（四）诊断与鉴别诊断

1. 外伤史

多由直接暴力打击或摔倒后手触地史。

2. 临床表现与体征

手指肿胀、疼痛和局部压痛、纵向挤压痛，有时可触及骨擦感，要注意检查手指血供和感觉情况。

3. 影像学检查

X 线检查明确骨折和移位情况。

（五）治疗

骨折必须正确整复对位，尽量做到解剖复位，不能有成角、旋转、重叠移位畸形，以免妨碍肌腱的正常滑动，造成手指不同程度的功能障碍。对闭合骨折可手法复位、夹板固定。指骨开放骨折应彻底清创，争取伤口一期愈合，有皮肤缺损者，必须用各种方法修补缺损，以免使骨骼、肌腱外露，防止造成肌腱坏死、瘢痕挛缩和骨感染。指骨开放性粉碎骨折，较大的骨块不能随便摘除，以免造成骨质缺损而致骨不愈合。开放性骨折做清创术后，亦可行手法复位和夹板固定。复位时须用骨折远端对骨折近端。手指应尽量固定在功能位，既要充分固定，又要适当活动。

1. 手法复位

（1）近节指骨干骨折：整复时患者取坐位，术者一只手握住患侧的手掌，并用拇指和食指握住骨折的近端固定患指。另一只手的中指扣住患指中节的掌侧，用食指压迫其背侧。将患指在屈曲下进行拔伸牵引，以矫正骨折的重叠移位。然后术者用握骨折远端之手的拇指和食指，分别捏住骨折处的内、外侧进行挤捏，以矫正侧向移位。再向远端逐渐掌屈，同时以握近端之拇指将近端向背侧顶住，以矫正向掌侧成角畸形。指骨颈整复时，应加大畸形，用反折手法，先将骨折远端呈90°向背侧牵引，然后迅速屈曲手指，屈曲时应将近端的掌侧顶向背侧，使之复位。

（2）中节指骨骨折：整复时，术者一只手拇指和食指捏住骨折近端固定患指，用另一只手拇、食指扣住患指末节，先拔伸牵引，然后用该手的拇指和食指捏住骨折处的内、外侧进行挤捏，以矫正侧向移位。再将拇指和食指改为捏住骨折处的掌侧进行提按，以矫正掌背侧移位。

（3）末节指骨：骨折末端粗隆及骨干骨折整复时，可在牵引下，术者用拇指和食指在骨折处内外侧和掌侧进行挤捏，以矫正侧向移位和掌侧移位。如为开放性骨折，且骨折片较小，在清创缝合时，应将碎片切除，以免日后指端疼痛。若甲根翘起者，须将指甲拔除，骨折才易复位，甲床可用凡士林纱布外敷，指甲可重新长出。末节指骨基底背侧撕脱骨折整复时，只要将近节指间关节屈曲、远侧指间关节过伸，便可使撕脱的骨折块向骨折远端靠近。

2. 固定

除骨折部位在指浅屈肌腱止点近侧的中节指骨骨折外，患指应固定在功能位，不能将手指完全伸直固定，以免引起关节囊和侧副韧带挛缩，而造成关节僵直。无移位骨折，可用塑形竹片夹板或铝板固定于功能位3周左右。

（1）有移位的近节指骨干或指骨颈骨折：复位后根据成角情况放置小平垫，在掌、背侧各放一小夹板，如有侧方移位则在内、外侧各放一小夹板，其长度相当于指骨，不超过指间关节，然后用胶布固定。对于有向掌侧成角的骨折，可置绷带或裹有3~4层纱布的小圆柱固定物（小木棒或小玻璃瓶），手指屈在其上，使手指屈向舟骨结节，以胶布固定，外加绷带包扎。如有侧方成角或旋转畸形，还可利用邻指固定患指。

（2）中节指骨骨折：复位后，骨折部位在指浅屈肌腱止点的近侧者，虽然手指固定在伸直位较稳定，但不应在伸直位固定过久，以免造成关节侧副韧带挛缩及关节僵直。

（3）末节指骨末端或指骨干骨折：复位后，可用塑形竹片夹板或铝板固定于功能位。末节指骨基底背侧撕脱骨折复位后，可用塑形竹片夹板或铝板固定患指近侧指间关节于屈曲位、远侧指间关节于过伸位6周左右。固定后，要抬高患肢，以利肿胀消退。除患指外，其余未固定手指应经常活动，防止其余手指发生功能障碍。

（六）并发症及预后

1. 并发症

指骨骨折畸形愈合。

2. 预后

指骨骨折临床并不少见，但因其是局部的小损伤，往往不被重视，其实指骨骨折较其他部位的骨折复位要求更高，治疗失当易产生畸形或功能障碍。对骨折复位的要求非常严格，成角、旋转、错位与重叠畸形都应矫正。

第三章

上肢损伤

第一节　锁骨骨折

锁骨骨折很常见，很久以来人们都认为，锁骨自身的强大的修复能力可使骨折很快地愈合，对于锁骨骨折不愈合的关注是近期出现的。成人锁骨外侧端移位骨折愈合是很困难的，首先应考虑手术治疗。对于成人锁骨中段移位骨折治疗的一项近期研究表明：这种骨折也可能会发生骨折不愈合和延迟愈合。

一、解剖

胚胎期锁骨是第一块骨化的骨头，大约在孕 5 周骨化，也是唯一一块从间充质原基（膜内化骨）骨化的长骨。也有一部分关于锁骨组织胚胎学的研究报道说骨化是由两个独立分开的骨化中心进行的。

锁骨全长大约 80%是由内侧（胸骨）端骨骺生长形成的。锁骨胸骨端干骺部的骨化出现在青春期中期，在常规摄片中很难被发现。锁骨肩峰端干骺部通常不骨化。胸骨端骨骺和肩峰端骨骺可能一直保持到 30 岁也不封闭，特别是胸骨端干骺部，女性要到大约 25 岁时才封闭，男性要到大约 26 岁时才封闭。所以，青少年患者和年轻患者的肩锁关节脱位或胸锁关节脱位很可能是骨骺分离损伤。锁骨内侧弧度与外侧弧度的交界点位于锁骨距胸骨端大约 2/3 的地方，这一点位于喙锁韧带锁骨止点的内侧缘，也是锁骨主要营养血管的入口处。

锁骨是由非常致密的骨小梁构成的。在横断面上，锁骨外侧处的截面是扁平的，中部的截面是管状的，内侧截面是呈扩张的棱柱状的。

锁骨与躯干间的连接是由坚强的肋锁韧带和胸锁韧带来稳定的。锁骨下肌也可对锁骨提供部分的稳定。肩胛骨附近的锁骨外侧端的稳定性由喙锁韧带和肩锁韧带承担。斜方肌止点的上部和三角肌起点的前部分别通过与锁骨后方和前方的连接进一步稳定锁骨外侧端。只要在创伤性损伤中上述的韧带和肌肉关系不被破坏，在这些部位的锁骨骨折还是倾向于相对稳定的。

在骨折移位和骨折不愈合的患者中，最常见的畸形包括肩胛带短缩，肩下垂，肩内收和肩内旋。造成畸形的作用力包括通过喙锁韧带作用于锁骨远端骨折块的肩关节自身的重力和附着在锁骨上的肌肉和韧带的作用力。胸锁乳突肌锁骨头止于锁骨内侧部的后方，内侧骨折块由于胸锁乳突肌锁骨头的作用下被抬高，胸大肌可产生肩关节的内收活动和内旋活动（图 3-1）。

锁骨畸形的弧度是向上的。置于锁骨上方的钢板可以作为张力带，因此，它既可使结构稳定，又可抵抗作用于锁骨的力，有利于锁骨骨折的愈合。

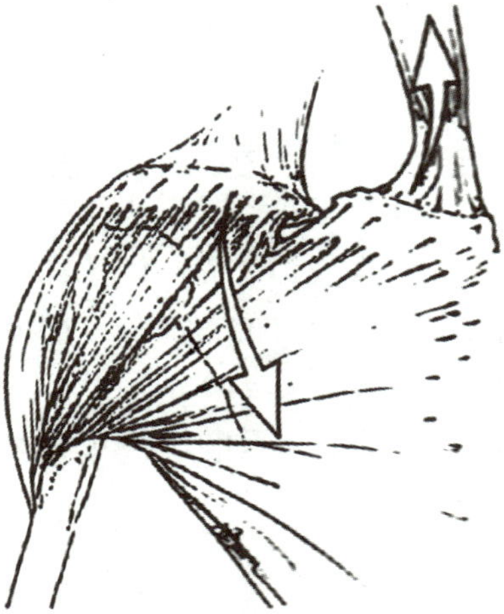

图 3-1　锁骨骨折移位机制

二、功能

锁骨有助于增强上肢过头顶的活动，尤其是需要力量和稳定性的动作。锁骨同时是许多肌肉附着的骨架，保护其下走行的神经血管结构，并传导辅助呼吸肌的作用力（如胸锁乳突肌）到胸廓上部。锁骨还使颈部基底部显得美观漂亮。

先天性锁骨缺如的儿童患者有显著的功能缺陷，有些研究已经提示：单独的畸形愈合（特别是短缩）能导致疼痛和功能受限。

三、发病机制

在青春期和成人患者中，锁骨骨折几乎都是中能量损伤或高能量损伤造成的，例如高处重物坠落，机动车事故，运动损伤，对肩关节重击损伤。在儿童和老年患者中，锁骨骨折常常是由低能量创伤造成的。

四、流行病学

1987 年，Malmo 报道在所有骨折中锁骨骨折占 4%，而在所有肩部骨折中占 35%。发生在锁骨中 1/3 部位的骨折占 76%，这个数字与以前的研究报道相似。锁骨内侧端骨折只占锁骨骨折的 3%。虽然许多已发表的研究报道说发生率在 1%~6%，这些骨折的大部分发生在青春期和年轻成年男性患者和老年患者中。在 75 岁后，锁骨外侧端骨折和锁骨内侧端骨折的发生率陡然增加，这些数据提示当出现骨质疏松时，这些部位更易发生骨折。

五、治疗

1. 锁骨中段骨折

（1）非手术治疗。为了达到闭合复位，在大多数病例中，当锁骨内侧骨折块向下压时，锁骨远端骨折块必须向上、向外和向后复位。血肿内阻滞（往骨折断端注射 10mL 1%的利多卡因）就能提供足够的麻醉，但在一些患者中，需进行清醒时镇静或全身麻醉。Edwin Smith Papyrus 所描述的复位技术，一直沿用到现在，并指出当双肩向外和向上伸展时，在仰卧位患者的肩胛骨之间放置一只枕头。另一种骨折复位的方法是在患者取坐位时，医师在患者肩胛骨之间用膝盖或用握紧的拳头压住躯干并控制方向，将双肩向后和向上牵引。

为了维持锁骨骨折的复位和对患者进行制动，通常采用横“8”字绷带固定，伴或不伴有患肢悬吊；一些同意 Dupuytren 和 Malgaigne 观点的人，同 Mullick 一样认为使锁骨骨折达到准确复位和制动是“既不必须也不可能的”，所以，他们提倡为了舒适，可使用简单的上臂悬吊，并放弃复位的任何尝试。

横“8”字绷带的优点在于上臂可以在限制的范围内做自由活动。缺点包括增加了不舒适感，需要经常不断地调节绷带位置和反复地对患者进行随访，它也有潜在的并发症，包括腋窝处的压疮和其他一些皮肤问题，上肢水肿和静脉充血，臂丛神经瘫痪，畸形加重和可能增加骨折不愈合的风险。

（2）手术治疗。锁骨骨折传统上是不鼓励的。根据 Neer 的报道，2 235 例锁骨中段骨折并采用保守方法治疗的患者中只有 3 例（0.1%）出现骨折不愈合；然而，45 例锁骨骨折并立即采用切开复位内固定治疗的患者有 2 例（4.6%）发生骨折不愈合。Rowe 发现在闭合保守治疗中有 0.8%的患者出现骨折不愈合，相比之下，手术治疗有 3.7%的患者出现骨折不愈合。建议只有当锁骨骨折发生明显移位时切开复位内固定术才是必要的，这种情况在高能量损伤中较为典型。对较严重的锁骨骨折治疗的选择足以解释手术和非手术治疗骨折愈合率是不同的。

随着内固定的发展，人们开始有兴趣在初次治疗时就采用手术治疗的方法。近期有报道称锁骨骨折不愈合采用切开复位内固定和骨移植治疗可取得良好效果，并指出如果操作得当，内固定治疗锁骨骨折应该不会妨碍骨折愈合。

许多学者报道了下列患者在采用钢板固定后已取得良好的治疗效果：开放性锁骨骨折；锁骨骨折严重成角畸形妨碍闭合复位；锁骨骨折患者合并多发性损伤。尤其是同侧上肢创伤或双侧锁骨骨折的患者。特别是肩胛胸廓分离和所谓的“浮肩损伤”，表现为合并有移位的锁骨骨折和肩胛颈骨折，它们被公认为是锁骨骨折切开复位和钢板螺钉内固定的重要指征。

在出现神经血管问题时，行切开复位内固定术的优点尚不清楚。当然，如果血管修补需行切开暴露时，应进行锁骨的内固定治疗，但急性的神经血管损伤合并锁骨骨折是非常罕见的。最常见到的血管问题是上臂的静脉淤血，它并不伴有深静脉血栓形成、动脉瘤或假性动脉瘤。

在锁骨骨折后产生的臂丛神经急性损伤也是极其罕见的。臂丛瘫痪则是手术干预的适应证，它的产生和骨折后一段时间内由于骨折对线不良而产生的过多骨痂有关。在这些情况下，应考虑行切开复位再对线，切除突出的骨痂并使用骨折内固定治疗。

在行锁骨切开复位内固定治疗时，建议使用钢板和螺钉固定。虽然锁骨的髓内固定技术取得了良好的效果，但由于锁骨自身存在的弧度、骨质密度大和髓腔不明显这些特点，使这种技术变得比较困难。为了防止固定针移位引起的并发症，髓内固定装置已进行了改良；然而即使这样，尤其是当固定针发生断裂的时候，固定针还是会移位。

在锁骨的上表面，我们运用 3.5mm 的有限接触动力加压钢板。在两侧主要骨折块上至少要分别固定 3 枚螺钉。如果骨折类型允许，骨折块间的加压螺钉能大大地增强结构的稳定性。

如果对固定的安全性有信心的话，在术后的 7~10 天，用吊带固定患肩，这样可使患者感到比较舒服。允许短时间的被动肩关节钟摆样操练，可去除吊带进行操练。过头顶无阻力的肘关节屈曲度的操练常在术后 6~8 周时进行，这种运动可一直持续到骨折愈合。因此，可以允许患者进行渐进性的力量训练，也可逐步地进行过顶的全范围活动。在手术治疗 3 个月后患者可恢复正常工作和生活。

大多数患者不需要取出钢板；然而，突出的内固定可导致皮肤问题。对于那些患者，最好还是取出钢板，但至少要在损伤后 12~18 个月，并且在腋顶后突位摄片上要看到钢板下骨皮质已获得重塑。

2. 锁骨远端骨折

轻度移位或无移位的锁骨远端骨折在对症治疗的同时，用吊带悬吊固定治疗。虽然有报道说一些锁骨远端骨折的患者发生骨折不愈合，但是不愈合发生的机会是极其低的。

Neer、Ldwards 等报道了移位锁骨远端骨折的患者采用手术治疗，在术后6~10周所有患者骨折都愈合了，相关的并发症也不多。这些患者中功能障碍的时间也缩短了，在相对较短的时间内恢复到了全范围的肩关节活动度和功能。

手术内固定治疗锁骨远端骨折的其他技术还包括喙突锁骨螺钉固定和将喙突移位固定到锁骨上。AO/ASIF 协会推荐使用张力带钢丝固定，即两根克氏针钻入锁骨上表面，避免干扰肩锁关节。

使用张力带钢丝技术来治疗锁骨骨折，沿 Langer's 皮纹切开皮肤后即形成一较厚皮瓣，这样可暴露锁骨远端和肩峰。经肩峰的克氏针可临时固定复位后的骨折。两根坚强、光滑的克氏针通过肩峰的外缘倾斜后穿过肩锁关节和骨折处到达锁骨中部坚实的锁骨背侧骨皮质。用 18 号钢丝穿过骨折内侧锁骨上的钻孔，环形绕过克氏针的针尾后打结，针尾需弯曲 180°并转向下方后埋入肩峰。如果发现斜方韧带和锥形韧带都破裂了，那么就要努力缝合修补断裂的韧带。放置引流后缝合伤口。术后处理和锁骨中段骨折的处理不同，术后患者需吊带持续悬吊固定至少 4~6 周。

3. 锁骨近端骨折

关于锁骨内侧段骨折非常少见，大多数医生对此经验有限。大多数学者提倡开始时用非手术保守治疗，如果症状持续存在，可考虑行锁骨内侧切除术。考虑到在这区域内植物打入和移位所带来的风险，基本上很少考虑手术治疗。

六、并发症

1. 骨折不愈合及畸形愈合

保守治疗锁骨骨折在损伤后 6 个月内的不愈合率是不同的，大多数是高能量损伤的结果。基于这些患者所表现出的骨折不愈合，人们提出的风险因素包括初始创伤的严重程度，骨折的粉碎程度和发生再次骨折。骨折块的移位程度是骨折不愈合最重要的风险因素。锁骨中段骨折不愈合比锁骨远端骨折不愈合要常见得多，这一事实可能归因于锁骨中段骨折总体上来说更常见的缘故。

锁骨骨折的一期手术治疗会伴有骨折不愈合的风险。虽然当代的一系列报道说新鲜锁骨骨折在内固定治疗后有很高的愈合率，但他们认为手术失败的原因是不正确的技术操作造成的，包括所使用的钢板太小或太短和过多的软组织剥离。

锁骨骨折不愈合可能伴有神经血管问题，包括胸廓出口综合征、锁骨下动静脉受压、锁骨下动静脉血栓形成和臂丛神经瘫痪。锁骨骨折不愈合的患者神经血管功能不良的发生率在不同的报道中差别比较大，从较少的6%到较多的52%不等。

在锁骨骨折不愈合的治疗中，我们要区别重建手术和补救手术。前者手术是通过对锁骨对线和完整性的恢复来达到以下目的，即缓解疼痛解除神经血管受压和增强功能。后者手术的目的是通过锁骨切除、成形或避免和其他结构相撞（例如，第1肋骨切除），来达到缓解症状。虽然，已尝试用电刺激治疗锁骨骨折不愈合，但这种技术应用的适应证还是很少。锁骨骨折不愈合的典型症状是伴有肩关节畸形的功能受限和神经血管并发症，这一点并没有被电刺激治疗所提及。

随着内固定技术的不断发展和改进，重建手术的效果也得到了改善，以至于补救手术现在很大程度上已成为历史。只有在以下情况下我们才考虑做锁骨部分切除，即患者有锁骨的慢性感染，或非常远端的锁骨骨折不愈合。小的锁骨远端骨折块可以被切除，并且喙锁韧带必须附着于近侧骨折块的外侧端且保持完好。

锁骨骨折不愈合的治疗包括用螺钉固定胫骨或髂嵴的植骨块，和用髓内固定法，这种方法仍有一些提倡者，目前所用的方法是采用坚强钢板和螺钉固定。有作者建议使用钢板固定，手术技术和康复方案也已在前文描述过。关于锁骨中段骨折不愈合治疗的几点意见值得大家进一步探讨。

在增生肥大型骨折不愈合中，丰富的骨痂可以在切除后留作植骨之用，在一些病例中，如果量够的话，就不需要髂骨移植。骨折不愈合的部位并不需要清创，因为在稳定的内固定后纤维软骨会进行愈合。如果骨折线是斜形的话，有时在上部放置钢板外还可以在骨折块间用拉力螺钉固定骨折。

萎缩型骨折不愈合表现为硬化的骨折断端，之间嵌有纤维组织，而假关节形成假的滑膜关节。在这时需要切除骨折块的两个断端和嵌入的组织。在这种情况下，小的分离常常不能帮助控制骨折块和维持所需的长度的对线。一块雕塑成形的三面皮质髂骨块需被植入分离处，以确保长度和对线的恢复并促进骨折愈合。

在传统上讲愈合不良主要被认为是影响到局部的美观。一些报道认为伴有锁骨骨折块骑跨的患者在肩关节功能方面存在着不小的困难。此外，对压迫臂丛神经或锁骨下动、静脉也有报道，原因是锁骨骨折对线不良造成肋锁间隙狭窄。在受伤后数周或数月内因为增生的骨痂使得愈合不良的骨折造成神经肌肉的受压症状。

2. 血管神经损伤

急性血管神经并发症是罕见的，它们通常发生在典型的肩胛胸廓分离损伤或发生在与锁骨骨折无关的损伤（如臂丛神经牵拉损伤）。神经血管功能失常是由胸廓出口处狭窄造成的，骨折对线不良时它发生在受伤后最初的 2 个月内，或由于骨折不愈合产生增生肥厚的骨痂而发生在几个月后甚至数年后。

当肋骨锁骨间隙狭窄时，真性锁骨下动脉瘤可作为狭窄后动脉瘤而发生。移位的锁骨骨折块导致的锁骨下动脉小的刺破损伤是十分罕见的。偶尔，在数月至数年后由于假性动脉瘤的压迫，它可产生臂丛神经功能失常。

在以前，由肥大型骨折不愈合造成的压迫而产生的神经血管症状被错误地认为是交感神经引起的持续疼痛（肩—手综合征）。锁骨上神经的损害会导致前胸壁疼痛。

3. 手术治疗的并发症

尽管在锁骨近端下方有重要的解剖结构，手术中的并发症还是罕见的。Eskola和同事报道了 1 例锁骨骨折不愈合的患者在接受手术治疗时发生的并发症，包括锁骨下静脉撕裂、气胸、空气栓塞和臂丛神经瘫痪。另一方面，钢丝和固定针一旦插入移位行走，它可最终在腹主动脉、主动脉升部，主动脉和心包中导致致命的心脏压塞，也可在肺动脉、纵隔、心脏、肺内被发现，甚至在椎管内被发现，造成致命后果。

第二节 肱骨干骨折

肱骨干骨折是一种常见的损伤，约占全身骨折的 1%，常由典型的直接暴力所致，也可见于旋转暴力较大的体育运动，如投掷、摔跤等。尽管大多数肱骨干骨折可以采用非手术治疗，但仍然有很多关于手术治疗适应证的报道。最终患者能否获得满意的疗效，取决于是否能在骨折类型和患者的要求之间选择一个合适的治疗方案。

一、解剖

肱骨干近端呈圆柱形，起于胸大肌止点的上缘，远端至肱骨髁上，近似于三棱柱形。3 条边缘将肱骨干分成三个面：前缘，从肱骨大结节嵴到冠突窝；内侧缘，从小结节嵴到内上髁嵴；外侧缘，从大结节后部到外上髁嵴。前外侧面有三角肌粗隆和桡神经沟，桡神经和肱深动脉从此沟经过。前内侧面形成平坦的结节间沟。前外侧面和前内侧面远端相邻的部位为肱肌的附着点，后面形成一个螺旋形桡神经沟，其上方和下方分别为肱三头肌的外侧头和内侧头。

肱骨干的血液供应来自肱动脉的分支。从肱动脉发出的一支或多支营养血管、肱深动脉或旋肱后动脉提供肱骨干远端和髓内的血液供应。鼓膜周围的血液循环也是由这些血管和许多小的肌支以及肘部动脉吻合支构成的。在手术治疗骨折的时候必须小心避免同时破坏髓内和骨膜周围的血液供应。

二、诊断

1. 病史及体格检查

首先要明确受伤机制，以便对患者病情的判断提供重要线索。对于多发伤患者，应该依据进展性创伤生命维持（ATLS）原则进行体格检查，观察患者的呼吸道是否通畅，评估呼吸、循环的复苏，控制出血，评估肢体的活动能力，在进行完这些基本的步骤之后，才可以将注意力集中于损伤的肢体上。仔细检查上臂肿胀、淤血及畸形情况。应该在不同的水平对整个肢体的神经血管功能分别进行评估。必须仔细检查桡神经、尺神经和正中神经的运动、感觉功能。

2. 影像学检查

肱骨的标准影像学检查应该包括正位像、侧位像，同时将肩、肘关节包括在内，必要时加拍斜位片。在病理性骨折中，还需要进行骨扫描、CT 和 MRI 等检查。

三、治疗

在制定治疗方案时，应当综合考虑患者的骨折类型、软组织损伤程度、相应的神经损伤、年龄和并发症等，以期取得良好的疗效，并降低并发症的风险。

1. 非手术治疗

绝大多数肱骨干骨折能采用非手术治疗。肱骨 20°的向前成角和 30°的向内成角畸形可由正常的肩、肘关节活动度代偿，肱骨也可以接受 15°的旋转对位不良和 3cm 以内的短缩畸形而几乎不影响功能。

非手术治疗措施主要包括：悬垂石膏、接骨夹板、Velpeau 吊带、外展架、U 形石膏骨牵引以及功能性支具。表 3-1 列出了各种治疗措施的优缺点。目前，功能性支具已经基本上取代了其他的治疗措施，最常见的治疗是在骨折后的 3~7 天应用悬垂石膏或夹板，至疼痛减轻后换成功能性支具。

表 3-1 肱骨干骨折的非手术治疗

治疗方法	优点	缺点	适应证
悬垂石膏	可以复位	不适用于横形骨折	多用于短缩骨折早期治疗
接骨夹板	操作简便、允许腕手活动	无法限制骨折短缩	无移位或轻微移位骨折的早期治疗
Velpeau 吊带	在无法合作的儿童和老年患者中非常有用	限制了所有关节的活动	用于无法耐受其他治疗方式的儿童和老年人
外展架	无明显优点	很难耐受	极少应用
骨牵引	可以用于卧床患者；可以用于大面积软组织缺损	感染风险；需要严密观察；有尺神经操作可能	很少应用
功能性支具	允许各个关节活动；轻便，耐受性好；降低骨不连发生率	不适用于骨折早期复位或恢复长度	在早期使用悬垂石膏或接骨夹板后，功能性支具是大多数肱骨干骨折治疗的金标准

（1）悬垂石膏：应用悬垂石膏的指征包括短缩移位，特别是斜形或者螺旋形的肱骨中段骨折，目前多用于早期治疗以获得复位。横形骨折由于存在骨折端分离和不愈合的风险，因此不宜使用悬垂石膏。

应用悬垂石膏应当遵循以下几个原则：应使用轻质的石膏；石膏的近端应该超过骨折断端 2cm，远端必须跨越肘关节和腕关节，屈肘 90°，前臂旋转中立位；尽量保持手臂处于下垂状态。

（2）功能性支具：功能性支具是一种通过软组织的挤压达到骨折复位的矫形器具，通过前后两个夹板，分别和肱二头肌、肱三头肌相贴附，对骨折产生足够的压力和支撑，然后用有弹性的绷带将支具固定在合适的位置，支具套袖的远端应该露出肱骨内外髁。

应用悬垂石膏固定骨折的患者应该在 3~7 天，也就是急性疼痛和肿胀消失后换用功能性支具，在患者能够耐受的前提下，鼓励活动和使用伤肢。支具通常要使用 8 周以上，在骨折初步愈合之前，外展活动不应超过 60°~70°。

功能性支具的缺点在于仍有可能发生成角畸形，特别是乳房下垂、肥胖的女性，容易出现内翻成角。其禁忌证包括：软组织损伤严重或有骨缺损；无法获得或维持良好对线的骨折以及遵从性较差的患者。

2. 手术治疗

尽管非手术治疗在大多数肱骨干骨折的患者中可以取得很好的效果，但在某些情况下，仍然需要手术治疗。手术固定有绝对和相对的手术指征（表 3-2）。必须充分考虑患者的年龄、骨折类型、伴随损伤和疾病以及患者对手术的耐受程度。对于活动较多的患者，如果发生横形或短斜形骨折，非手术治疗又具有相对愈合延迟的倾向，也可以考虑手术治疗。

表 3-2 肱骨干骨折的手术指征

相对指征	绝对指征
多发创伤	长螺旋骨折
开放性骨折	横形骨折
双侧肱骨干骨折、多段端骨折	臂丛神经损伤
病理性骨折	主要神经麻痹
漂浮肘	闭合复位不满意
合并血管损伤	神经缺损
闭合复位后桡神经麻痹	合并帕金森病
骨不连、畸形愈合	患者无法耐受非手术治疗或依从性不好
合并关节内骨折	肥胖、巨乳症

手术治疗的方式包括接骨钢板、髓内钉以及外固定支架。其中，钢板几乎可以应用于所有的肱骨骨折，特别是骨干的近、远端骨折以及累及关节的粉碎性骨折，通常可以取得良好的疗效，而且术后很少残留肩肘关节的僵硬，对于肱骨干畸形愈合或不愈合，钢板固定也是一个标准的治疗方法。

（1）接骨钢板。

A. 手术入路：肱骨干骨折钢板内固定有几个手术入路可以使用，包括前外侧入路、外侧入路、后侧入路和前内侧入路。

前外侧入路通常用于肱骨干近、中 1/3 的骨折。切口从喙突远端 5cm 开始，沿胸肌三角肌间沟走行，沿肱二头肌外侧向远端延伸至肘关节上方 7.5cm，将肱二头肌向内侧牵开，于中轴线偏外侧将肱肌纵行劈开显露肱骨干。由于肱肌的外侧部分受桡神经支配，内侧由肌皮神经支配，因此应用此入路时要保护好支配肱肌的神经。如果将该入路用于远端 1/3 的骨折，必须小心避免在远端将桡神经压在钢板下。

后侧入路通过劈开肱三头肌显露从鹰嘴窝到中上 1/3 的肱骨。该入路特别适用于肱骨干远端 1/3 骨折，同时也适用于需要对桡神经进行探查和修复的患者。该入路缺点在于桡神经和肱深动脉跨越切口和钢板，因此存在损伤的风险。

可延伸的外侧入路于肱三头肌和上臂屈肌群之间的肌肉平面显露远端 2/3 的肱骨。该入路的优点在于不仅可以显露肘关节，还可以根据手术需要进一步向近端或前外侧延长。

前内侧入路通过内侧肌间隔暴露肱骨干的前内侧面，术中需从三头肌内游离尺神经并牵向内侧。该入路有损伤正中神经和肱动脉的风险，在骨折的内固定中很少使用这种切口，但在治疗伴有神经血管损伤的骨折时非常有用。

B. 手术方法：术前应仔细分析骨折的特点及手术部位的软组织条件，并根据骨折部位采用相应的手术入路。通常肱骨干近端 2/3 的骨折采用前外侧入路。远端 1/3 的骨折建议采用后侧入路，并将钢板放在肱骨的后侧，因为肱骨后面比较平坦，而且钢板可以向远端放置而不影响肘关节功能。

通常选用宽 4.5mm 系列 DCP，对于肱骨比较狭窄的患者也可用窄 4.5mm 系列 DCP。肱骨干远端移行部位的骨折固定比较困难，可以通过使用两块 3.5mm 动力加压钢板获得有效的固定，其中，采用LC-DCP 对骨皮质血液循环破坏小，更有利于新生骨的形成。对横形骨折，断端之间的加压主要依靠动力加压钢板，如果是斜形或螺旋形骨折，应尽可能可在骨折端使用拉力螺钉，并用钢板加以保护。对于粉碎严重的骨折，应采用间接复位技术和桥接接骨板技术，并使用锁定钢板。在所有肱骨干骨折的内固定手术中，骨折远近两端都必须至少要有 6 层皮质，最好是 8 层皮质被穿透固定，以获得足够的稳定性。需要特别注意的是，在放置钢板之前应确认没有将桡神经压在钢板远端下。

术后第 1 周，如果内固定可靠稳定，患者就可以开始肩关节和肘关节的功能锻炼，在患者能够耐受的前提下，逐渐增加活动量。4～6 周通常禁止负重锻炼。

（2）髓内钉：在肱骨干多段骨折、骨质疏松性骨折以及病理性骨折的治疗中，髓内钉更为合适。与钢板相比，髓内钉由于更接近肱骨干的中轴，因此比钢板承受更小的折弯应力，也大大减小了在钢板和螺钉上常见的应力遮挡。肱骨髓内钉可以分为膨胀钉（内稳定方式，例如 Seidel 钉和 Truflex 钉）和交锁钉（如 Russell-Taylor 钉）。当合并神经损伤、开放性骨折、伴有骨缺损或萎缩性骨不连时，如果选择该技术，应该进行切开复位置入髓内钉。

髓内钉可采用顺行入路或逆行入路。在肱骨干远端骨折中，和顺行髓内钉相比，逆行髓内钉可以显著增加早期的稳定性，提供更好的抗折弯性能和抗旋转强度。肱骨干近端骨折恰好相反，顺行髓内钉有更好的生物力学特性。

顺行入路用于治疗肱骨干中段和近端 1/3 骨折。近端呈弧形的髓内钉从大结节插入，要求骨折线距大结节至少 5～6cm。直的髓内钉顺着髓腔插入，可用于治疗更偏近端的骨折，但这种髓内钉会影响到肩袖和肩关节外侧关节软骨。入钉点在肩关节伸 30°时于肩峰前方平行于肱骨干做纵形切口，切开喙肩韧带即可达肱骨髓腔，选取该入钉点可以避免损伤肩袖。远端锁钉可以从后向前（对与周围神经来说是最安全）、从前向后或者从外向内置入，但对于多发伤患者，从后向前置入锁钉会有一定困难。当使用外侧入路置入锁钉时，必须小心使用钝性分离到达骨面，确保桡神经不会受到损伤。

肱骨逆行髓内钉适用于累及中段和远端 1/3 的肱骨干骨折。进钉点位于距鹰嘴窝上方 1.5～2cm 的后侧皮质，并将髓内钉顺肱骨干插到距离肱骨头 1～1.5cm 的地方。

使用肱骨髓内钉有损伤神经血管的可能，主要包括三部分：在开髓和插入髓内钉时可能损伤桡神经；近端锁定时损伤腋神经；远端锁定时损伤桡神经、肌皮神经、正中神经和肱动脉。此外，使用顺行髓内钉常会在进钉点引起一些症状，如肩关节疼痛和僵硬，而逆行髓内钉则有发生肘关节功能受限以及肱骨远端部位医源性骨折的风险。

（3）外固定架：外固定架很少使用，通常应用在其他现有治疗方法禁忌使用的时候，主要为严重的开放性骨折伴有大面积软组织和损伤骨缺损。外固定架采用单侧、半钉结构即可稳定骨折端，在骨折上下方各置入 2 枚螺钉，螺钉应该穿透两层皮质并在同一平面，并在直视下置入以防止神经血管损伤。其常见的并发症为钉道感染，部分患者会出现骨不连。

第三节　桡骨头骨折

桡骨头骨折占全身骨折的 1.7%～5.4%，占肘部骨折的约 33%，其中 1/3 合并其他损伤。

一、发病机制

常见于手掌向下，前臂伸展、旋前撑地，力量由掌心传递至肱桡关节，多引起桡骨头前外侧部分骨折。骨折的严重程度取决于肱桡关节承受的应力，最大可达身体重量的 90%。内侧副韧带可因受到强大的外翻应力而撕裂，造成更严重的外翻不稳；或因上臂的内旋，外侧副韧带、关节囊相继撕裂，肱骨滑车撞击尺骨冠状突造成尺骨冠状突骨折，造成肘关节骨折脱位，即所谓“恐怖三联症”；当受到以纵向应力为主的外力时，下尺桡关节的韧带、骨间韧带相继断裂，形成典型的桡骨轴向不稳定（Essex-Lopresti 损伤）。

二、临床表现和诊断

患者往往有明确的撑地外伤史，肘关节外侧肿胀、压痛明显。前臂旋转和屈伸受限，如果合并肘关节脱位或侧副韧带损伤，肘关节可明显畸形。对桡骨头骨折的患者还要重点检查前臂和腕关节，在Essex-Lopresti 损伤的病例中，患者的远端尺桡关节有压痛，旋转时疼痛加重，前臂有胀痛感，此时需对比拍摄双侧的腕关节中立位正位片，以判断有无桡骨的上移。MRI 可有助于判断骨间膜的撕裂。X 线片包括常规的肘关节前后位和侧位片，如果患者桡骨头处压痛明显而 X 线平片无法看到明确的骨折线，可以加拍肘关节的外斜 45°位片。另外，拍摄前后位时球管投照方向略向近端倾斜，投射中心仍位于肘关节处（肘关节斜正位片），可以清楚地看到桡骨头的关节面以及在关节面上的骨折线情况。标准侧位片上的脂肪垫阴影，特别是在桡骨头前方和肱骨髁后方的阴影表明有关节腔内血肿存在，是桡骨头隐匿性骨折的一个线索，是加拍桡骨头特殊位 X 线片的指征，必要时也可以拍摄 CT 以明确诊断。

三、治疗

1. 功能治疗

对Ⅰ型骨折采用短暂固定后早期进行屈伸和旋转功能操练（功能治疗）可以获得更好的肘关节功能，操练以主动活动为主，辅以适当的被动活动。操练方法：以屈肘为例，患肘达到屈曲极限时在健肢或理疗师帮助下维持 5 秒左右为一组，重复 5 组，每天 3 次。如患肢出现明显肿胀、发热等现象，则需减少运动量并适当辅以局部冷敷。治疗过程中可每周随访 X 线表现，防止操练中出现骨折移位。

2. 内固定治疗

（1）内固定治疗的指征：关节面塌陷或分离超过 2mm、骨折类型不太复杂的 MasonⅡ型骨折是切开复位内固定的最佳适应证。对于大部分 MasonⅣ型骨折，固定桡骨头更可以改善肘关节的稳定性并允许肘关节早期操练。但是采取内固定治疗方法的前提是手术能够提供足够强度的固定，允许早期活动而不用担心骨折移位或坏死。这取决于骨折粉碎的情况以及手术医生的手术能力，也取决于采用的内固定方式。

（2）手术入路：最常用的是 Kocher 入路，由肘肌和尺侧腕伸肌之间进入，在关节囊的浅面锐性分离尺侧腕伸肌和指总伸肌、桡侧腕伸肌。由于神经界面位于肘肌（桡神经）与尺侧腕伸肌（骨间后神经）之间，不会干扰相关肌肉的神经支配，分离软组织时注意保持前臂旋前以使骨间背侧神经向前方移位，防止神经损伤。关节囊切口应位于外侧副韧带尺骨束（LUCL）的前方，这样可以防止切断 LUCL 造成肘关节不稳，并能在术后缝合环状韧带后保证外侧副韧带复合体的完整性。骨折通常位于桡骨头的前外侧，这通常就是所谓的桡骨头固定的安全区（非关节面区），手术中一个简易的判断方法是找到桡骨茎突和 Lister 结节组成的 90°区域，在桡骨头平面与之相对应的 90°范围即是桡骨头骨折内固定的安全区。在安全区内放置钢板不会引起术后撞击和前臂旋转受限。螺钉即使在安全区内置入时也应做埋头处理，以防前臂旋转时刺激环状韧带。

（3）内固定选择：克氏针没有螺纹，固定不牢有滑出的风险，如果尾部留得过长会因刺激软组织而难以保证术后早期活动。因此，如果有条件，应尽可能选择有螺纹的内固定材料。空心螺钉、Herbert钉、骨片钉、微型钢板等都是不错的选择。现在已经有专为桡骨头骨折设计的钢板，这是一种2.0mm的π型锁定钢板，其生物力学强度要大于普通的2.4mm系统的T型钢板和2.0mm的T型LCP钢板，能对完全移位的桡骨颈骨折提供较高强度的固定，相信随着这种钢板的普及，更多的桡骨头骨折可以通过内固定治疗而非切除或假体置换。

3. 桡骨头切除和桡骨头假体置换

对于无法进行内固定重建的桡骨头骨折，或者无法可靠固定的骨折，切除桡骨头是明智的决定。对单纯的桡骨头骨折进行桡骨头切除，远期效果的优良率为78%~95%。不过，MasonⅡ型和Ⅲ型骨折合并内侧副韧带损伤的比例可能高达50%，如果在内侧副韧带断裂的情况下切除桡骨头会造成肘关节的严重外翻，继而带来肘关节的无力和疼痛。Essex-Lopresti损伤对整个前臂稳定性的危害极大，尤其是腕关节的活动和力量都会受到严重影响。桡骨头切除后桡骨向近端移位的发生率高达20%~90%说明这种损伤的漏诊率极高，假体置换可以防止这些并发症的发生。不过，是否假体置换还取决于患者的年龄、经济条件、对肘部及腕关节力量的要求等因素，对于MasonⅢ型骨折，如果并存有内侧副韧带损伤或骨间膜损伤，且患者年龄较轻，患肢是优势肘，应该考虑假体置换。

MasonⅣ型骨折的治疗原则是尽可能地复位固定桡骨头以恢复肘关节的稳定。因为即使是现有的金属假体，仍不能完全模拟自然桡骨头的形态，生物力学实验证实自体桡骨头能够提供更有效的稳定作用。桡骨头假体安放不当会造成肱骨小头前方关节面磨损并限制屈曲活动。当然，如果内固定不足以允许肘关节早期活动，肘关节的功能不佳。此时应切除桡骨头，并可通过以下两种选择获得肘关节的即刻稳定性。

（1）使用带轴的外固定支架。使内、外侧副韧带在支架的保护下获得愈合，但这种方法不能确保不出现晚期的肘关节的外翻、不稳定以及桡骨上移、腕部尺侧嵌入综合征等的发生。外固定支架的螺钉有损伤桡神经的风险，另外，如果支架的旋转中心不能正确地对准肘关节的旋转中心，肘关节的活动会受到影响。

（2）桡骨头假体置换。置入金属假体可以提供肘关节较好的外侧柱稳定性，目前为止，采用金属假体置换治疗复杂桡骨头骨折已经在临床上取得了较好的中短期疗效。

第四节 肩胛骨骨折

肩胛骨为一扁宽型不规则骨，位于胸廓上方两侧偏后（图 3-2）。肩胛骨平面与胸廓冠状面成30°～40°角。肩胛骨骨折较为少见，文献报道仅为 0.4%～1%。肩胛骨骨折按解剖分类可分为肩胛骨体部骨折、肩胛颈部骨折、肩胛冈骨折、肩胛盂骨折、喙突骨折和肩峰骨折。肩胛骨体部骨折是肩胛骨骨折的常见类型，多为粉碎性骨折，肩胛骨体部骨折线可为斜行、纵行或星形，亦可贯通至肩胛冈。由于肩胛骨被肌肉、筋膜紧紧包裹，骨折移位多不明显。

（1）稳定的关节外骨折，包括肩胛体骨折和肩胛骨骨突部位骨折，肩胛颈骨折，即使有一定的移位，也属关节外稳定骨折。

（2）不稳定的关节外骨折，肩胛颈骨折合并喙突肩峰或合并锁骨骨折。

（3）关节内骨折，为肩盂的横行骨折或大块的盂缘骨折，常合并肱骨头脱位或半脱位。

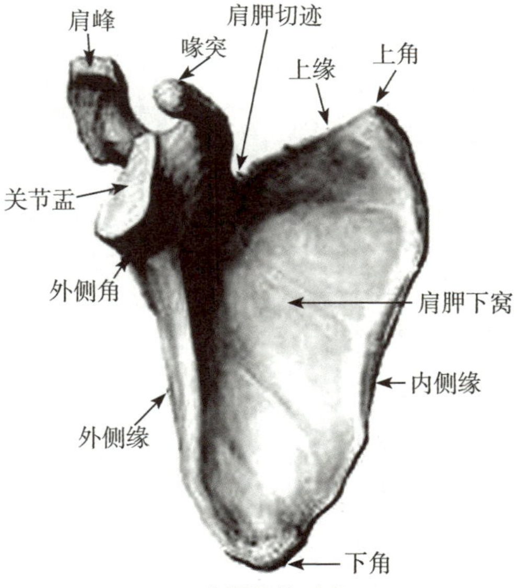

图 3-2 肩胛骨的解剖标志

一、临床表现

肩胛骨骨折后由于疼痛、上臂处内收位，肩关节活动时疼痛加重。体部骨折时，由于血肿的刺激可引起肩袖肌肉的痉挛，使肩关节主动外展活动明显受限，临床上表现为假性肩袖损伤的体征。喙突骨折或肩胛体部骨折时，当深吸气时，由于胸小肌和前锯肌带动骨折部位活动可使疼痛加剧。移位的肩胛颈或肩峰骨折时，肩外形变扁。骨折严重时，可见肩部软组织肿胀，皮下瘀血斑，并有触压痛。诊断骨折时，特别注意检查肋骨、脊柱以及胸部脏器的损伤。

二、治疗

肩胛骨骨折中绝大多数病例采用非手术方法治疗，由于血循环丰富，骨折愈合快，只有少数病例需行手术治疗。对于肩胛骨体部及肩胛冈骨折及肩峰骨折一般可采用非手术治疗，伤后两天内，局部采用冷敷、制动，以减轻局部出血及肿胀的程度，可减轻疼痛症状。也可用三角巾或吊带保护患肢，伤后 1 周内，争取早日开始肩关节钟摆样功能锻炼，以防肩关节粘连。对于涉及肩盂且累及关节面的，保守治疗可能导致肩关节创伤性关节炎，可采取切开复位内固定的方法。

第四章

骨盆损伤

第一节　骨盆骨折

一、应用解剖

（一）骨盆的骨结构

骨盆是由骶、尾骨和两侧髋骨（髂骨、耻骨和坐骨）连接而成的坚强骨环，是躯干与下肢之间的骨性成分，起着重量传导以及支持、保护盆内脏器的作用。两侧髋骨与骶骨构成骶髂关节，髋臼与股骨构成髋关节，两侧耻骨借纤维软骨构成耻骨联合。从青春期开始，骨盆就逐渐出现明显的性别差异。女性骨盆的特点主要与其妊娠和分娩功能有关。

（二）骨盆的力传导

骨盆是脊柱与下肢间的桥梁，躯干的重力通过骨盆传达到下肢，下肢的震荡也通过骨盆上达脊柱。人直立时，体重从腰椎经骶骨，两侧的骶髂关节及髋骨，尤其是髋臼传至股骨头，也称为股骶弓。坐位时，体重从髋臼的上方及坐骨体传至坐骨结节，也称为坐骶弓。上述重量传导经过髋骨最厚和最坚固的骨质部分。两侧耻骨上支在耻骨联合处的连结，可使股骶弓得到稳定。耻骨弓则起约束坐骶弓不易分开的作用。

骨盆对盆腔内的脏器，如生殖、泌尿器官、神经及血管有保护作用。

（三）盆腔内容

盆腔内容可分为 3 层。

（1）盆腹膜腔。是腹膜腔的延续部，无固定界限。男性盆腹膜腔内有腹膜内直肠部，盆腔内的小肠和结肠等。腹前壁与膀胱间的腹膜形成膀胱前皱襞，膀胱与直肠间的腹膜形成膀胱直肠皱襞，也称后皱襞。这两个皱襞的位置随膀胱的充盈程度而升降。在膀胱充盈时，前皱襞高于耻骨联合 4～6cm，后皱襞距肛门约 9cm；膀胱空虚时，前皱襞恰在耻骨联合上缘，后皱襞距肛门 4～5cm。这种变化与负伤时的损伤范围和性质有密切关系。

女性盆腔还有子宫及其附件和阴道最上部。子宫介于膀胱和直肠之间，将膀胱直肠凹分为两部，前部为膀胱子宫凹，后部为直肠子宫凹。

（2）盆腹膜下腔。上面为腹膜，下面为盆筋膜。男性盆腹膜下腔有膀胱与直肠的腹膜外部分，以及前列腺、精囊、壶腹、输精管和输尿管的盆部。女性还有子宫颈和阴道的开始部。此外，还有血管、神经、淋巴管和淋巴结等。盆内大血管主要有髂内动、静脉，行走于腰大肌的内侧，向下、外及向后下行走并分为壁支与腹支。壁支供应盆壁和外生殖器，腹支供应盆腔内脏器。

神经来源于腰$_4$～腰$_5$ 和骶$_1$～骶$_3$ 骶神经前支的骶神经丛。臀上神经经梨状肌上孔穿出，臀下神经、股后侧皮神经和坐骨神经都经梨状肌下孔穿出，走向臀部。

（3）盆皮下腔。在盆筋膜下面和皮肤之间，相当于会阴部。前为尿生殖器官，后为直肠末端。

二、损伤机制

骨盆骨折多由直接暴力所造成，间接暴力原因所致占少数。骨盆左右侧面或前后面被驰行车辆撞击，倒塌重物挤压及高处坠落伤等是常见原因，在地震灾害中的发生率可占10%～22%。

（一）直接暴力

1. 内旋暴力

重物直接砸击，如房屋倒塌时，骨盆侧方受重物直接砸击，暴力挤压骨盆两侧，多发生骨盆前部耻骨支或耻骨联合处骨折。如暴力强大，可引起骶髂关节移位，骨盆向对侧内旋、扭转移位。

2. 前后侧外旋暴力

暴力作用于骨盆前后侧，如患者跌倒俯卧或仰卧倒地，车轮碾过骨盆一侧时，前后侧挤压或撞击暴力可导致骨盆前、后部同时骨折，常有耻骨部和髋骨部联合骨折。也可能包括耻骨联合分离、骶髂关节脱位等。骨盆向同侧扭转，外旋移位。

3. 一侧骨盆纵向暴力

纵向剪式暴力作用于一侧骨盆，多见于交通事故，受伤一侧前后部骨折因同时受腹肌牵拉作用，常发生耻骨联合分离合并骶骨翼骨折，一侧耻骨上、下支骨折合并同侧骶髂关节脱位等。受伤侧骨盆向上移位。

4. 骶尾部暴力

暴力作用于骶尾部，如后仰或坐位摔倒，可致骶骨横断骨折合并尾骨脱位、尾骨骨折或脱位等，骨折远端向前移位。

（二）间接暴力

常由损伤时肌肉猛烈收缩引起撕脱骨折，多发生在髂前上棘、髂前下棘及坐骨结节。

三、类型

根据骨折部位和产生后果的不同，骨盆骨折可分为 3 种类型。

1. Ⅰ型

盆弓完整的骨折。

（1）髂骨翼骨折。

（2）一支耻骨骨折。

（3）髂前上、下棘和坐骨结节撕脱骨折或骨骺分离。

（4）骶骨横断骨折。

（5）尾骨骨折脱位。

2. Ⅱ型

一处盆弓断裂的骨折。

（1）一侧耻骨上、下支骨折。

（2）耻骨联合分离。

（3）一侧骶髂关节脱位，或一侧骶髂关节附近的髂骨骨折。

3. Ⅲ型

两处以上盆弓骨折。

（1）一侧耻骨上、下支骨折合并同侧骶髂关节脱位或髂骨骨折。

（2）耻骨联合分离合并一侧骶髂关节脱位或髂骨骨折。

（3）两侧耻骨上、下支骨折。

（4）耻骨联合分离合并一侧耻骨上、下支骨折。

（5）耻骨联合分离合并一侧骶髂关节脱位。

（6）耻骨联合分离合并一侧髂骨翼骨折。

（7）髂骨骨折合并同侧耻骨上下支骨折。

（8）一侧耻骨上下支骨折合并骶髂关节脱位。

（9）骨盆环多处骨折。

四、临床表现

（一）稳定性骨折

为较低能量致伤，由于外力较轻，无合并盆腔内重要脏器损伤的并发症，全身情况趋平稳，骨折局部可有受伤痕斑。耻骨支骨折疼痛肿胀在腹股沟部及会阴部，可伴内收肌疼痛；骶骨横断骨折、髂骨翼骨折为局部肿痛；撕脱性骨折除局部疼痛常较剧烈外，有明显髋关节屈伸牵拉痛。

（二）不稳定性骨折

由于骨盆失去稳定性，除疼痛及局部肿胀外，伴有明显功能障碍，常有不能坐起、翻身困难。耻骨联合分离，可触到耻骨联合处的间隙加大及压痛；在骶髂关节及其邻近的纵形骨折，多伴有前环损伤，骨盆失去稳定，症状较严重，疼痛及活动受限明显；后环损伤侧的下肢症状较明显。在分离型损伤中，由于髂骨翼呈外翻状，使髋臼处于外旋位，患侧下肢常呈外旋畸形。

五、诊断

（一）外伤史

应了解受伤时间、方式及受伤原因，伤后处理经过，输液情况，大小便情况等。女性应询问月经史，是否妊娠等。

（二）临床表现

有上述典型临床表现。

（三）体格检查

详细检查患者全身情况，明确是否存在失血性休克、盆腔内脏器损伤，是否合并颅脑、胸腹脏器损伤。其他一些检查，例如“4”字试验、扭转骨盆、骨盆分离试验（在急性严重骨盆骨折患者不便应用）。

（四）压缩型或分离型骨折的鉴别

1. 脐棘距

由脐至髂前上棘的距离，正常两侧相等。在压缩型骨盆后环损伤，伤侧髂骨翼内翻、内旋或向对侧扭转，其脐棘距离变短于对侧；在分离型，伤侧髂骨外翻、外旋或向同侧扭转，脐棘距离长于对侧。

2. 髂后上棘高度

患者平卧，检查者双手插入患者臀后触摸对比两侧髂后上棘的突出程度及压痛，除髂骨翼后部直线骨折对髂后上棘无影响外，在压缩型，由于髂骨内翻，伤侧髂后上棘突出且压痛；在分离型，髂骨翼外翻，伤侧髂后上棘较对侧低平，有压痛。如有明显向上移位，可感到髂后上棘位置高于对侧，一侧骨盆向上移位时，该侧下肢可出现短缩。在骶骨骨折及尾骨脱位，肛门指检可触知异常活动或骨擦音，并可根据指套有无血迹来判定直肠是否损伤。

（五）影像学检查

1. X 线检查

骨盆骨折作 X 线前后投照位，90%可获得骨折和类型的诊断。加拍摄出、入口投照位的诊断率可达 94%。X 线检查不仅可明确诊断，还能了解骨折的部位及类型，并根据骨折移位的程度，判断骨折为稳定或不稳定及可能发生的并发症。骨盆的前后移位不能从前后 X 线片上判断。因为在仰卧位时，骨盆与身体纵轴成 40°～60°角倾斜，因此骨盆的正位片对骨盆缘的显示实际上是斜位。为了多方位了解骨盆的移位情况，应拍摄骨盆入口位及出口位 X 线片。

（1）正位：正位的解剖标志有耻骨联合，耻坐骨支，髂前上、下支，髂骨嵴，骶骨棘，骶髂关节，骶前孔，骶骨胛及腰$_5$横突等，也可见显示其他骨性标志，如髂耻线、髂坐线、泪滴、髋臼顶及髋臼前后缘。耻骨联合分离＞2. 5cm，表示有骶棘韧带断裂及骨盆旋转不稳定；骶骨外侧和坐骨棘撕脱骨折，表示有旋转不稳定；腰$_5$横突骨折，则为垂直不稳定的表现。

（2）出口位：取仰卧位，X 线球管向尾侧倾斜 35°～40°角投射，能较好显示骨盆在水平面的上移及矢状面的旋转。尤其是可判断后骨盆环无移位的前骨盆环向上移位。出口位是真正的骶骨正位，骶骨孔在此位置显示为一个完整的圆形，可清楚观察到骶骨孔骨折、骶骨横形骨折、腰$_5$横突骨折及骶骨外缘撕脱骨折。

（3）入口位：取仰卧位，球管向头侧倾斜 35°～40°角投射，能较好显示骨盆的前后移位，后骨盆环移位，外侧挤压损伤造成的髂骨翼内旋，前后挤压损伤造成的髂骨翼外旋，以及髂骨压缩骨折或髂骨翼骨折。

2. CT 检查

（1）优点：能较好显示骨及软组织损伤，特别是骨盆环后部损伤及韧带结构损伤等，有助于判断骨盆旋转和前后移位、半侧骨盆移位和耻骨支骨折合并髋臼骨折。此外，对骨盆骨折内固定后，CT 能准确显示骨折复位情况、内固定物位置以及骨折愈合情况。

（2）限制：对骨盆垂直移位的诊断不及 X 线片。

3. MRI 检查

适用于骨盆骨折的并发损伤，如盆内血管损伤、脏器的破裂等。骨盆骨折急性期则少使用。

六、并发症

骨盆骨折或脱位的处理原则上应注重对相关并发症的救治。如失血性休克、尿道膀胱损伤、内脏破裂和重要血管断裂等。骨盆骨折多合并其他部位及脏器损伤，病情复杂，病死率较高。

在 19 世纪，骨盆骨折的病死率为 85%，到 20 世纪初下降至 50%，20 世纪 30 年代，约为 30%。近 20 年来，随着诊疗器械、外科技术和各种监测技术的发展，骨盆骨折的病死率下降至 5%～20%。骨盆骨折的主要危险在于其并发症，失血性休克是导致死亡的第 1 位因素，开放性骨折更会引起不可控制的大出血而致死亡，其中老年人占大多数。在骨盆盆腔内还有诸多重要脏器和神经，也可因骨盆骨折而受到不同程度损伤。

（一）出血性休克

高能量外力致伤的骨盆骨折可发生大出血，并很快出现休克，发生率可达 30%以上。出血的主要来源是海绵骨骨折、盆壁静脉丛及盆腔内中小血管损伤。

1. 出血来源

（1）骨折断端渗血：骨盆多为松质骨构成，血运丰富，骨折后断端可大量渗血，其出血量多少与骨折的严重度一致，这种出血不易止住，是发生出血性休克的一个重要出血根源。

（2）骨盆内血管出血：出血的危险性不仅仅是指大的动、静脉受损，还包括骨折表面的渗血不止及静脉丛受损，有时甚至几种出血源同时存在。

①后中环血管：包括髂腰动、静脉，骶外侧动、静脉，臀上动、静脉，主要供应骨盆后部的骨组织血运。当骨盆后段骨折如骶髂关节骨折脱位或髂骨骨折时，可损伤后中环血管。

②前中环血管：包括闭孔动、静脉，阴部内动、静脉，髂外动、静脉及其分支。当耻骨、坐骨及耻骨联合骨折分离时，可伤及前中环血管。

③两侧侧环血管：两侧侧环是髋臼部，为双侧闭孔动、静脉及其分支。髋臼部骨折可伤及此血管。

④盆腔内静脉丛出血：盆腔内有丰富的静脉丛，其面积为动脉的 10～15 倍，且静脉丛血管壁薄，弹性差，周围又多为疏松组织，缺乏压迫止血作用，当骨盆骨折时，极易伤及静脉丛，引起大出血。

（3）盆腔内脏破裂出血：盆腔内脏器如膀胱、直肠、女性的子宫和阴道被骨折端刺伤撕裂，可引起严重的出血。

（4）骨盆壁及邻近软组织撕裂出血：也是重要的出血源。

2. 诊断

（1）病史：有明确的外伤史，患者除主诉骨折部位疼痛外，还有腹部及腰部疼痛等。

（2）体征：

①一般症状：可有面色苍白、出冷汗、躁动不安、肢体发冷、口渴、脉搏快、少尿或无尿、收缩压下降及脉压减小等。

②局部体征：下腹部、腰部、会阴部及大腿中上段可见皮肤肿胀、皮下瘀斑，可触及明显的皮下血肿。

③腹膜刺激征：出现腹痛，腹胀，腹部肌紧张、腹部压痛、反跳痛及肠蠕动减弱等。注意与腹腔内脏器破裂相鉴别。

（3）X 线表现：一般可见骨盆环有 2 处以上骨折、骨盆后部骨折脱位或骨盆粉碎骨折。

（4）腹膜后血肿与腹腔内出血、脏器破裂的鉴别

①单纯腹膜后血肿引起的腹肌紧张和压痛，越近后腰部越明显，越近前腹部越轻微。且多局限于伤侧及下腹部，有时局部可稍隆起。腹肌紧张程度于深呼吸时检查常可减轻。腹腔内脏损伤则可引起全腹肌紧张和压痛，肌紧张程度较重，有时可达“板样”程度，腹部呼吸常减弱或消失。

②腹膜后血肿的叩诊浊音区，不因体位改变而移动，肝浊音区不变，听诊时肠鸣音在伤侧可减弱或消失。而腹腔脏器伤之出血，可出现移动性浊音，胃肠穿孔者并有肝浊音区消失。

③腹腔穿刺，如抽出血液或液体对诊断腹腔脏器伤很有价值，但须注意假阳性，因在巨大腹膜血肿隆起靠近前腹壁者，亦可抽出血液。

④腹膜后间隙注射 0.25%普鲁卡因，如系腹膜后血肿所引起的假性腹膜刺激症状注射后可减轻或消失，而在腹腔脏器伤引起的腹部症状，则注射后无改变。

⑤腹膜后血肿，腹腔灌洗为阴性；腹部平片腰大肌阴影模糊；CT 扫描可发现后腹血块，MRI 检查可发现主干血管及较大分支损伤；DSA 检查可明确出血部位。

⑥腹腔内出血、脏器破裂，腹腔灌洗有胃内容物，白细胞计数增高，涂片见大量细菌；腹部平片腰大肌阴影清楚；CT 扫描可发现实质、空腔脏器破裂；MRI 检查可发现实质、空腔脏器损伤；DSA 检查可明确具体脏器损伤出血部位。

（二）泌尿道损伤

泌尿道损伤是骨盆前环骨折的常见并发症，与骨折类型有密切关系，在一侧耻骨支骨折的发生率约为 15.5%，双侧耻骨支骨折可高达 40.8%。

1. 前尿道损伤

骨盆骨折并发前尿道损伤，可发生所谓“桶柄状”骨盆骨折，受伤机制是前尿道被外力挤压于耻骨两弓之下，外力造成耻骨骨折而损伤前尿道，可分为部分或完全尿道断裂。根据外伤史、体检、尿道逆行造影不难诊断。询问病史可发现有上述特征性受伤机制，主要症状有尿急，但排时不能排出，出现尿潴留，阴茎及阴囊部肿痛。体检可发现会阴部有血迹，深阴茎筋膜完整者可见阴茎部尿液外渗；深阴茎筋膜被穿破则可见下腹、阴囊、会阴部尿液外渗，尿道完全断裂时，无法插入导尿管，肛门指诊发现前列腺移位，尿道逆行造影可确诊。

2. 后尿道损伤

耻骨联合分离及耻骨支骨折的严重程度，一般能反映后尿道损伤的情况，常导致尿生殖膈及其以上部后尿道损伤，尿道膜部比前列腺部更易受到损伤。主要症状为会阴部及下腹部胀痛，有尿意但不能排尿，如为不完全断裂，则可有血尿，尿道口流血或有血迹。体检发现会阴部、下腹部、阴囊部尿液外渗，试插导尿管受阻，肛门指诊发现前列腺向上回缩，可触及柔软有波动肿块。尿道膀胱逆行造影可确诊。部分撕裂伤应细心放入软导尿管，不可粗暴放入较硬的导尿管，以免增加尿道之损伤，甚至可插入尿道损伤处之外。须保留导尿管，持续 10~20 日，然后定期扩张尿道，防止尿道狭窄。

3. 膀胱破裂

发生率约为 4%，空虚的膀胱比较有游动性，很少直接受伤，而充盈之膀胱，游动性小且体积大，易受直接打击损伤或被骨折刺伤。因膀胱前壁与耻骨支无紧密粘连，故耻骨联合分离一般并不损伤膀胱。膀胱破裂可以是腹膜内或腹膜外，或两处同时存在。诊断可根据外伤史、下腹部痛、伤前较长时间未排尿而伤后有尿意但排不出、有血尿或尿道口有血迹。早期可无腹膜刺激征，但稍后出现明显的腹膜刺激征，上腹部有明显压痛、反跳痛、肌紧张，此点可与其他器官破裂鉴别。向膀胱内注射少量无菌生理盐水，如未能回抽出或回抽量明显少于注入量，则表明膀胱破裂，可行膀胱造影确诊。膀胱破裂应手术治疗探查与缝合。

（三）女性生殖道损伤

女性由于骨盆结构较男性短而宽，其骨盆内较男性多了子宫及阴道，器官拥挤固定。子宫及阴道前有膀胱、尿道及耻骨联合，后有直肠及骶尾部，故子宫及阴道发生裂伤时常并有其前后脏器伤。损伤的原因除骨折端刺伤生殖道外，还可由于受伤时两腿分开呈骑跨式撕裂会阴，其中以阴道伤占一半以上，病死率高达 30. 4%，原因是早期控制不住的出血及晚期感染。阴道破裂与骨折相通，则可引起深部感染。

诊断上有明确的外伤史，X 线片显示严重骨盆骨折。下腹部、会阴部疼痛，非月经期流血，体检发现会阴部皮下淤血、局部血肿，阴道指诊触痛明显，可触及骨折端及阴道破裂口，直肠指诊触及骨端。B 超下腹部有时可发现子宫破裂、下腹部血肿。对女性骨盆骨折应注意行肛门指检及检查阴道（已婚者），应及时修补破裂之阴道，以避免婚期阴道狭窄。

（四）直肠损伤

直肠或肛管损伤，主要由坐骨骨折片移位或骶骨骨折端直接刺伤所引起。其重要性不仅在于肠道损伤本身，且常常是盆腔感染的主要来源，盆腔感染又是主要的死亡原因之一。

肛门出血是直肠或肛管损伤的主要症状，可有下腹痛及里急后重感，其中肛门渗血是重要体征，应常规肛检。直肠裂伤应予修补并做结肠造瘘，低位直肠裂伤常不能满意地缝合肠壁破损处，须作局部引流，经会阴的引流应达盆膈以上，使坐骨直肠凹完全敞开。清创要彻底，尽量用附近有活力的组织覆盖已暴露的骨折端。腹股沟及其他适当位置也均安置负压引流，同时合理使用抗生素。

（五）神经损伤

神经损伤约占 1%，常因为受伤后的骨折症状掩盖，早期未能得到及时诊断。损伤多由于神经行经部位的骨折脱位所致。如骶骨骨折、骶髂关节脱位应考虑骶$_1$、骶$_2$ 神经损伤；严重的半骨盆移位应考虑腰丛或骶丛神经干损伤；髂骨或坐骨骨折应考虑坐骨神经损伤；髋臼骨折、耻骨骨折有损伤闭孔神经可能。神经损伤后出现该神经支配区运动、感觉障碍，表现为臀肌、腘绳肌及小腿后肌的麻痹。骶骨骨折合并神经损伤，多系牵拉伤或血肿压迫致伤，采用保守治疗后，症状多可逐渐好转或消失，仅少数需要手术治疗。对骶$_1$、骶$_2$ 神经损伤导致坐骨神经痛，可先保守治疗，无效可手术探查。伴有足下垂者，75%保守治疗无效，应尽早手术探查减压。骶管区骨折伴大小便功能障碍，手术椎板减压效果优于保守治疗。

七、治疗

骨盆骨折是一严重损伤，常因出血性休克或其他并发症如 ARDS、盆腔感染等死亡。对骨盆骨折多发伤的治疗原则是：首先治疗威胁生命的颅脑，胸、腹内脏损伤及失血性休克等并发症，其次是设法保留损伤的肢体，之后才是骨盆骨折本身的治疗。腹腔脏器损伤，无论是实质脏器出血或空腔脏器破裂，均应在抗休克的基础上早期手术探查。

以往对骨盆骨折治疗的重点，是整复骶髂关节脱位，对骨盆变形重视及纠正不够，因而多遗留骨盆畸形。因此，合理的治疗必须了解各类型创伤解剖改变的特点，依赖正确的分类与诊断，作为治疗的理论指导，才能选择正确的治疗方法。

（一）稳定型骨折的治疗

1. 髂骨翼骨折

骨折片或大或小，但骨折线均不贯通髂骨盆弓，故移位一般不明显，偶尔稍向内或中线移位。骨盆功能无明显影响，不需整复骨折。以仰卧位卧床 4~5 周，即可逐渐离床活动。

2. 单纯前环耻骨支或坐骨支骨折

骨盆主弓未受影响，故骨折移位不明显，骶髂关节的位置无改变。不论单侧或双侧，除个别骨折块游离突出于会阴部皮下需手法压回，以免畸形愈合后影响坐骑之外，一般均不需整复骨折，在站或坐时，均不影响骨盆的稳定性和体重传导。仰位卧床 2~3 周，即可起床活动。

3. 髂前上、下棘和坐骨结节撕脱骨折或骨骺分离

髂前上、下棘撕脱骨折，作屈髋屈膝位卧床休息 3~4 周；坐骨结节撕脱骨折或骨骺分离，作伸髋伸膝位卧床休息 3~4 周；以后下地练习活动，一般 8 周可恢复功能。

4. 骶骨、髂骨裂隙骨折

骨折片无明显移位时，可用气垫保护，卧床休息 4~5 周，即可起床活动。如远侧骨折段有明显向前移位，可用手指从肛门内向后推挤复位。需要内固定的骶骨骨折，可采用后方入路，行骨折复位内固定。内固定方式有盆内钢板螺钉内固定，骶髂螺钉内固定或髂骨螺栓固定等。

骶骨骨折可因牵拉或骨折片直接损伤神经，甚至造成严重后果。损伤位置可在骨折部位的上方或下方，腰$_4$~骶$_2$ 神经根损伤可出现膝关节以下活动和感觉障碍。骶 3~5 神经根损伤表现为会阴部感觉障碍，生殖、泌尿系统和性功能障碍等。

5. 尾骨脱位或骨折

无移位骨折，不需特殊治疗，卧床休息 2~3 周则可，1~2 个月内坐位时垫气圈保护，注意避免大便闭结。有移位骨折，可用手指伸入肛门内将骨折远端向后推挤复位。经治疗尾骨痛仍不减轻，可以考虑手术切除尾骨。术后休息 3~4 周，多数局部疼痛症状消失，少数女性仍未痊愈，可作对症治疗，坐位时用气圈保护。

（二）不稳定型骨折的治疗

主要对后环损伤类型进行复位治疗。虽然表现为前环及后环的联合损伤，但关键是针对后环损伤引起的变位的治疗。前后环联合损伤的治疗有 3 种主要方法。

1. 牵引疗法

大部分骨盆骨折可应用牵引方法进行治疗。通过牵引，能有效解除肌肉痉挛，减少骨折端局部刺激，改善血液循环，达到固定肢体、减轻疼痛，纠正骨折畸形、促进骨愈合和方便治疗及护理的作用。牵引重量为体重 1/7～1/5，骨折复位后，再维持重量继续牵引 6 周，直至骨性愈合。可根据骨折损伤机制和类型采取相应的牵引方法。

（1）侧方压缩型。

①适应证：无明显移位骨折，前环骨折，前、后环有移位骨折，前、后环损伤、明显不稳定，对侧半盆旋转等。

②牵引方法：应用双下肢牵引，适当辅助使用手法复位，可采用“4”整复手法，即将髋关节屈曲、外展，膝关节屈曲，患侧足置于健保侧膝前，双腿交叉呈“4”字形，术者一手固定骨盆，一手向下压膝关节，使之向外轻度旋转，达到复位。也可采用手掌自髂骨嵴内缘向外按压，纠正髂骨内旋畸形，然后再行骨牵引。

（2）前后压缩型。

①适应证：轻微耻骨联合分离，骶髂关节前新间隙增宽，耻骨联合明显分离或伴有耻骨支骨折，耻骨联合明显分离或伴有耻骨骨折、骶髂关节破裂等。

②牵引方法：基本方法同上述。如为一侧骨盆外旋伴向后移位，可作双侧股骨髁上牵引。须注意防止过度向中线挤压骨盆而致相反方向畸形。对骶髂关节脱位的牵引重量可加大，时间不少于 8 周，以免在韧带愈合前又发生向上移位，重量轻和减重早是导致再脱位的主要原因。

（3）垂直压缩型。

①适应证：耻骨联合分离或耻骨纵形骨折、骶髂关节破裂、半盆向头侧移位等。

②牵引方法：先作双侧股骨髁上或胫骨结节牵引，以纠正上、下移位和固定骨盆，有明显向上移位一侧可加重牵引重量，3～5 日拍片证实上、下移位纠正后，加用骨盆兜带悬吊牵引，以纠正侧方移位。

2. 手法复位

手法复位可加重骨折端的出血，一次手法复位可导致骨折端的出血达 500mL，因此，临床上应尤为谨慎使用。

3. 手术治疗

（1）手术原则：包括切开复位内固定和外固定器固定。20 世纪 70 年代以前，临床采用保守治疗，对有明显移位的不稳定骨盆骨折多不能恢复骨盆环的解剖和稳定，常有明显的后遗症。随着对骨盆骨折的深入研究，固定器材的改进和技术的进步，应用手术固定治疗不稳定骨盆骨折日渐增多，并取得了优于保守疗法的效果。据统计手术治疗骨盆骨折遗有步态异常为 6.1%~14.2%，有腰背痛者为 5%~17.8%，均明显低于保守治疗结果。

（2）手术时机：耻骨联合分离可急诊手术固定，多数骨盆后侧损伤的复位固定常需延后处理。依据患者的一般情况而定，原则上应尽早固定不稳定的骨盆骨折，这不但有利于合并伤的治疗，也可以减少相应并发症的出现。对于血流动力学稳定的患者，手术治疗应在伤后 14 日内进行，最好在伤后 7 日左右，有些病例可能延后 2~3 周。充分的术前准备是保证手术顺利进行的关键。手术时间过早，术中骨折创面出血量较大，容易加重血流动力学不稳定的情况，合并感染和脏器衰竭的风险性大。如不及时早手术，可增加术中复位难度，延长手术时间，增大了手术切口感染及影响骨折愈合的可能。

（3）内固定材料：骨盆骨折的器械种类颇多，手术者必须熟悉各种器械的功能和作用，才能在术中熟练应用。

（4）技术要求：骨盆手术由于解剖结构复杂，手术操作难度较大，术中误伤其他组织和器官的风险也较大，故认为骨盆手术是一种“专家”级的手术。因此，术者必须十分熟悉骨盆相关的局部解剖关系，具有娴熟的外科操作技巧及丰富的处理术中突发事件的能力和经验，才能胜任手术，从而避免并发症的发生。

（4）手术适应证：切开复位内固定的适应证尚不统一，主要依据是骨盆环是否稳定性和不稳定的程度。

①前环外固定后，后环有明显移位，需要能够及早坐位的多发伤。

②经保守治疗后，骨折移位>1cm，耻骨联合分离>3cm，合并髋臼骨折的多发伤。

③Ⅱ、Ⅲ型骨折及多发伤。

4. 内固定方法。

（1）耻骨联合分离

①适应证：耻骨联合分离>25cm。有分离移位的Ⅲ型不稳定骨盆骨折。合并脏、器损伤早期需剖腹探查。耻骨联合交锁。

②麻醉：全麻或连续硬膜外麻醉。

③体位：仰卧位。

④手术入路：采用耻骨联合上横切口入路。

⑤复位与固定：在腹直肌前方将 Weber 钳置于双侧耻骨体上，对于前方移位，产生适当的复位力量，使钳尖在耻骨联合复位后位于相同水平。半骨盆向头侧移位的骨折复位较困难，可用骨盆复位钳协助复位。先在两侧耻骨联合的前方各拧入 1 枚 4.5mm 的螺丝钉，在有后方移位的一侧，将螺丝钉通过骨盆内小钢板的滑动孔拧入骨内，在骨盆内用螺母固定。复位满意后，可采用直重建钢板或弧形重建钢板来进行固定，一般选用 4~6 孔钢板、3.5mm 螺钉，放置于耻骨联合上方固定。如存在骨盆垂直或后方不稳定，可再在耻骨联合前方另外用一块直钢板固定。如果伴有一侧耻骨上支骨折，应增加钢板的长度，同时固定耻骨支骨折。钻孔时可将食指放置于耻骨后间隙，防止损伤膀胱。

⑥术后处理：耻骨后间隙放置引流管，48 小时后根据引流量决定是否拔出，单纯耻骨联合分离可于术后 4 周部分负重行走。

（2）耻骨支骨折。

①适应证：由于耻骨支周围有坚韧的骨膜、支持韧带和肌肉的包裹，可提供足够的稳定性，在稳定的条件下，骨折 4 周左右可获愈合。只有在骨折移位显著、骨盆后环结构不稳定和多发伤才需要内固定。有明显移位的不稳定Ⅲ型骨盆损伤。骨折倾斜移位的耻骨支骨折端刺入阴道。伴有髋臼前柱或前壁骨折。合并股动脉或股神经损伤。

②麻醉：全麻或连续硬膜外麻醉。

③体位：患侧垫高，仰卧位或健侧卧位。

④手术入路：采用耻骨联合上横切口入路，如骨折邻近髋臼，可采用髂腹股沟入路，切口稍偏向伤侧。

⑤复位与固定：可使用持骨钳或点式复位钳在直视下复位。复位有困难时，可使用 Farabeuf 钳进行复位。骨折复位后，可用直径 2.0mm 的克氏针自耻骨联合的外方向后外侧贯穿骨折端，作为临时固定，以便于在去除复位钳后放置钢板。对于耻骨下支骨折，本身对骨盆环稳定性的影响相对较小，因位置较深，显露和复位均比较困难，故一般不必强求耻骨下支的解剖复位。耻骨支的内固定，可选用 6 孔塑形且与耻骨的外形吻合的重建钢板固定，可利用钢板对耻骨支残留的移位进行更好复位，也可用 3.5~4.5mm 的长皮质骨螺钉对耻骨支进行固定。

⑥术后处理：单纯耻骨支骨折术后卧床 4 周，Ⅲ型骨折术后制动时间可延长至 8 周。

（3）髂骨体及髂骨翼骨折。

①适应证：影响骨盆环稳定的单纯髂骨体及髂骨翼骨折。

②麻醉：全麻或连续硬膜外麻醉。

③体位：根据骨折的部位，采用俯卧位或健侧卧位。

④手术入路：较常采用前方入路，沿髂嵴近端1mm处做弧形切口，前端可达髂前上棘以远3~4cm，后端至髂后上棘。后方入路，以髂后上棘为起点，向远端做长10cm垂线切口，可显露髂骨及髂骨翼后方的骨折。

复位与固定：沿髂骨内板剥离髂肌，显露髂骨翼前方的骨折。使用持骨钳复位，如有困难。可在骨折两端的髂嵴上各打入1枚复位螺钉，用Jungbluth或Farabeuf钳复位。髂骨翼的骨折可选用重建钢板或拉力螺钉进行固定，也可用拉力螺钉结合钢板固定。

⑤术后处理：于髂窝处放置引流管，防止血肿形成。

（4）骶髂关节骨折脱位前路内固定。

①适应证：垂直不稳定的Ⅲ型骨盆骨折。不稳定的骨盆后侧结构损伤合并髋臼骨折。不稳定的通过骶髂关节的损伤，骨折移位>1cm。移位严重的骨盆Ⅱ型骨折。闭合复位及外固定失败者。

②麻醉：全麻。

③体位：健侧卧位，患侧垫高。

④手术入路：选择沿髂嵴弧形切口入路，始于髂嵴最高点，在手指触摸指引下，沿髂嵴向前下延伸，止于髂前上棘远端4~5cm。逐层切开腹外斜肌、腹内斜肌和腹横肌，在骨膜下和髂骨内板之间向内下剥离髂肌，显示骨盆环，向后方继续剥离可接近骶髂关节。屈髋、屈膝，使髂肌松弛，有利于解剖显露。

⑤复位与固定：显露骶髂关节后，可通过提拉挤压方法，用持骨钳或点式复位钳钳夹在髂嵴的内外侧进行复位。如因骶髂关节面出现交锁导致复位困难时，可在骶骨岬和髂骨上分别置入锚定螺钉，然后以Jungbluth钳钳夹锚定螺钉，先稍作骨折端撑开，再调作复位并固定。可选择4孔重建钢板或2块3.5mm的动力加压钢板跨越骶髂关节做固定。可平行放置2块塑形后钢板，用全螺纹螺固，一般骶骨岬上只能放置1枚螺钉，螺钉固定应选择在髂骨后上方把持力较好的骨质处。

⑥术后处理：放置引流管。前路固定骶髂关节常难以达到坚强固定效果，术后应避免早期负重。

（5）骶髂关节骨折脱位后路内固定。

①适应证：经骶骨骨折的骨盆后方不稳定骨折。髂骨后方骨折合并骶髂关节骨折移位。骨盆骨折合并腰骶连接部损伤。

②麻醉：全麻或连续硬膜外麻醉。

③体位：标准体位是俯卧位，也可选择侧卧位。将患者放置在垫上，垫高，

支撑腹部和胸部，有利于髂骨翼显露。另一种体位是取侧卧位，患侧在上。为了能保证骶骨后方螺钉固定的准确，在开始手术以前，应先用“C”形臂X线机透视，确保能够获得满意的骨盆前后位、出口位和入口位像的位置。

④手术入路：根据骨折类型，选择髂后上棘内侧或外侧直切口。外侧切口适用于髂骨翼骨折或骶髂关节脱位固定，内侧切口适用于骶骨骨折固定。切口从髂嵴最高点至髂后下棘水平，从髂嵴的外侧面剥离臀大肌和外展肌。术中常需显露坐骨大切迹、骶髂关节的下部及梨状肌起点。

⑤复位与固定：显露骶髂关节，清理骨折断端和骶髂关节间的骨折碎片或凝血块。在台下患肢牵引配合下，将点式复位钳的一边置于髂骨上，另一边放在髂骨棘突上进行复位。可用食指绕过坐骨大切迹，探查骶髂关节前方关节面的对合情况判断关节复位效果。经坐骨大切迹、跨过骶髂关节放置复位钳作临时固定时，复位钳的一个爪放在骶$_1$~骶$_2$水平骶孔的外侧，要注意防止损伤邻近发出的神经根。透视确定复位准确后，髂骨翼的骨折可用拉力螺钉固定，也可用钢板沿髂嵴下缘加强固定。如有骶髂关节脱位或骶骨骨折，可用骶髂关节拉力螺钉固定。

⑥术后处理：放置引流管，术后应避免早期负重。

（6）骶髂关节骨折脱位经皮拉力螺钉固定。

①适应证：骶髂关节拉力螺钉内固定是骨盆环后路固定的一种方法。通过对骶髂关节的垂直加压固定，可用于基本结构完整的骶髂关节脱位或不稳定的骨折脱位。这种手术的技术要求较高，必须能够准确地摆好“C”形臂X线机的投照位置，以获得前后位、出口位和入口位3个影像，在影像监视引导下进钉。

②麻醉：全麻或连续硬膜外麻醉。

③体位：作股骨或胫骨牵引，置于牵引手术床。俯卧位有利于显露骶骨及髂棘，侧卧位影像监护较困难，不适用在脊髓损伤患者。

④复位与固定：经骶孔骨折必须解剖复位，才能防止骶神经根夹在移位的骨折块内造成损伤。如果闭合不能达到解剖复位，则需在俯卧位作切开复位。将“C”形臂旋转在前、后像位置，确认出口位和入口位像方向正确以后，插入钻头或导针，用长度32mm，直径7mm的空心钉固定，必须有把握将螺钉插入骶骨体。注意骶$_1$节段上部的螺钉路径，不能朝向骶岬，以防进入腰$_5$~骶$_1$间隙，应在椎体的中1/3，以避免从前方进入骶骨翼。

⑤术后处理：放置引流管，术后应避免早期负重。

5. 骨外固定器固定

1897年Parkhill最早提出应用外固定方法稳定骨折的概念。20世纪50年代，Pennal 和 Sutherland 将这项固定技术应用于骨盆环损伤的治疗。20 世纪 70 年代，Stātis 和 Karaharju 经过改进，发明了更加稳定的前环外固定器，使骨盆骨折外固定技术得以广泛应用，并取得良好效果。目前抗休克治疗、血管造影栓塞术、骨折外固定器固定及内固定技术的应用，使骨盆骨折病死率进一步下降。

（1）优点。

①可迅速稳定骨折、纠正骨盆变形、控制出血，消除休克的病因。

②有利于稳定血凝块和血管断端血栓形成。

③便于对多发损伤的同步治疗。

④避免传统的布兜悬吊牵引后，因骶部受压引起褥疮和或加重侧方挤压型骨折发生重叠畸形。

⑤不需作下肢骨牵引，便于早期活动，减少并发症。

⑥操作简便，创伤小，便于推广。

（2）适应证。

①不稳定骨盆骨折、脱位，尤其是合并休克、多发性骨折或内脏损伤。

②旋转不稳定型或旋转伴垂直不稳定型骨盆骨折。

（3）禁忌证。

①穿针处有皮肤感染或皮肤病。

②不能配合外固定治疗。

③严重粉碎骨折无法穿针的髂骨骨折。

④骨质疏松为相对禁忌证，术后护理和下地负重要谨慎。

（4）器械选择：外固定器形式多样，基本结构由针、针夹和连杆三部分组成。

①组合式骨盆外固定器：由双侧连杆固定穿在髂骨内外板间的 3 枚半针，弧形连接杆和加压杆连接组成。穿在髂骨的半针被钢针固定夹固定在连杆上，每个固定夹和半针为可独立活动的组合体。

②Bastiani 骨盆外固定器：适应证与组合式骨盆外固定器相同，使用方法同长骨 Bastiani 外固定器。

（5）术前准备。

①旋转不稳定型骨盆骨折，术前须行伤侧下肢皮牵引，可减少翻身护理时产生的骨盆内、外旋不稳定。

②垂直不稳定型骨盆骨折，术前行股骨远端或胫骨结节牵引，有利于骶髂关节复位和维持稳定。

③常规作骨盆前后位及入口 X 线片，必要时作 CT 扫描。

④准备组合式骨外固定器和相应配套工具及其他常规骨科器械。

⑤骨盆区备皮、术前留置尿管，备皮范围包括双侧髂嵴周围及会阴部，紧急情况可不必会阴部准备。

（6）手术设计。

①旋转不稳定型骨折，通过穿入髂骨的半针和连接杆使外固定器和髂骨成为一个整体，同时通过对侧髂骨上的半针和连接杆，与对侧的髂骨固定成为一个稳定整体。

②垂直、旋转不稳定型骨盆骨折，外固定器不能保持有半盆向头侧移位的骨折，对此应加用患侧骨牵引，以防止半盆上移。

③四肢骨折单边外固定器可用于急诊固定骨盆。

（7）麻醉：紧急抢救休克时可采用局麻；与其他手术同时进行可采用全麻；单纯骨盆手术可采用椎管内麻醉。

（8）体位：取仰卧位，略屈膝、屈髋。

（9）安装步骤：在双侧髂前上棘后方处的皮肤上作一标记，再距此处 3~5cm 和 6~10cm 处皮肤作出标记。顺序自 3 个标记处经皮在髂骨翼内外板之间分别用直径 5mm 螺纹针钻入 4~5cm，如使用 2.5mn 直径骨圆针深度可达 7~8cm。根据不同外固定器针夹的设计，3 针采用平行或不平行穿入。用针夹把持住穿入 3 针的尾部，再用连接杆将两侧针夹连成一体。根据骨盆骨折移位方向，通过牵引矫正半盆上移后，调整连接杆，纠正骨盆旋转畸形。透视证实复位满意后，拧紧外固定器各固定旋钮。固定期间应定期拍片复查，并根据情况调整外固定器。为了加强髂骨把持骨针的固定效果，可采用在髂前下棘处平行穿入两针的方法。此外，为了控制出血和稳定后环，可使用开叶型外固定器或 AO 抗休克钳，作为急诊临时固定。

（10）各种类型骨折脱位的处理。

①耻骨骨折及耻骨联合分离：单侧骨折和单纯分离可采用一般构型。双侧骨折移位明显且不稳定，可在耻骨上加穿半针固定。

②髂骨粉碎骨折：髂骨粉碎无法穿针时，可在髂前下棘进针，髂前下棘区有坚厚的皮质骨，穿针后可获得较好把持力。

③垂直、旋转不稳定型：目前的外固定器还不能很好地控制垂直，旋转不稳定，需要结合牵引或内固定。术后下肢骨牵引 3~4 周，外固定器固定时间为 8~12 周。

④髋部骨折与脱位：伤情复杂的髋部骨折与脱位，如髋关节中心型脱位，早期可结合滑动牵引逐步复位，复位后再用骨外固定器固定，或使用特殊构型的外固定器。

（11）特殊构型的骨盆外固定器：适用于髋关节后脱位合并髋后唇粉碎性骨折、大块骨折复位后关节不稳定，以及不宜手术治疗的儿童或青年股骨颈和粗隆部粉碎性骨折。此外，还可用在髋关节感染，儿童股骨头缺血性坏死和股骨颈骨折不愈合等。

（12）注意事项。

①抢救休克时不要强求复位，可在局麻下大体复位后固定已能取得很好的临床效果，生命体征稳定后可再次进行复位调整。

②复位时应使用手法进行整复，不能依靠对固定针、连接杆和加压杆的提拉。加压杆只能在固定结束后进行微量的加压和延伸，伤后 1 周以上的患者，术前需作牵引，否则复位困难。

③穿针操作注意髂骨倾斜角度，防止固定针穿出内外板影响固定效果。穿针时可在外板外侧面用克氏针定位。钻孔时只钻透髂骨即可，不需扩孔。凭手感可判断是否拧入半针穿出内外板，固定针安放后，通过摇动检查稳定情况。

④耻骨穿针应避免损伤周围血管、神经、膀胱、尿道。

⑤髂前下棘穿针应防止进入髋臼，可使用 X 线透视鉴别。

⑥垂直不稳定的骨折脱位，必须结合其他方式进行固定，否则容易发生再移位。

（13）术后处理：针孔包扎及护理，使用抗生素 3～5 日。允许翻身，3～5 日后可自行坐起。去除伤侧下肢骨牵引后，先在床上锻炼 2～3 日后可下地活动。拆除外固定器时间：垂直不稳定型骨折为 10～12 周，旋转不稳定型固定为 6～8 周。髋部骨折脱位固定时间一般为 6～8 周，必要时可延长至 12 周。去除固定针后，2～3 日内限制活动，根据局部情况，必要时可使用抗生素 3～5 日。

（14）并发症及防治。

①钢针松动：钢针松动的原因是进针深度过浅，钢针穿出内板或外板，护理不当提拉固定器抬起过度以及钻孔过大、反复穿针等。早期钢针松动可直接影响外固定的强度，增加针道感染率。为减少钢针松动率应注意：用直径 2.5mm 钻头、髂嵴皮质后不扩孔，直接将直径 4mm 螺纹半针拧入髂骨内外板之间；一次缓慢拧入半针，注意不能反复进出；进针深度须足够；组装连接杆时，如钢针偏移或偏短，应加垫片避免单针应力集中，术后护理不可试图抬起外固定器或进行翻身。

②针道感染：骨盆穿针比较容易松动，发生原因与钢针松动及术后护理有关。

③复位不满意：旋转不稳定型复位不满意，可在 X 线透视下松开两侧连接半针固定杆的弧形弓，作手法复位后重新固定。垂直不稳定型须辅助牵引或加

大牵引重量，必要时切开复位。

④钢针穿入髋关节：髂前上棘下穿针进针过深，可进入髋关节。

⑤损伤血管、神经，比较少见。

6. 特殊类型的骨盆骨折

（1）儿童骨盆骨折：儿童骨盆环弹性强，吸收外力的能力比成人好，因而儿童骨盆骨折的发生率很少。据报道，68%~89%的儿童骨盆骨折均为机动车伤所致，其中开放骨折16.6%，并发症与成人类似。治疗常以保守治疗为主，20世纪90年代以来采用手术固定渐趋增多，并获得较高治愈率。

（2）女性骨盆骨折：女性骨盆骨折的发生率略高于男性，其中开放性骨折占9.6%~19%。女性盆腔内有质地硬韧的子宫，其前方有膀胱，后方有直肠，在非妊娠状态，不易被伤及。骨盆前环有移位的骨折，可伤及膀胱、短小的尿道外，还可压迫、挫伤甚至穿通阴道壁，成为开放性骨盆骨折。女性外伤时两大腿过度外展或“骑跨式”撕裂会阴可造成阴道损伤。由于骨盆环、阴道和会阴构成产道，骨盆损伤后若遗有产道狭窄，可能导致性交困难或难产。女性骨盆骨折早期，阴道及会阴部可有大量出血，必要时可行阴道填塞压迫止血，如因此引起盆内内感染则预后较差。因此，对女性骨盆前环骨折移位者应常规作阴道检查，避免漏诊。对合并阴道、外阴损伤，应及时修复；对骨盆环变形应尽量取得较好复位；对耻骨骨折移位压迫阴道者，应手术复位固定或切除压迫阴道的骨折端。

（3）开放性骨盆骨折：开放性骨盆骨折占骨盆骨折的5%~25%，造成开放性骨盆骨折的外力一般大于闭合骨折，因而伴发并发伤多，且程度严重，其病死率可高达30%~50%，其中以年龄>40岁居多。

开放性骨盆骨折的治疗原则与四肢开放骨折相同，即充分清创后一期、延迟一期或二期闭合创口，与直肠相通损伤按直肠损伤处理。对骨折的处理一般采用外固定器或牵引治疗，创口污染轻微能一期闭合创口时，也可行内固定治疗。

（4）皮下、筋膜大面积剥脱合并骨盆骨折：多发生在大腿前外侧和腹股沟区内侧或腰背部，可分为开放和闭合两种类型。裂伤较小的闭合型剥脱伤，可见皮下积液、积血，常造成迟发皮肤坏死；严重的开放型皮肤剥脱伤，可伴有筋膜甚至肌肉缺血和坏死。若早期治疗不当，可出现严重的软组织缺损和骨感染，最为可靠的方法是观察剥脱皮肤边缘毛细血管出血及血栓情况。对软组织损伤和骨盆骨折的治疗应统一考虑，合理安排，清创术可于骨盆手术固定之前或同时进行，常需用延迟一期或二期闭合创面。以防清创不彻底招致感染波及骨髓。

（5）浮髋损伤：有移位的骨盆前后环骨折合并同侧股骨干骨折称为浮髋损伤，治疗以手术固定为首选，并应先固定股骨干骨折。

第二节　髋臼骨折

从大体解剖关系来看，髋臼属骨盆的一部分。由于髋臼骨折的损伤机制、诊断和治疗方面存在与骨盆骨折不同的特点，故从 20 世纪 60 年代开始，骨科界学者将髋臼骨折与骨盆骨折作分别论述。

髋臼骨折多发生于青壮年，常由高能量损伤所致，如撞击、挤压、压砸、碾轧或高处坠落伤。因为髋臼解剖较深在，周围结构比较复杂，发生骨折时移位多较严重，造成手术显露及固定有一定难度。以往多数采用保守治疗方法。随着手术技术的进步和内固定器械的改进，手术治疗已经逐渐成为主要的治疗手段。

一、应用解剖

髋臼由髂骨、坐骨和耻骨的三角软骨所组成。临床上根据 Judet 和 Letournel 提出的二柱概念作为对髋臼骨折分型的解剖基础。

（一）前柱

前柱又称髂骨耻骨柱。从髂嵴的前方一直到耻骨联合，形成一个向前、向下凹的弓形结构，高起的臼缘称为前唇，它的两端由腹股沟韧带连接。前柱从上至下包括髂嵴前部、髋臼前壁的前下 1/3 和下方的全部耻骨。

（二）后柱

后柱又称髂骨坐骨柱。上部由部分髂骨组成，向上延伸至髂骨后下部及坐骨切迹，分别为内侧面、后面及前外侧面，该处有坐骨神经及臀上血管神经束穿出；下部为闭孔的后上界，由坐骨支的臼部构成，高起的臼缘称为后唇，其下为后壁。后柱骨质比较厚实，是切取自体骨的供区。

（三）臼顶

臼顶由髂骨下部构成，横跨于前后柱之间，是髋臼的主要负重区。臼顶大部分偏前，臼口朝向外侧并向下倾斜，与股骨头构成髋关节。由于解剖上的特殊关系，关于它的概念尚不统一，传统意义上的臼顶是指水平面和股骨头相接触的关节面部分，而广义上是指整个负重区的关节面，占髋臼上方圆周的 50°~60°。臼后缘比臼前缘高，上缘比下缘高，臼下方有一切迹，在中立位髋臼能完全覆盖股骨头。

（四）髋臼

髋臼是容纳股骨头的深窝，由髂骨、坐骨、耻骨 3 部分的臼部组成。髋臼开口向前、向下、向外，其中髋骨约占顶部的 2/5，坐骨占后方及下方的 2/5，耻骨占前方的 1/5。髋臼窝之外是鞍形软骨覆盖的关节面，在髋臼的内下方软骨缺如，形成髋臼切迹。切迹由黄韧带封闭，两者间留有间隙，为血管的通道。髋臼边缘的骨性唇状突起，可对抗股骨头在人体直立时所产生的压力和屈髋时产生的应力。骨唇上坚韧的纤维软骨盂唇与切迹紧贴，盂唇呈环状与黄韧带相连。软骨盂唇的存在使髋臼加深加宽，增加了髋关节的稳定性。

二、损伤机制

（一）直接暴力

髋臼骨折绝大多数由直接暴力引起，例如建筑物倒塌直接砸在侧卧人体髋部，暴力撞击股骨大粗隆，经股骨颈、头传达至髋臼发生骨折。如受伤时大腿处于轻度外展旋转中立位，暴力作用于臼中心，即发生髋臼横形、T 或 Y 型或粉碎性骨折；如受伤时大腿轻度外展并内旋或外旋，暴力沿股骨头作用于臼后壁或前壁，则产生后柱或后壁骨折，或者前柱或前壁骨折。

（二）间接暴力

间接暴力所致损伤机制亦相似，视当时髋关节所处位置不同，可发生髋臼不同类型之骨折。如：髋屈曲 90°时，暴力作用于髋臼后缘，则产生髋臼后缘骨折；如髋屈曲 90°，大腿外旋内收时，可产生臼顶负重区骨折。无论是直接暴力还是间接暴力，均系股骨头直接撞击髋臼的结果，故除髋臼骨折外，股骨头亦可发生骨折。

三、分型

按骨折发生部位分型如下。

（一）前柱骨折

骨折线由前柱经臼底弯向下方，如伴同侧耻骨上、下支骨折，骨折片可向盆腔移位，股骨头发生中心脱位，骨盆正位 X 线照片可见髂耻线中断或错位。

（二）前壁骨折

前壁骨折系臼的前壁与前缘大块骨折，包括关节软骨。但不涉及前柱盆面的骨皮质，股骨头可向前、向内脱位。

（三）后柱骨折

骨折线由后柱经臼底弯向下方，由于后柱比较坚实，引起骨折的暴力较大，故常伴有同侧耻骨下支或坐骨支骨折，骨折块向内上方移位，股骨头呈中心脱位，导致坐骨大孔变小，有时可损伤坐骨神经。骨盆正位片可见髂坐线中断或错位。

（四）后壁骨折

后壁骨折系臼后壁及后缘的大块骨折，包括关节软骨，但不涉及后柱盆面的骨皮质。骨折块向后上移位，股骨头亦随之脱位，但上移不多，在正位 X 线片上可见一块骨影与脱位股骨头重叠，臼后缘线缺如。

（1）前者骨块大，多在 3.5cm×1.5cm 以上，后者骨块小。

（2）前者无弹性固定，只需将伤肢伸直外展即可复位，但屈曲内收复又脱出，后者手法复位后较稳定。

（五）髋臼横骨折

髋臼横骨折系髋臼骨折中最多见的类型。骨折线横贯髋臼的内壁与臼顶之交界部，实际是前后柱同时横断。少数骨折无移位者，股骨头亦无脱位。臼内壁骨折片向盆腔移位时，多伴同侧耻骨上、下支骨折，股骨头发生中心脱位。

（六）T 或 Y 型骨折

骨折线经髋臼呈“T”或“Y”形。其横形、纵形骨折线均可发生于不同平面，多伴同侧耻骨上、下支骨折和股骨头中心脱位，因纵形骨折线被前柱影像重叠，平面看不清，故平片的 X 线片表现与横形骨折相似。

（七）双柱骨折

双柱骨折较常见，移位程度多较严重，且髋臼与同侧骶髂关节有分离，形成所谓“浮髋”。其骨折类型与 T 或 Y 型和前柱合并后半横形相类似。

四、临床表现与诊断

（一）外伤史

有明确外伤史。了解受伤机制有助于骨折类型的判断。

（二）症状

髋部肿胀、疼痛，髋关节主动及被动活动受限。

（三）影像学检查

1. X 线检查

是诊断髋臼骨折的主要依据。

（1）前、后位片：需观察 5 条线的改变。

①髂耻线：为前柱的内缘线，如该线中断或错位，表示前柱骨折。

②髂坐线：为后柱的后外缘线，如该线中断或错位，表示后柱骨折。

③后唇线：在平片上位于最外侧，为臼后缘的游离缘形成，如该线中断或大部分缺如提示后唇或后壁骨折。

④前唇线：位于后唇线之内侧，为臼前缘的游离缘构成，如该线中断或大部分缺如，提示臼前唇或前壁骨折。

⑤臼顶线和臼内壁线：为臼顶和臼底构成，如该线中断，表示臼顶骨折，如臼顶线和后唇线均破坏，表示后壁骨折；如臼顶线和前唇线均破坏，表示前壁骨折；如臼底线中断，则表示臼中心骨折。

骨盆前、后位片还可发现髋臼泪滴样骨折。

（2）45°斜位片观察前、后柱骨折改变

①前柱：倾向健侧即骨盆内旋45°斜位片能清楚地显示伤侧自耻骨联合到髂前下棘的整个前柱，特别是前内缘和前唇。

②后柱：倾向伤侧45°，即骨盆外旋斜位片，可清晰显示从坐骨切迹至坐骨结节的整个后柱，其中尤以后柱的后外缘。因此，该片可以鉴别后柱及后壁骨折，如为后壁骨折，髂坐线仍完整，如为后柱骨折，则该线中断或错位。

（3）X线片断层摄片：多用于髋臼中心粉碎型骨折和移位较少涉及关节面的骨折，能显示骨碎片的位置及程度，在缺乏CT设备情况下仍有价值。

2. CT检查

对显示骨折程度、判断骨折类型、制订合适的治疗方案很有帮助。

（1）常规CT断层扫描：能显示髋臼骨折的部位、范围，臼顶负重区的边缘压缩骨折，关节腔内游离骨折片，轻微的股骨头骨折，骨盆血肿，髋关节脱位及骶髂关节损伤等。效果优于平片。

（2）多层面重建（MPR）能提供不同厚度冠状面和矢状面的连续图像，先进的软件已能提供即时的重建图像，这种连续的图像扫描，明显优于横断面扫描。

（3）三维CT重建是目前诊断髋臼骨折最准确的方法，其优点是能够删去不必要显示的周边结构，可选择性显示损伤部位的结构及类型。限制是对轻度及微细的骨折块显示不如CT平扫及MPR。

五、治疗

髋关节是全身最大的球窝关节，其椭圆形股骨头与髋臼的月状软骨面非常适应。髋臼发生骨折后，月状关节面不平滑，如果不能准确恢复髋臼关节面，头与臼因不相适应，必将导致创伤性髋关节炎。因此，治疗的主要目的是恢复臼顶关节面的平整，使股骨头回位到正常臼顶负重区范围下。

治疗前应评估包括患者的一般状况、年龄、是否合并其他损伤及疾病、骨折的类型、是否合并血管及神经损伤等。髋臼骨折多为高能量损伤，合并胸腹脏器损伤以及其他部位的骨折比率较高，常因大出血导致休克，在治疗上应特别强调优先处理对于生命威胁更大的损伤及并发症。关于髋臼骨折的治疗目前意见尚未完全统一，多数主张对骨折块无移位或移位较小、关节结构无明显损伤者作下肢牵引，对骨折块移位明显或合并股骨头脱位者，则先行闭合复位及下肢牵引，对复位效果不满意者，应尽早行手术复位及内固定。对无法行早期手术治疗者可采用保守治疗，后期视病情再作关节重建手术。

（一）保守治疗

1. 适应证

（1）年老体弱合并全身多脏器疾病，不能耐受手术者。

（2）伴有严重骨质疏松者。

（3）手术区域局部有感染者。

（4）无移位或移位<3mm 的髋臼骨折。

（5）髋臼上方完整，后方无不稳定征象。

（6）股骨头与髋臼上方位置无明显改变。

2. 治疗方法

（1）股骨髁上或胫骨结节牵引：患者取平卧位，作股骨髁上或胫骨结节牵引，牵引重量以使股骨头和髋臼不发生分离为宜。牵引时间一般为 6~8 周。去除牵引后不负重做关节功能锻炼，8 周后逐渐开始负重行走。

（2）股骨髁上及大粗隆下合力牵引：将患肢向下及向外同时牵引，即股骨髁上牵引向下，大粗隆下牵引向外，两者重量相等，使股骨头顶部回到正常臼顶负重区。髋臼一般可得到大部分复位。前柱或后柱骨折，都在髋臼的非负重区范围，将股骨头向外牵引时，由于臼内壁间隙骨折出血机化，形成纤维膜。经股骨头活动，可逐渐塑形成为纤维软骨，达到恢复关节面平滑，防止股骨头内移的效果。牵引 4~6 周，骨折愈合后，可在牵引下坐起活动。牵引须持续 12 周，以使臼内壁纤维膜充分形成。

（二）手术治疗

有明显脱位的前柱、后柱及横骨折，应该尽早行牵引，并根据骨折类型选择适当的手术方法。

1. 适应证

（1）髋臼顶弧与股骨头中心间距离>3mm，股骨头与髋臼对合不良。

（2）骨折线位于髋臼顶负重区，移位>5mm。

（3）关节腔内有游离骨折块。

(4) 髋关节脱位合并髋臼有较大骨折块。

2. 相对适应证

(1) 后壁边缘压缩骨折>5mm。

(2) 髋臼骨折移位 2~4mm。

(3) 后壁骨折范围>1/2。

(4) 有可能发生畸形愈合后果的多处骨折。

(5) 合并同侧股骨骨折或膝关节损伤。

(6) 复合性损伤，不适宜长时间卧床。

3. 禁忌证

(1) 全身情况不稳定。

(2) 有明显骨质疏松症。

(3) 骨折粉碎程度无法达到复位及固定目的。

(4) 超过手术时机。

4. 手术时机

髋臼骨折除开放性损伤或股骨头脱位不能手法复位外，可不作急诊手术处理。

临床对比研究显示，内固定手术在 2 周内完成的髋臼骨折，其治疗效果优良率>80%；时间超过 3 周，可增加手术显露、复位及内固定难度，影响术后效果。因此，多数学者认为，最佳手术时机为伤后 1 周内。

5. 手术入路

根据骨折类型，选择合适的手术入路。如因手术入路不当，则难以对骨折进行满意的复位和固定。常用的主要手术入路有 Kocher-Langenbeck 入路、髂腹股沟入路及延长的髂股入路等。

(1) 前壁骨折、前柱骨折、前壁或前柱合并后半横骨折：选择前侧髂腹股沟入路。

(2) 后柱骨折、后壁骨折、后柱合并后壁骨折：选择后方的 Kocher-Langenbeck 入路。

(3) 横骨折：选用 Kocher-Langenbeck 入路，如前方骨折移位明显，可采用前侧髂腹沟入路。

(4) 后壁合并横骨折：选用 Kocher-Langenbeck 入路，如果前方骨折移位明显，可采用前、后联合入路。

(5) T 型骨折：采用 Kocher-Langenbeck 入路。

(6) 双柱骨折：采用前侧髂腹股沟入路。

6. 手术显露

(1) Kocher-Langenbeck 入路：取卧位或侧俯卧位，切口起于髂后上棘或其下外 4~5cm，沿臀大肌纤维走行，再经大粗隆外侧垂直向下延长 15~20cm。沿臀大肌纤维方向切开臀筋膜，沿股骨方向切开阔筋膜，顺切口分开臀大肌，于转子间窝处将外旋肌群附着点切断。由此，可显露后柱自坐骨切迹至坐骨上缘以及髋臼顶的后部，术中注意保护坐骨神经及臀上神经。可沿髋臼缘切开关节囊以暴露关节内，对于后壁的骨折块要尽可能少剥离，附着在骨块上的关节囊不能切断。

（2）髂腹股沟入路：取仰卧位，切口起自前 2/3 髂嵴，沿髂嵴向内下方至耻骨联合上方 2 横指处切开，自髂嵴切开并剥离腹肌和髂肌的附着点，显露髂窝直至骶髂关节和骨盆上缘。于髂前上棘处沿切口切开腹外斜肌腱膜及腹直肌鞘直至腹股沟处环上方 2cm 处，打开腹股沟管并用皮片对精索或圆韧带加以牵引保护。确认腹内斜肌及腹直肌在腹股沟韧带的附着点，并用第 2 根皮片对髂腰肌、股神经和股外侧皮神经等加以牵引保护，在股血管内侧切开腹内斜肌和腹横肌的联合腱，进入耻骨后间隙，用第 3 根皮片牵引保护血管和淋巴管。必要时可将腹直肌肌腱在耻骨附着部切断以扩大显露。由此可显露整个髂骨翼的内侧面、前柱和耻骨联合，并可有限地显露后柱。通过对皮片进行不同方向的牵引，可进行不同部位的显露：最外侧可显露髂窝、前柱和骶骨外侧，而在髂腰肌和血管之间可于前壁水平显露前柱以及方形区、坐骨大切迹等；最内侧可在血管内侧显露耻骨上支，甚至耻骨联合。手术后应在耻骨后间隙和髂窝分别放置引流管。

（3）延长的髂股入路：取侧卧位，切口起自髂后上棘，沿髂嵴向前至髂前上棘沿大腿前外侧向下，止于大腿中段。切开臀筋膜并于髂骨翼外侧剥离臀肌至髂前上棘，注意勿损伤股侧皮神经，然后纵行劈开阔筋膜，显露髋关节囊及股骨大粗隆，自大粗隆外侧剥离臀小肌和臀中肌。最终将包括臀肌、阔筋膜张肌以及神经血管束等在内所有皮瓣牵向后方，在切断髋外旋肌群后即可显露整个后柱直至坐骨结节。此入路可同时暴露髋臼的 2 个柱，但对肌肉的损伤较大，关闭切口时对切断的肌腱应原位缝合。

（4）前后联合入路：即后方的 Kocher-Langenbeck 入路结合前方的髂腹股沟入路。关键是选择先前入路还是后入路，应选择骨折移位程度严重的一侧作为第 1 切口，如通过第 1 切口就能将对侧的骨折复位和固定，就不需要再做第 2 个切口。

7. 术前准备

髋臼解剖复杂，骨折固定难度较大，需要专用的复位和内固定物器械。

（1）常用器械包括各种型号的复位钳、带柄的 Schanz 螺钉等，复位钳主要用在控制骨折块的复位。内固定材料为各种规格的重建钢板和螺钉，Schanz 螺钉拧入坐骨结节可控制后柱或横骨块的旋转移位。

（2）手术过程应在“C”形臂透视下进行。

8. 复位与内固定

（1）前柱骨折

①入路：采用髂腹股沟入路，沿髂嵴切口向下延长至腹股沟，显露骨盆内壁与臼内壁及耻骨上支。从骨折线可观察髋关节的股骨头软骨面，将出血抽吸干净。

②复位：在手术台上保持患肢向下、向外牵引，则有利于骨折脱位复位。将骨折复位后，如盆内壁骨折线能完全复位，常表示髋臼内面复位良好。也可将髂骨翼的骨折线撬开后重新复位，用 Schanz 螺钉经大粗隆固定到股骨颈内，进行侧方和纵向牵引，使脱位的股骨头回原到髋臼中心，将短重建钢板固定在前柱骨折块后方较完整部分，利用钢板可作为复位工具使用。

③固定：术中摄关节正位片，明确复位情况，视前柱骨折块的长短，可以用螺丝钉向耻骨支及髂骨固定，也可用钢板将骨折固定于髂骨及耻骨支。

④术后处理：继续牵引患肢 2 周，然后练习髋关节活动。

（2）后柱骨折

①入路：取俯卧位，从髋后入路，显露坐骨支、髋臼后壁及髂骨后面。

②复位：使用骨盆复位钳，在骨折块之间根据需要进行撑开或加压，也可纠正骨折端的前后移位。用带有“T”形手柄的 Schanz 螺丝钉固定于后柱坐骨或骨折块上，配合从坐骨切迹处插入手指的感觉，纠正骨折端的旋转移位。

③固定：骨折得到复位后，以钢板固定髂骨与坐骨支。注意勿使螺丝钉进入髋臼内。

④术后处理：同“前柱骨折”。

（3）前柱及后柱骨折。

①入路：通常需要采取髂腹股沟和延伸髂股入路手术切口，才能达到显露髋臼上方髂骨的目的。是否需要采用两个手术切口，应根据显露需要确定。在双柱骨折中，如是后柱单纯骨折，同侧骶髂关节未受累，可选用髂腹股沟入路。如有骶髂关节受累，则应采用延伸髂股入路，才能满足显露、复位和骶髂关节固定的需要。

②复位：由于髋臼相对完整的髂骨翼向内侧移位，髋臼窝可夹在完整髂骨翼的后内侧，造成复位有一定难度。凡伴有前壁或后壁骨折或粉碎者，需切开相应的关节囊及髋臼附丽部分，以便观察髋臼内及臼壁复位情况。前壁骨折时，需同时显露髋关节前面。

③固定：钢板固定时，均需将钢板弯成适合于臼前后缘或前柱或后柱的外

形，以扩大接触面，增强固定效果。

（4）横骨折。

①入路：可根据横行骨折线与髋臼顶的关系，决定采用相应的手术入路。因不易观察到对侧复位情况，故应选择移位程度较为明显一侧作为手术入路，一般采用后方的 Kocher-Langenbeck 入路。如合并有广泛的后壁粉碎骨折，范围超过一半或骨折有明显移位，必要时需辅助使用延长的髂股入路。

②复位：近髋臼顶及髋臼下方的横骨折，显露骨折后，先估计螺丝钉的适当位置，分别用 4.5mm 螺丝钉及骨盆复位钳固定两骨块，使用复位钳撑开清理骨折端，通过推动固定在骨折块上的螺钉和复位钳进行复位，将 Schanz 螺丝钉拧紧固定在坐骨结节或坐骨结节近端。为了减少占据空间，也可用克氏针作为复位后临时固定。

③固定：复位后以钢板固定。由于后柱较粗大，安置内固定比较稳固。

（5）臼顶粉碎骨折。

①入路：髋臼顶负重区的压陷或粉碎骨折，可选用延伸髂股入路，以可较好显露髋臼顶的前、后方，也可采用大粗隆截骨入路。

②复位：用点式复位钳的一侧放在前柱髂前下棘后方，另一侧放在骨盆边缘髂耻隆起远侧，通过加压闭合前方的骨折间隙，观察髋臼前方骨折线可了解复位效果。髋臼后方的骨折，可使用第 2 把点式复位钳，穿过后柱、横跨骨折线进行复位。

③固定：髋臼前方关节面平整，骨折前部得到复位后，可在髋臼缘上方 2cm、前柱外缘的后斜面，向耻骨结节方向，由后向前用 1 枚长螺丝钉固定。骨折后部的固定方法同后柱骨折，一般使用预弯的重建钢板固定。

④术后处理：患肢牵引 2~3 周，去除牵引后开始活动髋关节，必须待骨折完全愈合后才能负重。

（6）T 型骨折：是处理难度较大的一种类型。

①入路：采用延伸髂股入路或大粗隆截骨入路，能充分显露前方关节面、髋臼前壁及髂耻隆起。

②复位：使用点式复位钳对前柱骨折进行复位。

③固定：在 T 型骨折的远端，将螺丝钉从前柱骨折的后部拧入到关节面的横行骨折线上，固定骨折。如前方的骨折线较低，螺丝钉可能穿过髋臼，必须防止螺丝钉尾碰触到股骨头。

④术后处理：术后常规负压引流 24~72 小时。如果复位和固定牢靠，一般不需牵引。尽早开始髋关节功能锻炼，可使用 CPM 连续性被动运动。注意预防深静脉血栓形成及肺栓塞，可常规口服拜瑞妥。定期复查 X 线片，应根据骨折

程度、内固定及愈合情况确定开始负重时间，一般 8 周后才能逐步完全负重。

第三节 骶尾骨骨折

骶尾骨骨折常与骨盆骨折并发，因此被列入骨盆缘骨折。由于骶骨在解剖、生物力学特点和损伤机制有自身的特点，故常作为单独论述。骶骨是后方骨盆环稳定性的重要部分，损伤时常合并神经损伤，因尾骨解剖畸形较多，临床较易造成误诊。

一、应用解剖

骶骨呈三角形，在正中将二半骨盆同脊柱相连，由 5 块骶椎和退化的尾骨融合构成，通过附着的韧带在维持骨盆环的稳定性上起重要的作用。

骶管包含骶神经和尾丛，通过骶前孔穿出骶骨。

髂内动脉和静脉等大的骨盆血管，沿腰骶干走行。骶正中动脉和自主神经的交感部分在骶骨结节区域、骶骨前面。

二、损伤机制

损伤机制与骨盆骨折的严重性有明显关系。最常见是高处坠落和机动车意外的高能量创伤，坠落伤可合并骶骨横形骨折或严重的过度屈曲损伤。另外，侧方冲击伤可合并髋臼或骶骨骨折、正面碰撞可导致髋臼骨折。

三、类型

骨折可发生在骶骨的不同水平及部位，骨折线可通过骶骨岬、骶骨翼和骶骨孔，多发生在骶$_2$以下，常见为斜型和垂直骨折。

（一）根据骨折线走向分型

1. 斜型骨折。
2. 水平骨折。
3. 垂直骨折。

（二）AO 分型

A 型包括尾骨骨折或骶尾脱位，骶$_2$以下的无移位的骶骨横形骨折，未累及骨盆束带和骶$_2$以下移位的骶骨横形骨折等。

B 型包括单侧或双侧“开书型”骶骨骨折、单侧或双侧侧方挤压损伤骨折。

C 型包括单侧不稳定的骶骨骨折、单侧骶骨骨折合并对侧后部 B 型骨盆环损伤和双侧骶骨骨折。

四、并发症

并发神经损伤的发生率为21%~60%，损伤程度与骨折类型以及骨盆环不稳定的程度有关。可因牵拉或骨片直接压迫所致，神经损伤位置可不同于骨折平面。腰$_4$~骶$_2$神经根损伤可导致膝关节以下肌肉和皮肤区域功能障碍；骶$_3$~骶$_5$神经根损伤，可表现为生殖泌尿系统和性功能障碍，会阴区感觉障碍；骶$_1$神经根损伤可导致膀胱、直肠功能障碍；腰$_5$神经根损伤可导致足下垂。

五、手术治疗

（一）适应证

1. 严重的骨折移位，影响直肠及肛管区功能。
2. 有移位的横形骨折合并骶神经损伤。

（二）禁忌证

1. 有严重的骨质疏松。
2. 一般情况差。

（三）手术方法

（1）经后路双侧髂骨后方钢板固定。适用于骶骨垂直骨折。可选用塑形后的重建钢板，通过穿凿骨孔，穿越双侧髂骨后方用松质骨螺钉固定在髂骨。

（2）经后路骶骨横形和斜行骨折钢板固定。

（3）经后路髂骨螺栓固定。

（4）闭合复位经皮骶髂拉力螺钉固定。适用于不稳定的骨盆环骨折，主要结构完整的骶髂关节脱位和骨折脱位，尤其是位于骶孔或其侧面的移位骨折。手术过程必须应用影像透视引导，以保证螺钉准确置入。

（5）其他。骶骨骨折必要时可行切开复位，尾骨骨折如骨折不愈合或长期疼痛，可考虑尾骨切除术。

（四）术后处理

拔除引流管后即可部分负重行走，6周后完全负重。术后1年，如果患者有临床症状，可取出内固定物。

第五章

下肢损伤

第一节　股骨颈骨折

股骨颈骨折占全部骨折总数的3.58%，它常发生于老年人，随着人的寿命延长，其发病率日渐增高。其临床治疗中存在骨折不愈合（15%左右）和股骨头缺血坏死（20%~30%）两个主要问题。至今，股骨颈骨折的治疗及结果等多方面仍遗留许多未解决的问题。

一、致伤原因、分型与诊断

（一）致伤原因

造成老年人发生骨折有两个基本因素，内因骨强度下降，多由于骨质疏松；双光子密度仪证实股骨颈部张力骨小梁变细，数量减少甚至消失，最后压力骨小梁数目也减少，加之股骨颈上区滋养血管孔密布［据200根成人股骨颈上区观察测量平均（14.6±0.22）个标准差为3.1］，均可使股骨颈生物力学结构削弱，使股骨颈脆弱。另外，因老年人髋周肌群退变，反应迟钝，不能有效地抵消髋部有害应力，加之髋部受到应力较大（体重2~6倍），局部应力复杂多变，因此不需要多大的暴力，如平地滑倒，由床上跌下，或下肢突然扭转，甚至在无明显外伤的情况下都可以发生骨折。而青壮年股骨颈骨折，往往由于严重损伤如车祸或高处跌落致伤，偶有因过度过久负重劳动或行走，逐渐发生骨折者，称之为疲劳骨折。

（二）分型

进行骨折分类可以反映骨折移位程度，稳定性，推测暴力大小，也可估计预后，并指导正确选择治疗方法。

1. 按骨折部位分类

（1）股骨头下骨折：骨折线位于股骨头与股骨颈的交界处。骨折后由于股骨头完全游离，可以在髋臼和关节囊中自由旋转移动，同时股骨头的血液循环大部中断，即使圆韧带内的小凹动脉存在，也只能供应圆韧带凹周围股骨头的血供；如果小凹动脉闭塞，则股骨头完全失去血供，因此此类骨折愈合困难，股骨头易发生缺血坏死。

（2）股骨颈头颈部骨折：骨折线由股骨颈上缘股骨头下开始，向下至股骨颈中部，骨折线与股骨纵轴线的交角很小，甚至消失，这类骨折由于剪力大，骨折不稳，远折端往往向上移位，骨折移位和它所造成的关节囊，滑膜被牵拉、扭曲等改变，常导致供给股骨头的血管损伤，使骨折不易愈合和易造成股骨头坏死。

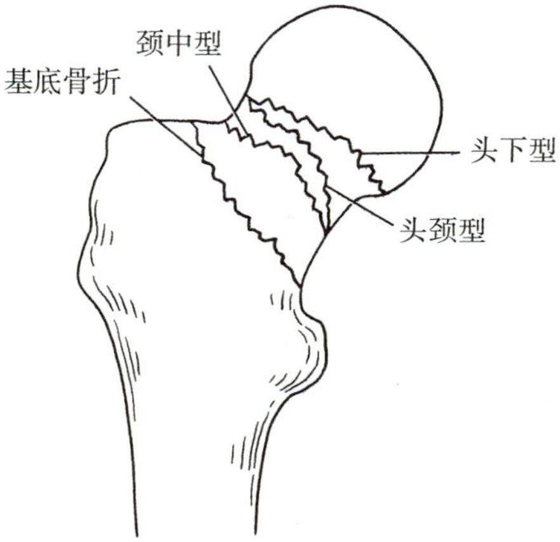

图 5-1　股骨颈骨折按部位分类

（3）股骨颈中部骨折：骨折线通过股骨颈中段，由于保存了旋股内侧动脉分支，骺外侧动脉，干骺端上及下侧动脉，经关节囊的滑膜下进入股骨头，供应股骨头的血液循环，因此骨折尚能愈合。

（4）股骨颈基底部骨折：骨折线位于股骨颈与大转子之间，由于骨折两端的血液循环良好，骨折容易愈合。

2. 按骨折线的方向分类

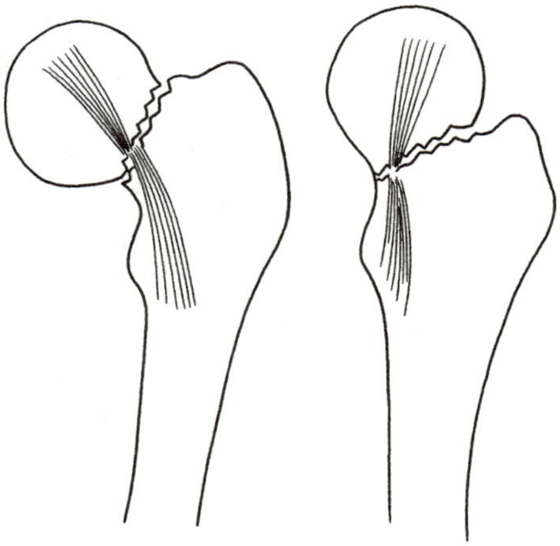

图 5-2　股骨颈骨折按骨折线的方向分类

（1）股骨颈外展骨折：在跌倒时下肢常处于外展位。两折端之间呈外展关系，压力骨小梁折断向内成角，颈干角加大，骨端嵌插，位置稳定，骨折线的 Pauwell 角<30°或者 Linton 角<30°。这种骨折端的剪力小，骨折比较稳定，同时由于髋周围肌肉张力和收缩力，促使骨折端靠拢并施以一定压力，有利骨折愈合。

（2）股骨颈内收骨折：在跌倒时下肢常处在内收位。股骨头呈内收，骨折远端向上错位，骨折线的 Pauwell 角>50°，或骨折线的 Linton 角>50°，此种骨折端极少嵌插，骨折线之间剪力大，骨折不稳定，多有移位，远端因肌肉牵拉而上升，又因下肢重量而外旋，关节囊血供破坏较大，因而愈合率比前者低，股骨头坏死率高。

这种分类由于股骨头的移位和旋转，往往使骨折线走行难以判断。

3. 按骨折移位程度分类

Garden 等根据完全骨折与否和移位情况分为四型。

（1）Ⅰ型：骨折没有通过整个股骨颈，股骨颈有部分骨质连接，骨折无移位，近折端保持一定血供，这种骨折容易愈合。

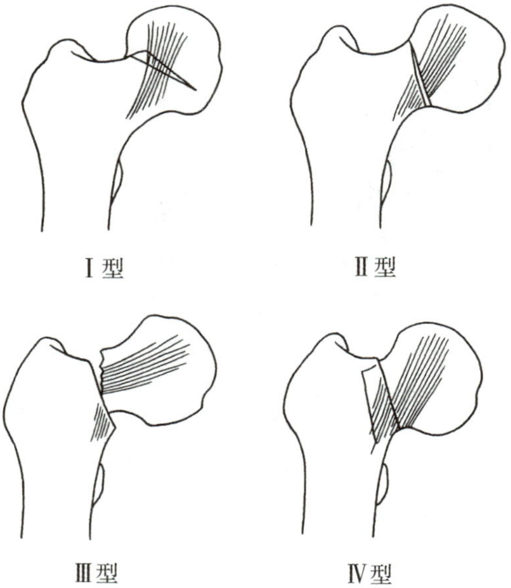

图 5-3 股骨颈骨折 Garden 分型

（2）Ⅱ型：完全骨折无移位，股骨颈虽然完全断裂，但对位良好，如系股骨头下骨折。仍有可能愈合，但股骨头坏死变形常有发生。如为股骨颈中部或基底骨折，骨折容易愈合，股骨头血供良好。

（3）Ⅲ型：为部分移位骨折，股骨颈完全骨折，并有部分移位，多为远折端向上移位或远折端的下角嵌插在近折端的断面内，形成股骨头向内旋转移位，颈干角变小。

（4）Ⅳ型：股骨颈骨折完全移位，两侧的骨折端完全分离，近折端可以产生旋转，远折端多向后上移位，关节囊及滑膜有严重损伤，因此经关节囊和滑膜供给股骨头的血管也容易损伤，造成股骨头缺血坏死。

Garden 的分类型是目前应用比较广泛的一种，但在 Frandsen 等研究中，多个观察者能对股骨颈骨折的 Garden 分型达成完全一致意见的仅占病例的 22%，有移位的和无移位的骨折之间的区别非常一致。Nieminen 比较诸分类法，认为 Garden 分类法对估计预后较为合理。

（三）临床表现

1. 症状

老年人跌倒后诉髋部疼痛，不敢站立和走路，应想到股骨颈骨折的可能。

2. 体征

（1）畸形：患肢多有轻度屈髋屈膝及外旋畸形。

（2）疼痛：髋部除有自发疼痛外，移动患肢时疼痛更为明显。在患肢足跟部或大粗隆部叩打时，髋部也感疼痛，在腹股沟韧带中点下方常有压痛。

（3）肿胀：股骨颈骨折多系囊内骨折，骨折后出血不多，又有关节外丰厚肌群的包围，因此，外观上局部不易看到肿胀。

（4）功能障碍：移位骨折患者在伤后就不能坐起或站立，但也有一些无移位的线状骨折或嵌插骨折病例，在伤后仍能走路或骑自行车。对这些患者要特别注意。不要因遗漏诊断使无移位稳定骨折变成移位的不稳定骨折。患肢短缩，在移位骨折，远端受肌群牵引而向上移位，因而患肢变短。

（5）患侧大粗隆升高，表现在：①大粗隆在髂—坐骨结节联线（Nelaton线）之上。②大粗隆与髂前上棘间的水平距离缩短，短于健侧。

（四）辅助检查

最后确诊需要髋正侧位 X 线检查，尤其对线状骨折或嵌插骨折更为重要。X 线检查作为骨折的分类和治疗上的参考也不可缺少。应提起注意的是有些无移位的骨折在伤后立即拍摄的 X 线片上可以看不见骨折线，当时可行 CT、MRI 检查，或者等 2~3 周后，因骨折处部分骨质发生吸收现象，骨折线才清楚地显示出来。因此，凡在临床上怀疑股骨颈骨折的，虽 X 线片上暂时未见骨折线，仍应按嵌插骨折处理，3 周后再拍片复查。另一种易漏诊的情况是多发损伤，此时常发生于青年人，由于股骨干骨折等一些明显损伤掩盖了股骨颈骨折，因此对于这种患者一定要注意髋部检查。

二、治疗

股骨颈骨折的最佳治疗方法是手法复位内固定，只要有满意复位，大多数内固定方法均可获得 80%~90% 的愈合率，不愈合病例日后需手术处理亦仅 5%~10%，即使发生股骨头坏死，亦仅 1/3 病例需手术治疗。因此股骨颈骨折的治疗原则应是：早期无创伤复位，合理多钉固定，早期康复。人工关节置换术只适用于 65 岁以上，Garden Ⅲ、Ⅳ型骨折且能耐受手术麻醉及创伤的干扰者。

（一）复位内固定

复位内固定方法的结果，除与骨折损伤程度，如移位程度、粉碎程度和血供破坏与否有关外，主要与复位正确与否，固定正确与否，术后康复情况有关。

1. 闭合复位内固定

（1）适应证：适于所有各种类型骨折，包括无移位或者有移位。

（2）治疗时机：早期治疗，有利于尽快恢复骨折后血管扭曲、受压或痉挛。在移位骨折中，外骺动脉（股骨头主要血供来源）受损，股骨头的血供主要由残留圆韧带动脉、下干骺动脉及周围相连软组织和骨折断端的再生血管供养。据动物实验，兔的股骨头完全缺血 6 小时，就已造成成骨细胞不可逆的损伤。缺血股骨头成骨细胞坏死，组织学上一般需 10 天左右才能观察到，所以有人提出，股骨颈骨折应属急症手术（24~36 小时以内），不超过 2 周仍可为新鲜骨折。

（3）麻醉：以局麻为主，个别采用硬膜外麻醉。用 0.5% 普鲁卡因 50~100mL，做粗隆外侧浸润麻醉直达骨膜下，再向股骨颈骨折间隙和关节内注射。

（4）骨折复位：准确良好的复位是内固定成功的重要条件。骨折内固定后，应力的 75% 由骨本身承受，内固定只承受应力的 25%。

①复位方法：Whitman 法，牵引患肢，同时在大腿根部加反牵引，待肢体原长度恢复后，行内旋外展复位。Leadbetter 改良了 Whitman 法，主要是屈髋屈膝 90°位牵引；Flymn 则在屈髋屈膝超过 90°位牵引。有人比较以上三种复位手法后认为，三种手法的疗效并无差别，目前许多学者主张先用缓慢的皮牵引或骨牵引数日，待骨折复位后再手术，因为这样创伤可小些。我们多采用患者仰卧于骨科牵引床上，健肢固定于足板上。患肢固定于另一足板上，在外旋位，外展患肢 20°，给予足够牵引，使之达到稍超过正常长度，然后内旋患肢，直至股骨内旋 20°~30°。复位操作在 C 形臂 X 线机监视下进行。各种手法只要操作得当，即足够牵引及内旋，绝大部分骨折可达良好复位，复位好坏与预后密切相关。如果手法仍不能复位时，应考虑近侧骨折端可能插入关节囊，或有撕裂的关节囊碎片嵌插在骨折线之间，此种情况见于青壮年患者，应考虑切开复位。

②复位判断标准：多用 Garden 对线指数判断复位，即根据正侧位 X 线片，将复位结果分为四级。正常正位片上股骨干内缘与股骨头内侧压力骨小梁呈 160°交角，侧位片上股骨头轴线与股骨颈轴线呈一直线（180°）（图 5-4）。

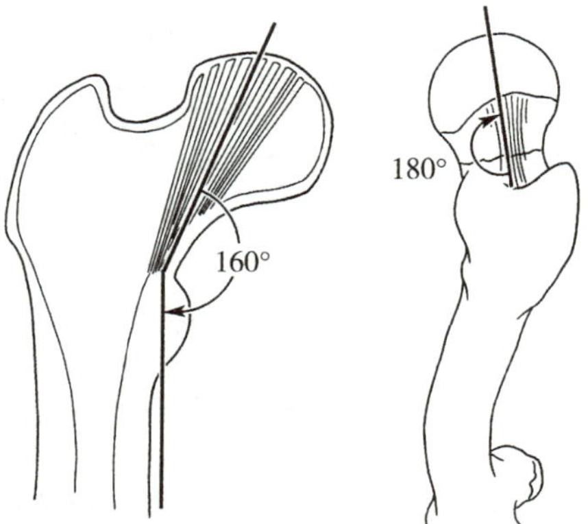

图 5-4　Garden 对线指数

Ⅰ级复位，正位呈 160°，侧位呈 180°；Ⅱ级复位，正位 155°，侧位 180°；Ⅲ级复位，正位<150°，或侧位>180°；Ⅳ级复位，正位 150°，侧位>180°。如果髋正位像上，角度<160°表明不可接受髋内翻，而角度>180°表明存在严重髋外翻，由于髋关节匹配不良，将导致头缺血坏死率及骨关节炎发生率增高。侧位像上，仅允许 20°变化范围，如果股骨头前倾或后倾，角度>20°范围，说明存在着不稳定或非解剖复位，而需要行再次手法复位。Garden 等报道的 50°例中，复位Ⅰ~Ⅱ级者，仅 26%发生头塌陷，而Ⅲ级者则有 65.4%发生股骨头塌陷，Ⅳ级者有 100%发生股骨头塌陷。

（5）手术方式：股骨颈骨折治疗方法选择，取决于患者年龄，创伤前患者的身体情况，骨折移位程度，骨折线的水平及角度，骨密度及股骨颈后方的粉碎程度。由于特殊解剖部位，股骨颈骨折闭合复位内固定要求固定坚强，方法简单，对血供破坏少，符合局部力学特征。骨折固定失效，增加骨不连、股骨头坏死的发生率。内固定的选择需要能够抗剪切力、抗剪曲力，同时负重时能够承受一定的张力和抗压缩力。临床常用的固定材料为 6.5~7.3mm 空心钉，其固定理念基于多枚斯氏针固定治疗股骨颈骨折。

①4 枚斯氏针闭合复位内固定治疗股骨颈骨折：局麻后，患者置于骨科牵引床上，健肢外展牵引，患肢内收内旋位牵引，C 臂透视复位后，按第一枚斯氏针的要求位置，正位透视下沿股骨距进入压力骨小梁，注意根据患肢内旋角度调整前倾角，直到股骨头软骨面下 5mm，侧位透视如斯氏针位于股骨颈和股骨头内即可，如不满意，注意调整前倾角，同样的方法钻入第 2、3、4 枚斯氏针，其进针点、进针方向见图 5-5。注意调整不同的前倾角，使斯氏针在股骨颈和股骨头的分布均匀。针尾埋于阔筋膜内，术后穿防旋鞋，2 周后扶双拐足内侧缘部分负重（图 5-6）。

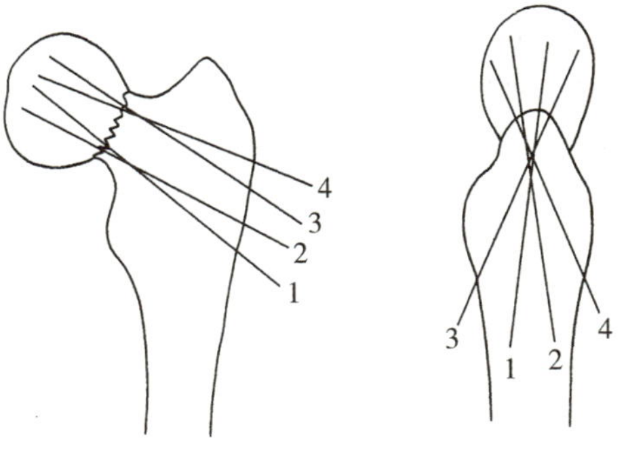

图中序号为进针顺序

图 5-5　4 枚斯氏针内固定股骨颈骨折的针位设计

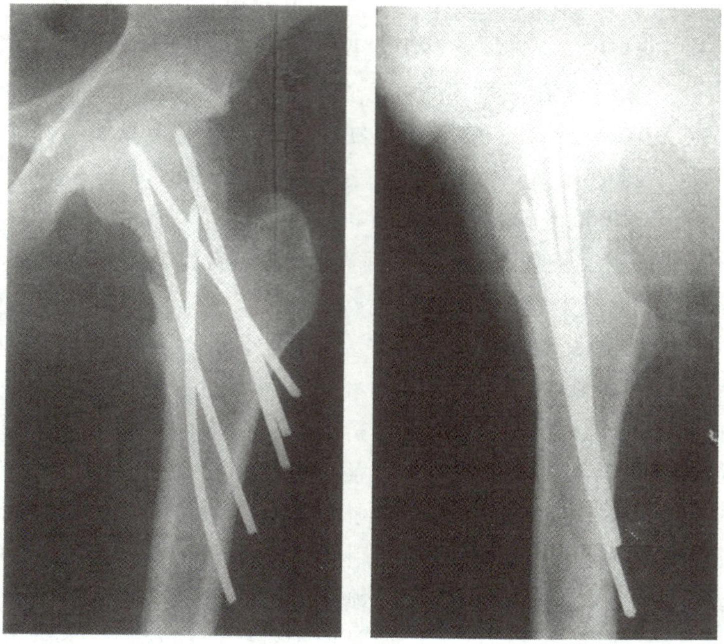

A　　　　B

A. 正位；B. 侧位

图 5-6　骨圆针固定股骨颈骨折

②空心加压螺丝钉固定方法：沿股骨颈前面放一根 3. 2mm 导针，在 X 线电视机辅助下，使此导针接近股骨颈内侧皮质，在股骨外侧皮质骨中点，并与前面导针平行，钻入 1 枚导针经股内侧皮质，股骨颈入头，至股骨头软骨下 5mm，导针前倾角控制在 10°以内，使导针位于股骨头后方，在稍上方再穿入第 2 枚导针，第 3 枚导针经大粗隆基底处，沿张力骨小梁，经颈入头，前倾角控制在 5°以内，使导针侧位像显示偏股骨头前方。从穿入导针，测量每个空心钉所需长度，沿导针先下，后上旋入相应长度空心钉，拔除导针。X 线机 C 形臂电视下，核实螺钉位置（图 5-7）。

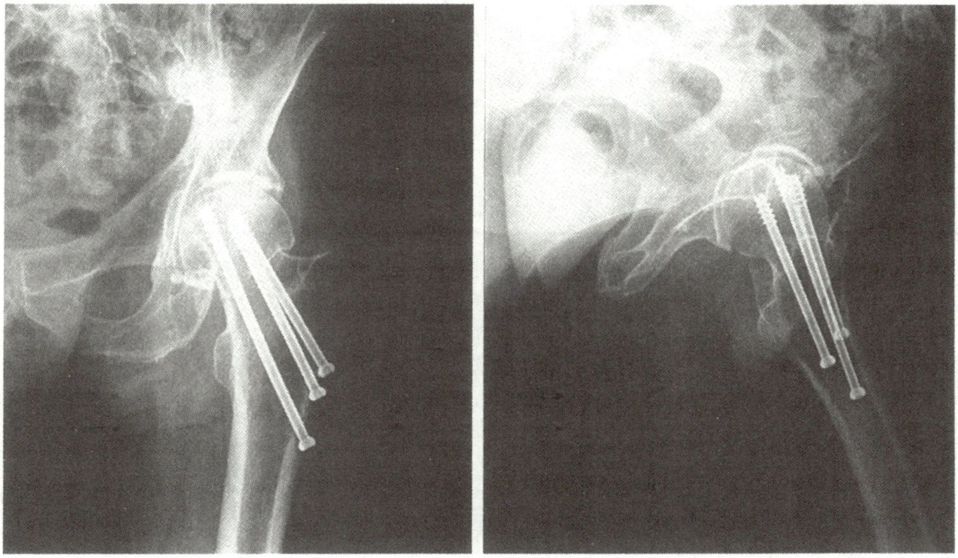

A　　B

A. 正位；B. 侧位

图 5–7　空心钉固定股骨颈骨折

2. 空心钉固定失败原因

（1）进针方向错误：没有掌握骨小梁系统特点，空心钉与股骨夹角太大或太小，夹角太大容易穿过股骨颈内侧骨皮质；夹角太小容易穿过股骨颈外侧骨皮质。正常股骨颈前倾角 15°左右，没有将肢体固定在内旋位，使股骨颈变成水平位，穿针时容易穿过股骨颈后侧。空心钉方向过于朝前，针容易穿过股骨颈前侧骨皮质。处理方法：空心钉旋入前，应将骨折复位，然后固定在内旋位，消除股骨颈前倾角，打钉时注意在水平位，朝腹股沟韧带中点。空心钉固定位置不好，应将其拔出，重新固定。

（2）空心钉穿过关节面：术前没有根据 X 线片，选择长短合适空心钉，使用钉过长；术中没有反复比较股骨头颈长度，使用空心钉长短不合适；没有使用 X 线机透视监视。处理方法：术前根据 X 线片，术中根据头颈长度选择空心钉，一般是可以避免的。如有条件，最好术中使用 X 线机，边旋入空心钉边透视。术后拍片，如空心钉已穿过关节面，可在局麻下切开，将空心钉拔出少许，其拔出长度根据 X 线片而定（表 5–1）。

表 5-1 空心钉的进针分布

针序	进针点 大粗隆尖下（cm）	进针方向	股骨头分布		进针深度 （cm）
			正位	侧位	
1	10	经股骨距及压力骨小梁	中内 1/3	偏后	0.5~1.0
2	8	骨小梁交叉处	中 1/3	居中	0.5~1.0
3	6	经张力骨小梁	中外 1/3	偏前	0.5~1.0

3. 切开复位内固定

（1）内固定方法。

①单纯切开复位，空心钉固定

A. 适应证：经过 1~2 次轻柔的闭合手法复位未获得成功或复位后不能接受者，应考虑切开复位内固定。

B. 方法：一般选择 Watson-Jones 入路外侧切口，向近端和前侧稍延伸，切开皮肤、皮下阔筋膜，剥离并向前牵开部分股外侧肌，向后牵开臀中小肌，显露关节囊，切开关节囊及清理血肿，直视下解除关节囊嵌入或者股骨颈前、后缘骨折尖端插入关节囊等影响复位因素，用骨刀插入前面的骨折间隙撬拨复位。当复位满意后，插入导针，行空心螺钉固定。

②切开复位，空心钉固定及股骨颈植骨术

A. 适应证：50 岁以下尤其青壮年的股骨颈头下型或头颈型骨折，骨折不易愈合并有股骨头坏死的可能者，或陈旧性股骨颈骨折不愈合者，可以采用开放性多根针或空心钉固定加股骨颈植骨手术。

B. 方法：植骨方法多采用带肌蒂骨瓣或带血管蒂骨瓣，如股方肌骨瓣移植或带旋髂深血管的髂骨瓣移植较为常用。

（2）内固定术式。

①股方肌蒂骨瓣移植术：手术在硬膜外麻醉下进行。患者取健侧卧位，按髋后侧切口由髂后上棘与股骨大粗隆顶点联线中点开始，经大转子顶点再转向股骨外侧下，长 15cm 左右，逐层分开。暴露出诸外旋肌和坐骨神经。股方肌位于闭孔外肌与最小的上、下肌之间，游离股方肌至股骨粗隆后侧的止点，在肌止点四周用电刀切开骨膜约 1.5cm×6cm 范围，再用骨刀在切开骨膜处凿取约厚 1.5cm 的长方形骨块，并与股方肌保持连接，切断闭孔内外肌与下肌止点，向内侧翻开，暴露关节囊后壁，沿股骨颈方向切开关节囊，暴露股骨颈和股骨头，将骨折复位，沿股骨颈长轴凿一骨槽约 1.5cm×5cm，深 1.5cm，在骨槽的近端向股骨头内用骨刀挖一骨穴约深 1cm 多，将带股方肌蒂的骨瓣嵌插在股骨颈的骨槽内，其骨瓣的粗隆端插入股骨头的骨穴内，稍加锤击后即可嵌紧(图 5-8)。

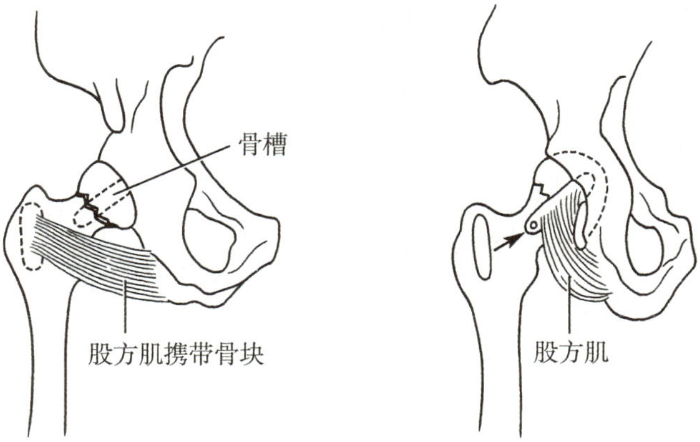

图 5-8 股方肌骨瓣移植治疗股骨颈骨折

在股骨大粗隆以下的股骨外侧，在直视下插入空心钉或多枚针固定。行多枚针固定时，亦可在嵌入植骨前，将计划经植骨槽外的 3 枚针插入，3 枚针的位置是骨槽前、上、下各 1 枚。应行 X 线片或电视核查内固定的位置。

②带旋髂深血管蒂的髂骨瓣转位移植术：手术在硬膜外麻醉下进行，患者取平卧位，臀部垫高，取髋前外侧切口（S-P 切口）。

A. 游离旋髂深血管及髂骨瓣：在切口中部向内侧游离皮瓣，暴露腹股沟韧带，在股动脉或髂外动脉上寻找向外上方走行的旋髂深动脉及伴行静脉，亦可不显露股动脉，直接在腹股沟韧带下找寻旋髂深血管。向外分离时，切断腹内斜肌和部分腹横肌，最后可见血管进入髂肌，在向髂骨分离时尽量保留髂肌。在接近髂前上棘时，有股外皮神经由动静脉之前穿过，注意勿损伤。旋髂深动脉在距髂前上棘上方内侧 6cm 处，分出数支穿支进入髂骨。以此血管束为中心，设计取骨范围，骨膜下显露外板，一般取 6.0cm×1.5cm×1.5cm 全层骨块，保留血管束周围的髂肌和骨膜，防止损伤进入髂骨的血管支。切取的带血管蒂骨块应有鲜血溢出。用盐水纱布包绕骨块待用。

B. 暴露股骨颈：分开缝匠肌与阔筋膜张肌间隙，切断股直肌的止点下翻暴露髋关节囊，沿股骨颈的方向切开关节囊暴露股骨颈，切除股骨颈骨折间隙内的纤维瘢痕组织，并进行骨折复位。

C. 股骨颈骨折固定：在 X 线电视指导下或直视下多针或 2 或 3 枚空心钉由股骨大粗隆外侧切口进行插针固定。3 枚针的位置是股骨颈后面，上下各 1 根；在股骨颈的前侧，沿其长轴凿一骨槽，宽深各 1.5cm，长 6cm，并在骨槽上端向股骨头挖一骨穴，约深 1cm，将带血管蒂髂骨瓣移植股骨颈骨槽内。注意血管蒂不能扭转，骨块外层皮质向上，将骨块一端插入股骨头的骨穴内，再将其余部分嵌插在骨槽内，轻轻捶击使骨块固定牢固。为防止骨块滑脱，可用螺丝钉固定或用粗丝线缝合股骨颈骨膜固定（图 5-9）。

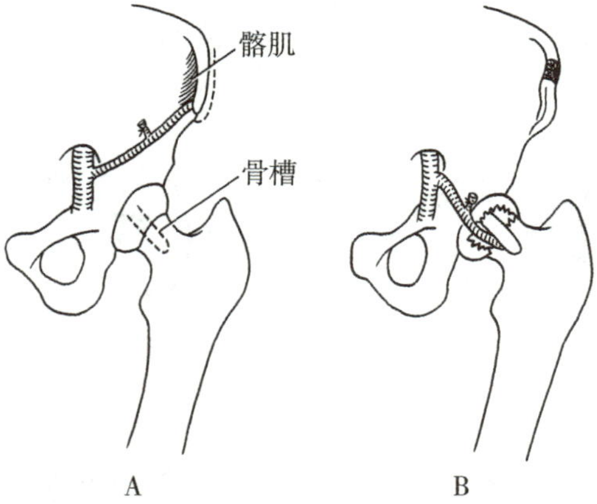

图 5-9　带旋髂深血管蒂的髂骨瓣移植治疗股骨颈骨折

（二）人工假体置换术

1. 适应证

自从 Moore 和 Thompson 报道人工股骨头置换术治疗股骨颈骨折以来，人工假体置换术治疗股骨颈骨折已成为一种重要方法。其原因：假体置换后，可允许老年患者立刻负重并恢复活动能力，有利于预防卧床和不活动引起并发症；假体置换消除了股骨颈骨折的骨不连接和缺血坏死，对于有移位股骨颈骨折，假体置换与内固定相比，可减低再手术概率。但假体置换也有其不足：假体置换手术比一般的复位内固定术显露大、出血多；假体置换术后，当出现机械失败及感染时，处理方法比较复杂。基于上述的优缺点，对于移位股骨颈骨折行人工假体置换有以下适应证。

（1）55~65 岁间骨质疏松明显，骨折不能得到满意复位及内固定者。

（2）65 岁以上的股骨颈头下骨折，Garden Ⅲ、Ⅳ型骨折。

（3）年龄>60 岁以上陈旧股骨颈骨折未愈合者，或者患者因并存症多，一般情况差，不能耐受第 2 次手术。

2. 手术入路

由于后入路并发症发生率高，尤其是脱位及感染，笔者大多选择改良的外侧入路，并发症发生率低。具体手术方法见关节置换章。

3. 假体选择

对于仅可在室内活动且预计寿命在 2 年以内患者，笔者主要采用单极半髋个体置换，对于活动范围较大且又有假体置换适应证的患者采用全髋关节置换。

股骨颈骨折的重要并发症为股骨头缺血性坏死和骨折骨不连，其发生率和患者年龄、损伤的能量、骨折的部位、移位程度、复位程度、固定程度等相关。

早期的解剖复位，骨折的加压固定可促进骨折愈合，减少股骨头的血供破坏。因此，早期的闭合牵引复位空心钉内固定是目前常用的方法，但对于外展型股骨颈骨折不强求牵开短缩的骨折端，防止进一步损伤股骨头血供。复位的标准为 Garden 指数，可接受的复位为：正位股骨头内侧骨小梁和股骨干内侧皮质夹角介于 160°~180°，侧位股骨头前倾、后倾小于 20°。准确复位和可靠固定是良好预后的重要因素。对年轻患者更是如此，如复位不能接受，可考虑切开复位空心钉内固定、股方肌蒂骨瓣移植术。

原北京军区总医院骨科近 5 年来共治疗股骨颈骨折 245 例，其中 55 岁以上者 221 例，平均年龄 67 岁，189 例采用空心钉固定治疗，即使 GardenⅢ、Ⅳ型的骨折大多数也可顺利愈合，而股骨头坏死的概率并不高，且多数对功能影响不大。在这组病例中，因为固定失败或骨不愈合行二次手术人工关节置换者 3 例，因股骨头坏死影响功能而行人工关节置换者 5 例。我们认为，一般来说对于老年股骨颈骨折应首先考虑选择空心钉固定的方法，该方式为微创方式、安全性高，疗效较满意；对人工关节置换的选择不能仅以年龄、骨折类型作为依据，还应根据患者预计寿命、功能活动状况和要求、全身状况等综合考虑，慎重选择。尽管假体的使用避免了骨不连和缺血性坏死等并发症，且早期效果较好，但存在手术创伤较大、晚期假体松动或感染等风险。虽然人工关节置换技术已经有了很大提高，但是近年来我们仍然看到了越来越多的假体晚期松动失效的病例，补救措施较为复杂棘手。

三、并发症

（一）股骨颈骨折不愈合

股骨颈骨折由于解剖、生物力学及局部血供的特点，发生不愈合是比较常见的并发症，一般文献报道股骨颈骨折不愈合率为 7%~15%。股骨颈骨折不愈合率是四肢骨折中发生率最高，尤其随着人口老龄化，已成为严重的社会问题。

1. 影响因素

（1）年龄：大多数学者认为年龄过高是影响骨折愈合的一个因素，在国外以 75 岁为界，不愈合率为 32%~41%；75 岁以下为 18%。因此 75 岁以上高龄患者其不愈合率显著上升。原因可能与骨质疏松及并存症多有关。

（2）骨折移位程度：骨折移位越严重，其愈合越困难，这已是公认的规律，而且是影响骨折愈合的最重要因素。外展型及内收型轻度移位者，愈合率 96.6%，中度移位者为 85.7%，严重移位者为 59.2%。

（3）骨折部位：目前多数人认为除股骨颈基底骨折以外，单以囊内骨折而论，高位头下骨折发生不愈合率高。

（4）骨折部位粉碎：粉碎性骨折多发生于股骨颈后侧，且在复位前 X 线上难以发现，多于复位后，侧位像上呈现一典型的蝶形骨片。近年来，不少报道对颈后折片的发生机制及临床意义进行探讨，大多数的学者认为是一个影响骨折愈合的因素。在 GardenⅢ、Ⅳ型的骨折中，轻度粉碎者的不愈合率为 5%，中度粉碎者为 21.3%，严重粉碎者为 75%。后缘粉碎影响内固定的坚固性也是一个因素。

（5）骨折线的倾斜度：关于 Pauwell 和 Linton 角测量的临床意义，目前把骨折线倾斜度作为单独因素来判定骨折愈合，根据是不足的。骨折线倾斜度对骨折愈合并无明显影响。

（6）骨折复位不良：股骨颈骨折复位不良会阻碍头血供重建，减少骨折远、近端的接触及固定后造成力学不稳定。复位质量通常以 Garden 复位指数表示，即以股骨头颈中的压力骨小梁，在正位片呈 160°，在侧位片呈 180°，以 160/180 表示，说明复位良好。Garden 和其他学者都认为超过 20°的外翻复位会使股骨头坏死率增加，复位后存在任何程度的内翻畸形将增加不愈合率。Lowell 指出髋内翻增加 20°，则 52%不愈合，向前向后成角超过 10°是不能接受的，特别是骨质疏松患者，因为骨骼强度弱，存在成角增加骨折再移位和不愈合危险。

（7）过早不合理负重：虽然空心钉等固定方法提供了较满意的生物力学方面的强度，但当早期负重时骨折局部仍会承受较大的剪切力，尤其在骨折类型为头下型或骨折严重疏松时，过早不合理的负重可能会导致内固定的失败。一般应于术后 2 周内卧床活动，2 周后离床双拐部分负重，然后依据骨折复位、固定及愈合情况，再完全负重。

2. 临床表现

患髋疼痛多不严重，患肢无力和不敢负重，患肢短缩，下肢旋转受限等。

3. X 线表现

①骨折线清晰可见。②骨折线两侧骨质内有囊性改变。③有部分患者骨折线虽说看不见，但连续拍片过程中，可见股骨颈渐被吸收变短，以致内固定钉突入臼内或钉尾向外退出。④股骨头逐渐变位，股骨颈内倾角逐渐增加，颈干角变小。

4. 治疗

手术是目前主要治疗方法，手术治疗的目的可概括为矫正负重力线，消除或减少骨折端剪应力；骨折复位内固定与植骨，以增强骨的再生修复能力；采用人工关节置换术或种种髋关节重建术，以恢复患髋负重行走的功能。患者的年龄与全身情况，股骨头形态与股骨颈被吸收的程度，是决定手术方法选择的主要依据。不愈合可同时并发股骨头坏死，也可不伴坏死，若发生不愈合，再次手术之前应行 MRI 检查，以了解股骨头血供状况，具体手术选择如下：①对于年龄超过 65 岁，能在住家附近步行活动者，可行全髋关节置换术。②对年轻患者，可行粗隆间外翻截骨或粗隆间截骨并再次行内固定。③对年轻患者合并股骨头坏死，且股骨头塌陷的不愈合者，应行全髋关节置换术。

多数不愈合都有某种程度的内翻成角，行粗隆间外翻截骨可使骨折端产生压力负荷，促进骨折愈合，麦氏截骨术—股骨粗隆间内移截骨术，适用于股骨颈骨折未愈合的患者，股骨头未坏死，股骨远端上移不多，小粗隆尚在股骨头下方，全身情况尚可中老年患者。孟氏截骨术，适用于股骨颈骨折颈未吸收的不愈合，无硬化及头坏死，有髋内翻畸形或颈后骨粉碎者。亦可采用各种植骨术，常用方法有带股方肌蒂骨块移植，带旋髂深血管髂骨移植，带臀上血管髂骨移植及带缝匠肌蒂骨块移植，辅以内固定。此方法由于需要切开复位，手术创伤比单纯内固定大，适用身体健康，无严重内脏疾病患者。尚永安等报道，用不同植骨方法治疗 3 周以上的陈旧性股骨颈骨折 168 例，其中缝匠肌骨块植骨三翼钉固定 48 例，愈合 39 例，不愈合 9 例；股方肌骨块植骨加三翼钉 35 例，34 例骨折愈合，1 例不愈合。单纯三翼钉固定 31 例，骨折愈合 18 例，不愈合 13 例。Langer 等用高选 DSA 证明带蒂髂骨块植入股骨颈有 82%存在供血。

（1）股骨粗隆间内移截骨术。

①适应证：本手术适用于股骨颈陈旧骨折未愈合的患者，股骨头未坏死，骨折远端上移不多，小粗隆尚在股骨头下方，全身情况尚可的中老年患者。

②原理

A. 截骨远端内移顶住股骨头，可减少股骨颈骨折所受的剪力作用。有利于骨折愈合并且改变髋负重力线使之内移。

B. 截骨处可吸收一部分下肢剪力，从而减少下肢活动时对骨折愈合的不利影响。

C. 截骨术后使股骨干增加 20°~30°外展，当骨折愈合后，患肢中立到内收时，拉大粗隆下移，可使因骨折远端向上移位而变松弛的臀中肌重新被拉紧，不仅可恢复臀中肌的张力，也可增加髋的稳定性，并可减少跛行。

③手术方法：仰卧位，臀稍垫高，髋关节外侧切口，显露股骨上段大粗隆基底和小粗隆上缘，以大粗隆基底下方约 2cm 处为标志向小粗隆上缘引一斜线，即为截骨线，选用薄而锐利的窄骨刀凿开小粗隆上缘的骨皮质，或于此处先行钻孔钻透骨皮质，再行截断，以防骨皮质劈裂而妨碍内推。再从股骨大粗隆下的标志斜行凿至股骨内侧，如有气锯或电锯则直接截骨。完全截断后可保留截骨刀于原位。助手将小腿向下牵引，使截骨面稍微离开，并使该肢外展，手术

者自股骨外侧捶击股骨干上端，截骨后的远折端即向内移和托住近断端截骨面的内 2/3，并位于股骨头颈下方（图 5-10），如有条件，则可用 L 形钢板固定，缝合伤口。无内固定者用髋人字形石膏固定在轻微外展位；有内固定者，行骨牵引 8 周，截骨愈合后，可用拐负重走步。

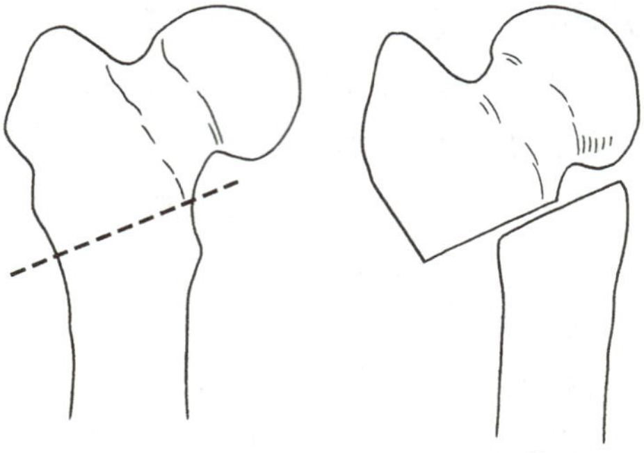

A. 截骨线；B. 截骨后

图 5-10　McMurray 截骨

（2）孟氏截骨术。

①适应证：崔甲荣（1981）报道用孟继懋截骨术治疗股骨颈骨折 28 例，适用于股骨颈骨折颈未吸收的不愈合，无硬化及头坏死，有髋内翻畸形或颈后骨粉碎。

②手术方法：患者平卧于骨折台上，髋外侧切口，直接显露股骨粗隆部，截骨自大粗隆股外侧肌嵴以下开始，斜向下内至小粗隆下方，截骨时将内侧皮质保留一薄层，先内收使皮质折断保留骨膜，再外展以使断端的尖端能插入近断端髓腔之中，插入方法是助手将患肢向远侧牵拉，使远断端的尖端拉至近断端的截骨斜向中下部，术者用一骨钩子钩住大粗隆尖处，向下牵拉使髋关节内旋，则将远断端之尖端插大粗隆骨松质中，此时助手在牵引下将患肢缓缓外展，以使其尖端插入股骨颈方向。在术者向下拉大粗隆情况下，助手放松牵引并改向近端嵌插，至远断端深深插入近断端中（图 5-11），缝合切口，单侧髋人字石膏固定 8 周，然后去石膏练习活动。或行内固定，骨牵引 6~8 周，平均随诊 7.1 年，82%获优良结果。

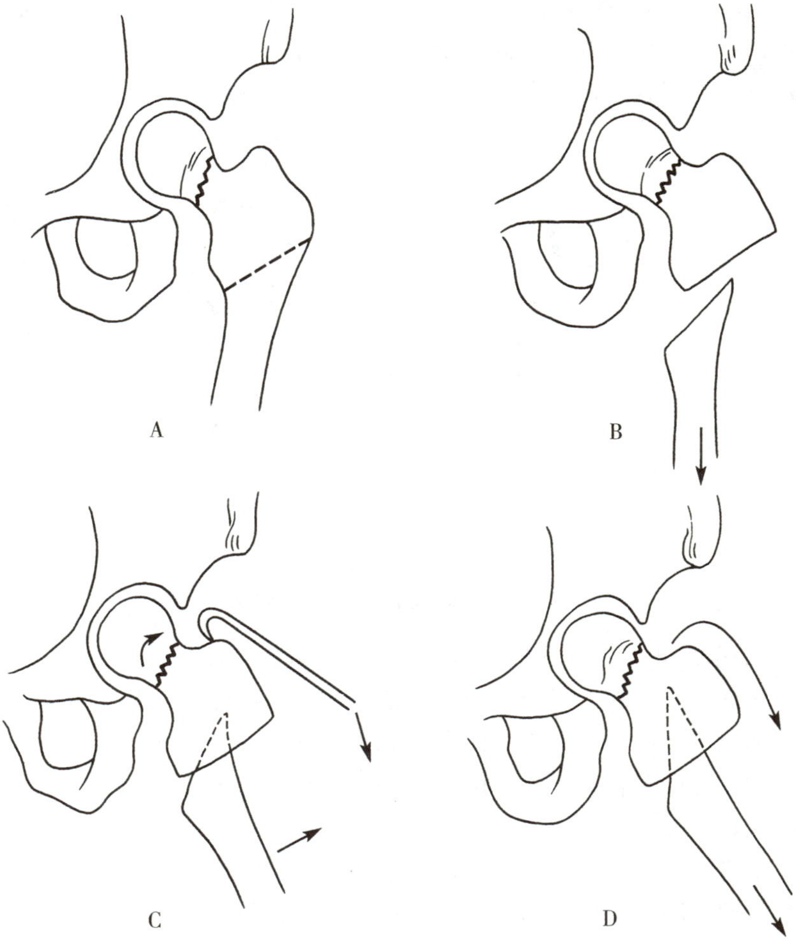

A. 截骨线；B. 截骨后；C. 截骨远端插入粗隆间；D. 向下牵拉大粗隆

图 5-11 孟氏截骨术

（3）股骨粗隆下外展截骨术。

a. 适应证：本手术适应于各种年龄的股骨颈陈旧性骨折，骨折移位较小，已纤维愈合或部分骨性愈合，颈干角减少（髋内翻），全身健康状况尚好的患者。其机制为：①纠正髋内翻，而且可以轻度外翻，恢复臀中肌的张力；②使骨折面倾斜角减少，因而使骨折所承受的剪力减少，有利于骨折的愈合。

b. 手术方法：患者体位，以及切口暴露同粗隆间截骨术，露出大粗隆及股骨干上部外侧骨皮质，参考 X 线片选定截骨部位，在小粗隆下方约 1cm 处进行截骨。为了使截骨后的两断端密切接触，可截除一基底在外的楔形骨块，尖端的角度是 30°。截骨后使患肢外展 30°。用预先弯好的六孔钢板固定或重建钉，截骨处可放些碎骨片，以促进截骨处愈合。植骨可取自同侧髂骨翼，或利用切除的楔形骨块，缝合伤口，术后用皮牵引 6~8 周（图5-12）。

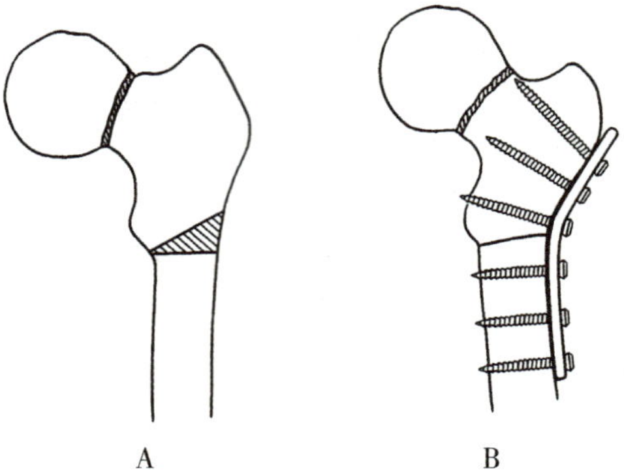

A. 截骨线；B. 截骨后钢板固定

图 5-12　股骨粗隆下外展截骨术

（4）股骨头切除及粗隆下外展截骨术　即贝氏手术。

①适应证：本手术适用于一般健康情况较好，股骨颈骨折未愈合，股骨头已坏死变形，远断端上移位较多而要求髋关节活动者，在职业上不需要长久站立，或不太肥胖的患者。本手术优点是关节活动功能较好，缺点是患肢短缩较多，跛行比较明显。

②手术方法：髋外侧切口或前外侧切口，先显露出股骨头及骨折部分，由股骨头和髋臼之间深入弯剪刀，剪断圆韧带，将股骨头取出，再显露股粗隆部及骨干上 1/3。在小粗隆下方预定的截骨线上进行截骨，并截除一块尖端向内的楔形骨块。截骨后使下肢充分外展，截骨处向内成角在 45° 以上，并内旋 15°，然后将截骨面对合起来，用预选弯好的六孔钢板固定（图 5-13），逐层缝合，术后牵引 8 周，然后用拐下地活动。为免除二次手术摘取钢板内固定，陈景云改进截骨方法，从大粗隆至小粗隆下斜行截骨，然后进行嵌插，以 2 枚螺丝钉固定，术后处理同上。

（5）股骨颈 U 形截骨、头颈嵌插加钢针固定（图 5-14）。

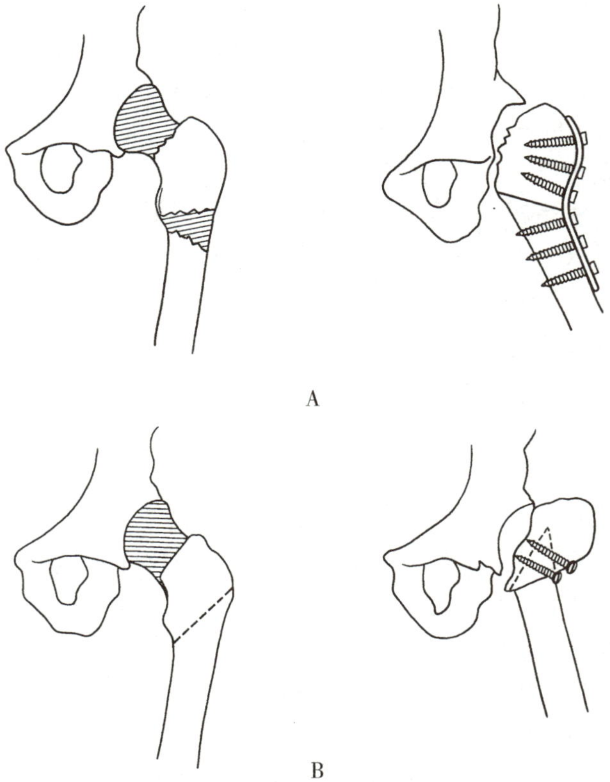

A. 截骨及钢板固定；B. 截骨及螺丝钉固定

图 5-13　头切除，股骨粗隆下外展截骨术

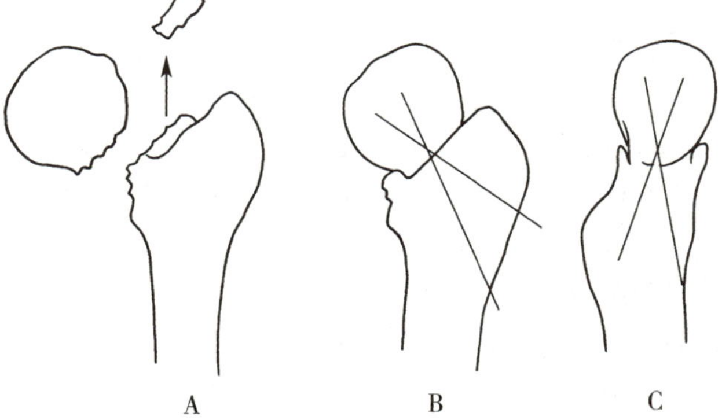

A. 去除股骨颈骨块；B. 固定后正位像；C. 固定后侧位像

图 5-14　股骨颈 U 形截骨，头颈嵌插骨圆针固定术

①适应证：本手术适用 GardenⅢ、Ⅳ型骨折，其机制是将骨折端剪切应力转变为压缩应力的折端嵌插复位，保证骨折愈合。

②手术方法：采用 Smith-Peterson 切口，显露骨折端，在股骨颈远侧断端的上方截除股骨颈断面上 1/2，截除长度为 1~2cm，截除骨的水平线与股骨颈的轴线一致，截除骨的上、下面与骨折线平行，股骨颈面下 1/2 修成 U 形，以能和股骨下端紧密接触为标准，股骨头端的断面与股骨颈上部截骨面嵌插，股骨头与大转子间用 2 枚骨圆针固定。术后穿防外旋鞋，外展 30°固定。经 65 例临床观察 2 年，骨折全部愈合，功能恢复满意。

（二）股骨头缺血坏死

股骨头缺血坏死是股骨颈骨折常见的并发症，近年来随着治疗的进展，骨折愈合率可达 90%以上。但股骨头缺血坏死率迄今仍无明显下降，成为决定预后的主要问题。

1. 发生率

关于股骨颈骨折后股骨头缺血坏死的发生率，各家报道相差悬殊。究其原因是多方面的，诸如年龄、骨折类型、治疗方法、诊断标准、随诊例数和年限均不相同，一般文献报道股骨颈骨折股骨头缺血坏死为 10%~20%，今收集文献报道中有随诊结果达百例以上者共 3 043 例，其中股骨头缺血坏死 710 例，发生率为 23.3%；另随诊结果 50 例以上者，共 557 例，其中头坏死 120 例，发生率为 21.5%。全部病例共 3 600 例，其中头坏死 830 例，总发生率为 23%，股骨头缺血坏死的发生率，在未移位骨折为 10%~20%，移位骨折 15%~35%，Barnes 统计，在 GardenⅠ型骨折为 16%，Ⅲ、Ⅳ型骨折为 27.6%。

2. 发生时间

股骨颈骨折后何时发生股骨头缺血坏死，目前临床诊断主要依据 X 线片表现，发生时间最早者为伤后 1.5 个月，最晚者伤后 17 年，其中 80%~90%，发生于伤后 3 年以内。蔡汝宾等报道，发生于 1 年以内占 19.6%，2 年者 39.2%，3 年者占 23.5%，4 年者占 8%，即 98%发生在 5 年以内。因此，股骨头缺血坏死的随诊时间，应在伤后 2~3 年内严密观察，随诊至伤后 5 年较为合适。

3. 坏死原因

通常认为是股骨头血液供应受到损害，如股骨颈支持带下血管断裂，股骨颈支持带血管因关节囊内血肿压迫阻断血供，股骨头髓内血管损伤，再加上骨折复位不良和固定的稳定性不佳，至骨折再移位和假关节形成，进一步影响血供。血管的伤害发生于骨折之时，因此，股骨头的命运在此时业已注定。但这种理论却难以解释为什么在骨折愈合数年后会发生坏死，必定还有其他因素。

4. 影响因素

（1）年龄：儿童和青壮年人股骨颈骨折后，股骨颈缺血坏死率较老年人高，约为 40%。

①儿童和青壮年骨质坚韧，需较大暴力才能发生骨折，因而往往骨折错位及血管损伤均较严重，是造成股骨头缺血坏死的主要原因。

②复位及内固定均较老年人为困难，不但不易造成嵌插，且在固定手术中甚易发生骨端分离，从而进一步损伤股骨头血供。

③儿童期圆韧带动脉常供血不足，且与股骨头内动脉之间很少有吻合支。

④另一方面骺软骨板形成血供的屏障，从而降低了损伤后血供的代偿能力，使骨折近侧股骨颈缺血。

（2）骨折局部的状况：骨折部位越高，错位越严重，股骨头缺血坏死的发生率越高，理由已于前述。

（3）复位质量：复位质量不但直接影响骨折愈合，而且与股骨头是否发生缺血坏死亦有密切关系。影响最明显的为股骨头的旋转，判定方法系以 Garden 的“对线指数”为标准。据该作者报道，对线指数正常者共 57 例，均无股骨头坏死。正侧位 X 线片角度均在 155°～180°之间者共 242 例，股骨头坏死率为 6. 6%；正侧位片两者之一角度<155°者共 81 例，股骨头坏死率为 65. 4%；正位片角度<155°及侧位角度>185°者共 26 例，股骨头坏死率为 100%。

（4）内固定方法：内固定方法对股骨头缺血坏死的影响，尚无统一的结论。但由治疗结果看，多针内固定大多较三刃钉内固定者股骨头缺血坏死率为低。可能由于三刃钉体积较大，进一步损伤股骨头内的血供所致。通过动物实验和临床测定，发现关节囊内压力如超过局部血管内的压力，亦可造成股骨头内血供障碍。

（5）早期负重：早期适度负重可刺激骨折愈合，修复期负重将导致塌陷。

5. 病理改变

当股骨头缺血后，依照胥少汀的实验研究及临床观察，其演变过程大致可分为三个阶段，即坏死期、修复期和股骨头塌陷期。

（1）坏死期：缺血 12～24 天除软骨外，坏死区内所有骨细胞均死亡，于缺血后 1～2 天发现骨髓细胞、毛细血管内皮细胞及骨细胞相继发生固缩、变形或溶解，陷窝内空虚，4 天后约 60%骨细胞陷窝空虚。

（2）修复期：大约于 2 周左右开始，与坏死过程交错进行。最早出现的修复反应是在骨小梁之间的原始间叶细胞和毛细血管的增生，伤后数日即可开始，并逐渐扩展，8～12 周可遍及坏死区的大部分。在坏死骨小梁表面的间叶细胞逐渐分化为成骨细胞，并合成新骨，这种分化主要在坏死骨小梁的表面进行，远离坏死骨小梁处则很少分化，这种现象称为极向分化。新生骨最初以编织骨的形态覆盖整个坏死骨小梁，逐渐增厚，继而表面变为板样骨，使单位体积内的骨密度增加。未分化的间叶细胞和破骨细胞穿入死骨区进行吸收清除，并由新生骨代替后完全变为活骨，称为“爬行替代”过程，再经过漫长的晚期塑造，变为成熟的骨小梁。

关节软骨只是在修复晚期才开始出现变化，一方面致密骨中的修复组织直接侵犯软骨，另一方面滑膜反应所产生的血管翳样的结构由周缘向中心侵犯，逐渐破坏关节软骨。

髋臼软骨的变化不是由于血管的侵入，而是一种继发改变，主要是由股骨头机械性能和形态改变所引起的力学和应力改变所致。

（3）股骨头塌陷期：在整个修复过程中均有可能发生塌陷，在“爬行替代”过程中新生血管已长入，但尚未骨化之际，形成一个软化带，在遭受髋臼压力时即可能塌陷。临床上亦发现坏死塌陷均在坏死骨与正常骨交界处，因此塌陷是以修复为前提的，修复能力越强，可能塌陷率越高。事实上青年人的股骨头坏死塌陷率比老年人为高，而一个完全坏死的股骨头，如果没有任何修复活动，则不发生塌陷。

6. 临床表现

（1）症状：股骨头缺血坏死早期往往缺乏临床症状。

①疼痛：骨折愈合后又逐渐或突然出现髋痛，疼痛为间歇性或持续性，行走活动后加重；有时为休息疼痛，呈针刺样，钝痛或酸痛不适，常向腹股沟、臀后侧或外侧甚至膝内侧放射。

②关节僵硬与活动受限：患髋关节屈伸活动不灵活，早期出现的症状为外展、内外旋受限明显，例如骑自行车时不能上车；坐位时，患髋不能盘腿。

③跛行：为进行性短缩性跛行。早期往往出现间歇性跛行。儿童患者则更为明显，由于髋痛及股骨头塌陷或晚期出现髋关节半脱位所致。

（2）体征：早期为髋内旋受限，在髋伸直位及屈曲 90°位均障碍。局部深压痛，内收肌起点压痛，4 字试验（+），托马斯征（+），艾利斯征（+），托仑德兰堡试验（+）。外展、外旋或内旋活动受限，患肢可缩短，肌肉萎缩，甚至有半脱位体征，纵向叩击试验有时（+）。

7. 检查

X 线检查。

（1）早期：股骨头密度相对增高，呈斑点状或一致性增高，但整个股骨头的骨纹理结构正常。此期股骨头处于完全缺血，无血供重建，尚无肉芽组织伸入死骨区，无成骨活动，骨小梁仍保持原有骨架。

（2）中期：早期在股骨头内出现软骨下囊性变或新月征，然后在负重区出现阶梯状塌陷。此期病理特点是，在坏死的区域，由于修复过程开始，新生肉芽组织伸入死骨区，死骨被破骨细胞清除，肉芽组织被纤维组织所替代，但尚未形成新骨而呈囊变区，或由于软骨下骨小梁纤细骨折，与软骨下板分离，出现新月征裂隙，负重使不成熟的骨组织受压，发生 X 线上的阶梯状塌陷。

（3）晚期：全头或部分区域出现不均匀的硬化、死骨破碎，头呈肥大蘑菇状或蕈状变形，以至继发骨关节炎表现。

8. 分期

结合临床与 X 线表现，Marous 将本病分为六期（图 5-15）。

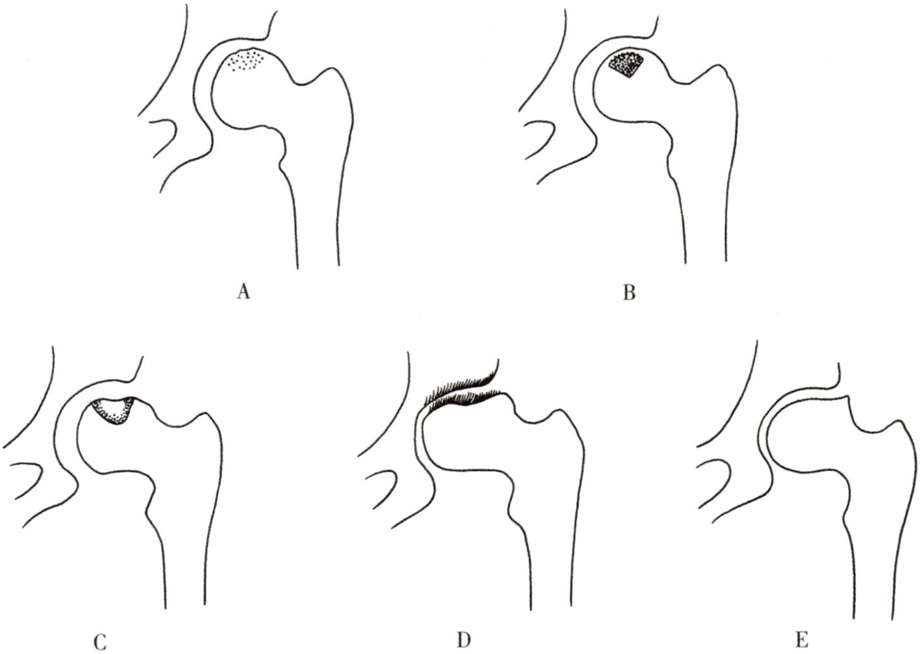

A. Ⅰ期及Ⅱ期；B. Ⅲ期；C. Ⅳ期；D. Ⅴ期；E. Ⅵ期

图 5-15　股骨头坏死的临床及 X 线分期

Ⅰ期：髋无症状，X 线片上无表现或有轻微密度增高（点状密度增高）。

Ⅱ期：仍无症状或轻痛，X 线密度增高，头无塌陷。

Ⅲ期：症状轻微，有软骨下“骨折”或新月征一般多见“扇形骨折”，而新月征较少见到。

Ⅳ期：髋痛，呈阵发性或持续性跛行及功能受限，股骨头扁平或死骨区塌陷。

Ⅴ期：疼痛明显，死骨破裂，关节间隙狭窄，骨质密度更加硬化。

Ⅵ期：疼痛严重，有的疼痛较Ⅴ期减轻，但股骨头肥大变形，半脱位，髋臼不光滑，甚或硬化增生。

需要指出的是，临床症状与X线并非完全一致，X线的表现常比实际临床严重得多，因此放射线上的判断必须与临床征象相结合。X线片上密度增高有两种情况：当股骨头缺血时，骨量不减少，而其周围骨组织有血供，因骨折而失用性稀疏。相比之下缺血区的密度有增高，为相对密度增高。当死骨区有血管再生时，骨小梁加粗加厚，显示密度绝对增高。

9. 诊断

（1）股骨头塌陷：已经缺血坏死的股骨头存在着塌陷的可能性，X线检查仍是主要依据，问题在于如何能更早地发现塌陷的征象，以便早期处理，提高疗效。蔡汝宾等通过103例的随访观察，提出早期预测股骨头塌陷的方法：取正位髋关节X线片，由小粗隆上缘（O）至大粗隆连一线成OB线，再由O向上与OB线垂直相交于股骨头表面（A），按X线片日期顺序，分别测量AO和OB比值，如比值下降，说明股骨头高度有变低现象；如果股骨头高度动态递减就能更早地显示塌陷。在符合测量要求的48例，有33例由此法得到提前诊断，平均提前12.8个月。此外，笔者还提出骨折愈合后，出现“钉痕”，钉移动及断裂，以及出现硬化透明带，即可认为有股骨头早期塌陷开始，应及时采取预防措施。

（2）股骨头缺血坏死早期：预测股骨头有活力的方法较多，常见的几种简述如下。

①髓内压（IMP）测定：Arnoldi和Linderhdm对92例新鲜股骨颈骨折复位后，做了股骨头和颈部的IMP测定，16例外展型骨折中4例，股骨头内压力高于颈内压力>20mmHg，表明头内有静脉回流不良。61例内收型骨折中有15例动脉波形消失，8例动脉波形减弱且静脉梗阻，结果29.8%股骨头有循环紊乱。此测定只作为对股骨头缺血坏死诊断的参考。

②骨内静脉造影：用60%～76%泛影葡胺，泛影酸钠注射液3mL，注入股骨头中心后立即摄片，以显示骨静脉引流情况。如通畅时即为阳性（+），表明有两种情况，一是通过圆韧带和闭孔静脉；二是通过股静脉和旋股静脉引流通畅；如不通畅即为阴性（-），表明骨外静脉没有形成新的血管，无侧支循环形成。Herog报道诊断符合率为86.7%，Eberle报道280例骨内静脉造影，发现90%骨外静脉没有血管形成者，以后均发生骨坏死。有一组43例的造影，其中12例为阳性（+），结果它们均发展成股骨头坏死。

③选择性动脉造影：Mussbichler对21例股骨头坏死做过动脉造影，其中13

例显示上干骺动脉充盈迟延，1 例旋后动脉影消失。Hipp 也曾用此法显示过旋股后动脉破裂致头坏死的病例，但目前临床由于逆行插管操作复杂，易致并发症；又由于局部血管变异大，临床还不能普遍采用。Hulth 发现 1/3 的动脉造影片不能做出圆满解释，其真正的价值尚难定论。

④闪烁摄影：有学者对 130 例缺血性股骨头坏死进行核素显像观察，用 ^{99m}Tc 370~550MBq（10~150mCi）做静脉注射，于 1~4 天内进行闪烁摄影。^{99m}Tc 进入血流后皆聚集在矿物质化的骨组织内，表现为闪烁点。闪烁点的浓度与活骨组织的量成正比。完全无血供死骨区，闪烁点消失，称为冷区；而死骨在修复过程中由于大量新生骨的堆积，活骨组织量超过正常而表现为闪烁点浓集，称为热区。在闪烁摄影正位图像上，对比双侧股骨头闪烁点的稀疏与浓集清晰可辨。用这种方法早期诊断股骨头缺血坏死，准确率可达 95%，且比 X 线诊断率为早。

⑤图像处理技术：将普通髋正位 X 线照片输入多光谱彩色数据系统经“图像归一化”“标准色阶板”“集体目视判定”三校正步骤，将反差不同 X 线照片，变成可供比较的标准彩色 X 线片，因股骨颈骨折后股骨头的血循环障碍所致的股骨头缺血局部密度增高，可被高分辨率多光谱彩色处理系统分辨，并根据密度不同，示以不同颜色。股骨头缺血坏死区呈现不规则形状的浅蓝色至深蓝色，以其范围及颜色浓度表示诊断股骨头缺血坏死程度及范围。用此法对 54 例股骨颈骨折后头坏死进行检测，在早期坏死的 4 例比 X 线平片提前 9~18 个月明确诊断。对骨折愈合后的 6 例晚期坏死可提早 1 年做出诊断。并对股骨头坏死显示各种图像，经 1~5 年随诊，发现无坏死，点片状、新月形坏死面积较小，无发展成临床股骨头坏死可能；橄榄形、扇形坏死面积较大，有 24%~25%演变为全头坏死，并出现临床股骨头坏死。全头坏死则有 80%成为临床股骨头坏死。

⑥CT 及磁共振（MRI）：对常规 X 线检查不能显示出来的细微的股骨头表面塌陷或早期坏死征象，能较早发现，并且可靠，是当前较先进的手段。

10. 治疗

股骨颈骨折后发生股骨头坏死的患者中，不一定都有严重症状，一般而言，患者的功能要求愈高，对症状的耐受越差。临床症状与 X 线片表现不一定完全符合，Calandracclo发现约 50%的股骨头坏死患者没有严重的疼痛和功能丧失，而不需第 2 次手术。Bames 报道了 181 例股骨头坏死患者中，无症状者 24. 3%，功能丧失可接受者占 46. 4%，功能完全丧失者占 29. 2%。

治疗方法的选择取决于患者症状、年龄、职业及 X 线片上头坏死程度和范围，也取决于股骨头坏死的期别及类型，其治疗原则与方法亦异。

（1）塌陷前期：X 线片上出现塌陷前，实际上一些坏死骨小梁已折断，治疗之目的是预防塌陷与促进坏死区恢复，可选择方法。

①非手术治疗：这种治疗方法是希望缺血坏死的股骨头能够自行修复，让患者用双拐，长期不负重，以防止股骨头塌陷。但缺血坏死的股骨头即使不负重，仍遭受相当大的肌肉压力，而致股骨头塌陷，失去良好的治疗时机。因此，这种方法应仅限于高龄患者且没有条件进行手术治疗者，对中青年患者应考虑手术治疗。

②手术治疗：在股骨头塌陷以前，采用果断的手术治疗，可促进股骨头坏死的修复，有可能获得满意的结果。

A. 钻孔术：用 4mm 直径空心环锯，钻入股骨头坏死区，即可取得“骨岩心”做病理检查，又可对坏死区减压使血供进入。如无环锯可用长钻头由粗隆部向股骨头内钻多个孔道，最好在 X 线电视监视下进行，以保证孔道进入坏死区，达到与活骨区沟通，以利于血管长入和修复的目的。

B. 血管束植入术：早在 20 世纪 60 年代前有人研究用血管移植促进骨生长和修复，当时用狗的股动脉或股深动脉移植于股骨头内，发现因无静脉回流，效果不佳。近年来用末梢小血管束（包括动、静脉及少量疏松结缔组织）移植，由于末梢小动脉、静脉之间有许多微细交通支，可以回流，移植后很快有新生毛细血管长入坏死区，因而获得较好疗效。

取髋前内或外侧切口，找出旋股外动脉、静脉，并小心游离其分支，旋股外动脉有三个分支，上行为升支，常越过髋关节前方向上进入髂骨嵴；向侧方为横支，进入阔筋膜张肌；下行为降支，与膝部血管吻合。一般用升支，剥离时不分离动静脉，并附带薄层结缔组织，向上游离直达进入髂嵴处，在游离末端时尽量附带小片骨质，以便于送入股骨头内。切开关节囊，由股骨头下向前上方坏死区钻一隧道，隧道直径应能允许血管束自由通过，并深达坏死区，然后将血管束送入隧道内，直达坏死区，于入口处用细丝线缝合于附近软组织上固定。

C. 游离植骨术：由大粗隆下向股骨头内坏死区打通隧道，由胫骨取长条骨两条植入。Bonfiglio 曾报道用此法治疗的成功率达 80.2%，但其中大多为骨折不愈合及股骨头缺血坏死。胫骨条有一定支撑作用，有利于骨折愈合，对骨折愈合后的头坏死，用髂骨条状骨或带血管蒂髂骨条更为合适。

D. 带股方肌肌蒂骨瓣植骨，Meyers 自 1967 年开始用于治疗股骨颈骨折，可使愈合率提高至 90%以上，后发现股骨头缺血坏死率亦随之降低，因而用以治疗早期股骨头缺血坏死，取得满意的疗效，亦可用缝匠肌髂骨瓣移植。姚树源于 1994 年的研究中报道带旋髂深血管蒂髂骨植骨治疗股骨头缺血坏死 51 个髋中，26 个髋随访 3 年以上，临床优良率为 88.5%，X 线修复率为 92%。

(2) 坏死股骨头塌陷：坏死的股骨头一旦塌陷，无论采用何种方法治疗，均难以恢复髋关节原有功能，可根据塌陷的严重程度分别采取以下某种措施。

①截骨术：用截骨术将股骨头内收或外展或旋转，以使股骨头已塌陷的部分离开髋负重区，正常关节面达到负重区，改变与增大负重面积，从而改进髋功能，减轻症状。为此，术前应照髋关节内收、外展及侧位 X 线片，显出较正常的股骨头部分，作为选择内收、外展、外旋转截骨的依据。

②Pauwell 改向截骨法：取患髋中立位正位及侧位 X 线片。可见股骨头塌陷区与髋臼不对称，用透明纸描其轮廓，将纸上的股骨头根据内收或外展 X 线片，股骨头的位置于髋臼内对关节面获得最大的对称面积。即头的正常部分在臼顶负重区之下，而又是展、收所能达到的位置。两影的股骨干轴线所成的角度即为截骨角度，截骨始于大粗隆下，根据截骨角度，行楔形截除，上截骨面与股骨干轴线垂直。截骨后用钢板内固定及外固定至骨愈合。笔者设计斜行截骨术可满足内收外展或屈曲、后伸截骨术的要求。

③Sagioka 前旋截骨术：适用于塌陷局限在股骨头前上方者，手术设计的主要原理是经粗隆截骨术，将股骨头围绕股骨颈纵轴向前旋转，使塌陷区由负重部移至前下方，而股骨头后方的正常关节面移至负重区。

手术自侧方入路，将大粗隆连同臀中、小肌附着点截骨，向近侧翻开显露关节囊，由粗隆间嵴外约 1cm 处与股骨颈纵轴垂直方向截断，沿关节盂唇环形切开关节囊，在截骨面两侧各插一斯氏针，使之均在股骨颈纵轴线上且平行于截骨面。然后持斯氏针将股骨头向前旋转至塌陷部分离开负重区，一般旋转角度（即两针夹角）不超过 55°，则无损于血供，可视为安全界限。最后，至少用两枚长螺丝钉行内固定，开始用于治疗原发性股骨头缺血坏死塌陷，获得较好疗效，以后又应用于创伤性股骨头缺血坏死，并认为比原发者更为合适。因为创伤者前旋后的新负重区再塌陷的机会较少。

这种方法对中年以下的患者较为适用，如获成功将比人工关节置换更为优越；但此手术损伤大，操作较困难，技术要求较高，故应持慎重态度。

④软骨下修复或软骨移植术：对于塌陷区以外股骨头软骨面较平滑完整者，手术使股骨头脱位，将塌陷软骨掀起，刮除坏死区肉芽至骨面出血，植入适当大小骨块，关节软骨复回原位使关节面平滑。如塌陷区靠近软骨边缘，亦可自头的软骨边缘掀起软骨面至坏死区，刮除肉芽死骨，植骨充填，将关节软骨面复平。术后关节可活动，但不能负重，直至愈合。如果塌陷软骨已破坏，色泽变黄坏死，则需要连同坏死区刮除，植入带血供骨块。对塌陷区较大，软骨

磨损者，可切除软骨面，刮除坏死区，在顶区植入软骨或带血管蒂大转子骨块。术后牵引3周，3~4个月后经骨扫描或X线片观察植骨成活者，可下地活动。沈志鹏的研究报道用新鲜胎儿软骨移植治疗外伤性股骨头坏死，优良率91%。

⑤自体软骨膜或骨膜移植：国内外均进行了实验研究及临床观察，适用于股骨头塌陷变形，不适于做前述局部修复者。将股骨头脱位，软骨与坏死骨切除，修整成圆形，取自体肋软骨膜或胫骨骨膜，贴骨面向外，环绕股骨头粘着固定，复位。术后用活动架活动关节。半年后才可行走。实验观察移植骨膜或软骨膜，可转变为近似透明软骨。

⑥异体骨软骨移植：异体骨软骨移植见于 Meyers 的报道，适应证较为广泛，如髋臼基本完好，即使对晚期病变亦可施行。沈志鹏则用新鲜胎儿软骨移植，不经保存立即植入。

异体骨和软骨取自死亡6天内的供体股骨头，按无菌手术操作，去除软组织，勿损伤软骨面，放入双层消毒瓶中，内含林格液每升有庆大霉素10mg和头孢菌素Ⅱ100mg，在4℃下贮存，72天以内使用，不需要免疫处理。

手术用髋前外切口，将股骨头脱位，直视下切除坏死塌陷部分直至骨床有活跃渗血为止。按缺损范围和形状由供体股骨头截取骨软骨块，修整使软骨下仅带有5mm厚度的骨松质。由髂骨取小骨松质片植入缺损底部，嵌压紧，将备妥的骨软骨块嵌入缺损处，使稍高于受体股骨头的软骨面，术后由于髋臼的继续嵌压使关节面完全变平，将股骨头复位后甚为稳定，无须内固定，术后亦不用外固定。沈志鹏报道的病例，术后80%以上效果优良。

⑦关节融合术：对于青壮年患者，如股骨头及髋臼皆已明显破坏，已失去截骨术和骨软骨移植条件者，可行髋关节融合术，应注意融合位置。骨性融合后，由于骨盆代偿作用，步态好，不痛，可获得长期稳定的较好的结果。如对侧髋关节正常，仍可从事体力劳动，缺点是失去正常的蹲、坐能力，在日常活动中带来不便。

⑧人工关节置换术：股骨头缺血坏死塌陷以及继发骨关节炎的患者如已超过60岁，则适于行人工关节置换术。以满足老年患者的活动及生活需要。如髋臼基本完好，可选用人工股骨头置换；如髋臼亦破坏，则宜于行全髋关节置换。

⑨其他髋关节成形术：如股骨头颈切除和贝氏截骨术等已很少应用，仅限于个别无条件施行其他手术者。

第二节　股骨粗隆间骨折

一、概述

股骨粗隆间骨折，又名股骨转子间骨折，是老年人常见的低能量损伤。随着社会的老龄化，人均寿命的延长，股骨粗隆间骨折的概率呈上升趋势。髋部是老年骨质疏松性骨折的好发部位，粗隆间骨折患者平均年龄比股骨颈骨折患者高5~6岁，90%发生于65岁以上老人，70岁以上发病率急剧增加。老年人由于视觉、听觉以及运动功能的下降，全身各个系统的综合反应能力降低，发生外伤的概率也明显增高，同时粗隆间以骨松质为主，骨质疏松使骨小梁微结构破坏，轻微暴力即可造成骨折，高龄患者长期卧床引起并发症较多，病死率为15%~20%。

（一）致伤机制

粗隆间骨折常由间接暴力引起，多数发生于患侧的滑倒摔伤。姿势和步态的紊乱，视力和听力的下降，使用强效镇静药物等使老年人摔倒更为频繁。在患者跌倒过程中，转子间区承受了较大的扭转暴力，同时由于软组织不能恰当吸收或传递能量以及骨结构强度的不足，剩余的能力在粗隆间区的释放，造成应力集中区的骨折。由于髂腰肌和臀中小肌的反射性收缩导致大小粗隆的骨折。

（二）分型

根据骨折部位，骨折线的形状及方向，骨折块的数目等情况，转子间骨折的分类方法很多，目前临床广泛应用的分型为Evans分型和AO分型，其简单实用，可指导治疗并提示预后。

1. Evans根据骨折线方向分型

分为两种主要类型。Ⅰ型，即顺粗隆间骨折，骨折线从小粗隆向上外延伸；Ⅱ型为逆粗隆间骨折，骨折线反斜行，从小粗隆向外下延伸，由于内收肌的牵拉，股骨干有向内侧移位的趋势。其中Ⅰ型1度和Ⅰ型2度属于稳定型占72%，Ⅰ型3度、Ⅰ型4度和Ⅱ型属于不稳定型占28%。Evans观察到稳定复位的关键是修复股骨转子区后内侧皮质的连续性，简单而实用，并有助于我们理解稳定性复位的特点，准确地预见股骨转子间骨折解剖复位和穿钉后继发骨折移位的可能性。1975年，Jensen认为，Evans没有考虑到大小粗隆，随着大小粗隆受累，骨折数的增加，骨折的稳定程度也随之降低。提出改良Evans分型。Ⅰ型：即顺粗隆间的两部分骨折，ⅠA为骨折无移位；ⅠB为骨折移位；Ⅱ型：顺粗隆间三部分骨折，ⅡA，三部分骨折包括一个游离的大粗隆；ⅡB，三部分骨折包括一个游离的小粗隆；Ⅲ型：即包括大小粗隆游离的四部分骨折（图 5-16，图 5-17）。

以上各类型骨折中，一类中Ⅰ型与ⅡA 型骨折小粗隆上缘骨皮质无压陷者，骨折移位和髋内翻畸形不显著，为稳定骨折，髋内翻的发生率很低。ⅡB 和Ⅲ型小粗隆上缘骨皮质压陷者、多发生移位及髋内翻畸形，为不稳定性骨折。

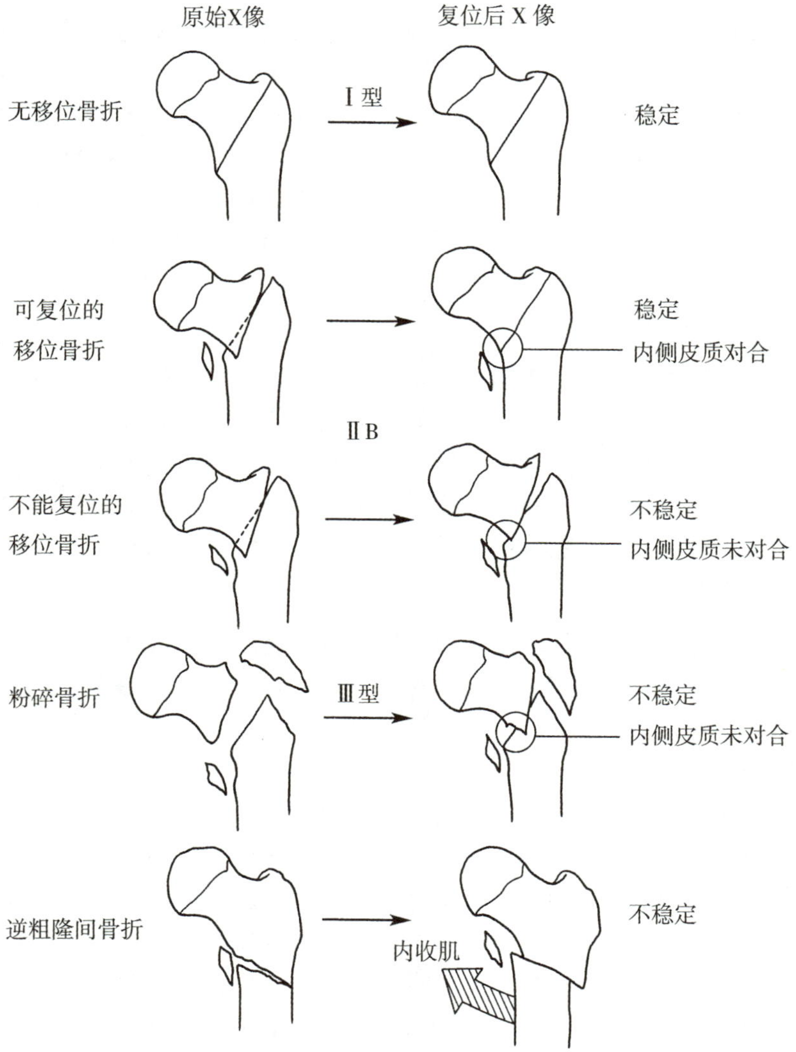

图 5-16　粗隆间骨折 Evans 分型

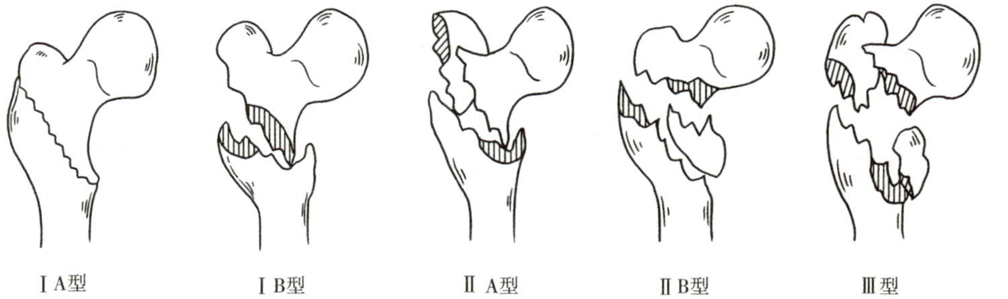

图 5-17 粗隆间骨折 Evans-Jensen 分型

2. AO 分型

AO 将股骨粗隆间骨折纳入其整体骨折分型系统中，全部为 A 类骨折（图 5-18）。

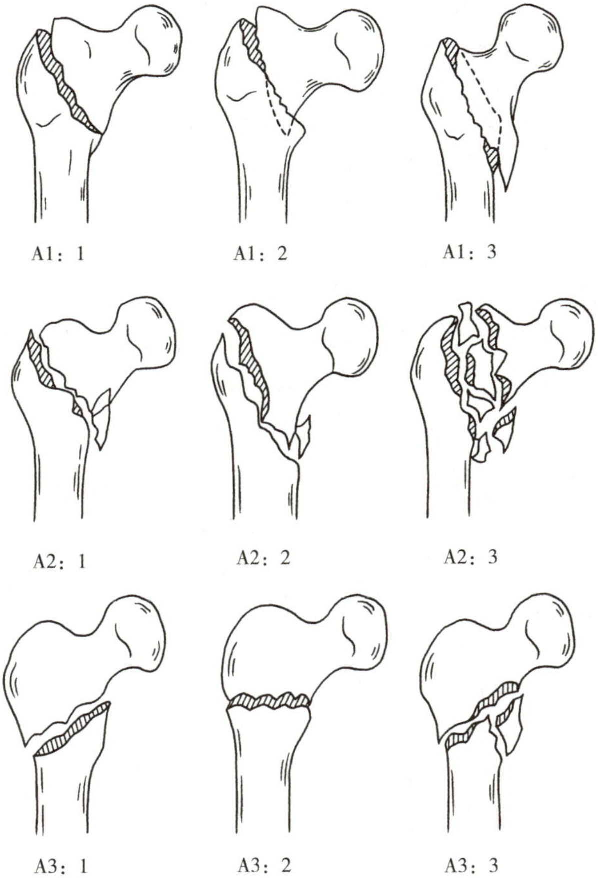

图 5-18 粗隆间骨折 AO 分型

（1）A1 型：经转子的简单骨折（两部分），内侧骨皮质仍有良好的支撑，外侧骨皮质保持完好。①沿转子间线。②通过大转子。③通过小转子。

（2）A2 型：经转子的粉碎骨折，内侧和后方骨皮质在数个平面上破裂，但外侧骨皮质保持完好。①有一内侧骨折块。②有数块内侧骨折块。③在小转子下延伸超过 1cm。

（3）A3 型：反转子间骨折，外侧骨皮质也有破裂。①斜型。②横型。③粉碎型。

（三）临床表现与诊断

股骨粗隆间骨折患者多为老年人，伤后髋部疼痛，不能站立或行走。下肢短缩及外旋畸形明显，无移位的嵌插骨折或移位较少的稳定骨折，上述症状比较轻微。检查时可见患侧大粗隆升高，局部可见肿胀及瘀斑，局部压痛明显。叩击足跟部常引起患处剧烈疼痛。一般在粗隆间骨折局部疼痛和肿胀的程度比股骨颈骨折明显，而前者压痛点多在大粗隆部，后者的压痛点多在腹股沟韧带中点外下方。X 光检测拍摄标准的双髋正位和患髋侧位，拍摄正位 X 线片时应将患肢牵引内旋，消除外旋所造成的骨折间隙重叠，从而对于骨折线、小粗隆、大粗隆粉碎、移位程度作出正确的判断。同时健侧正位有助于了解正常股骨颈干角、髓腔宽度及骨质疏松情况，为正确选择治疗方法和内固定材料提供依据。侧位 X 线片有助于了解骨折块的移位程度，后侧壁的粉碎程度。一般而言，普通 X 线片即可明确诊断，对于无移位或嵌插骨折，临床高度怀疑，可行 CT 或 MRI 或制动后 2 周复查 X 片，但一定需要制动，防止骨折的再移位。

（四）治疗原则

随着现代医学的发展，内固定材料及手术方法的改进，以及围术期诊治水平的提高，内固定手术不仅能降低病死率、减少髋内翻的发生，使手术安全性显著提高，手术治疗适应证相对扩大，早期康复水平、生存质量明显提高；而且可使患者早期下床活动，减少因长期卧床引起的并发症。现在已逐渐趋向内固定治疗。因此，近年来，主张积极早期手术，缩短骨折愈合时间，减少并发症，提高患者生活质量已被人们广泛接受。如无明确手术禁忌证，国内外骨科界多主张对转子间骨折行复位与内固定治疗。

在外科治疗方面存在两个方面的困难：一是老年或高龄患者，全身健康状况差，往往伴有心及脑血管疾病、糖尿病、呼吸功能或肾功能的衰退，以及认知功能障碍等多种或多系统的内科并存症，增加了外科治疗的困难与风险，使治疗过程复杂化，往往需要多科协同处理；二是骨骼组织的退化，骨量减少和骨微结构破坏，使骨的物理强度显著降低，骨折固定的可靠性明显降低，而且假体植入的松动率也增高，骨质疏松性骨折的骨愈合过程相应迟缓。

对老年人转子间骨折的手术治疗应采取既慎重又积极的态度，制订综合的治疗计划和措施，早期康复训练等能使治疗取得理想的效果。手术治疗的目的是准确复位骨折，坚强固定，使患者早期离床活动，防止长期卧床引起的致命性并发症。对健康状况允许，能耐受麻醉和手术治疗的各种类型的转子间骨折均可考虑采用手术治疗。

（五）非手术治疗

转子间区局部的肌肉丰富、血供充足，非手术治疗也能使骨折愈合。传统的治疗方法是卧床牵引，可于胫骨结节或股骨髁上骨牵引，维持患肢外展中立位和肢体长度。对于无法耐受牵引的患者可穿“丁”字鞋使患肢维持于外展中立位。治疗期间应注意加强观察护理，按摩和主、被动活动肢体，预防下肢深静脉血栓形成。应定期测量肢体长度，避免过度牵引及发生短缩、内翻及旋转畸形。牵引期间拍摄床边 X 线片，8～10 周后应经临床检查与 X 线摄片确定骨折已骨性愈合后，方可下床负重行走。

尽管随着内固定器械的不断革新及手术技术的提高，越来越趋向于手术治疗，但对于有多种并发症，伴有重要脏器功能不全或衰竭，短期内难以纠正者；或是伤前活动能力很差或长期卧床，已失去了负重和行走功能，或存在严重意识障碍者，以及预期生存期不超过 9 个月者，仍不失为一种可以选择的治疗方法。但长期卧床牵引有可能引发各种全身性并发症。Davirson 报道一组老年患者髋部骨折经非手术治疗后 1 年病死率为 26%，对存活者随访 1～2 年后发现有疼痛者为 27%，而功能受限者达 60%。在创伤后的 2 周之内，因免疫功能下降，肺炎及感染性疾病的发生率较高；在长期牵引过程中患肢制动，较易发生压疮、泌尿系统疾病及下肢深静脉血栓，使护理工作量加大。骨折愈合后，全身功能也会明显下降，出现肢体肌肉萎缩、关节僵硬或认知障碍等，康复水平和生活质量大幅度降低；此外，也易发生髋内翻畸形及肢体短缩、外旋畸形。1966 年 Horowitz 报道骨牵引的病死率为 34.7%，而手术治疗为 17.5%。Hornby 等对 60 岁以上转子间骨折随机进行加压螺钉固定和骨牵引两种方法的对照治疗研究，结果显示牵引者多有膝关节功能受损，更多丧失了独立生活能力。

（六）手术治疗

随着人口呈现老龄化趋势，股骨粗隆间骨折的发生率也逐年增高。早期手术固定、早期恢复伤前活动已成为多数医师的共识，但关于围术期安危、术前评估、手术时机、手术方法的选择以及内固定效果等尚有不同意见。

股骨粗隆间骨折多为高龄、高危患者，常合并多种或多系统的内科并存症，最常见为心及脑血管疾病、糖尿病、肺及肾功能不全以及认知功能障碍等，同时由于骨质疏松，增加了内固定选择、手术抉择的矛盾与危险。手术时机、方式的选择需要考虑如下三个因素：伤害控制学（DCO）理念、美国麻醉医师学会（ASA）评估系统以及 Evans 分型。

DCO 的理念基于最大限度地减少手术过程对全身生理状况的影响，减少并发症，提高生存率和治疗效果。外伤骨折“第一次打击”使退化的内脏器官、生理功能储备能力毗邻失代偿的边缘。不恰当的手术时机、方法的“二次打击”将给患者带来灾难性的后果。老年粗隆间骨折多为低能量损伤，但文献报道致残、致死率很高。因此利用 DCO 理念，可以帮助我们在理论的高度抉择合理的手术时机，恰当的治疗流程。

1. 手术时机

研究显示即使是因为程度不重的创伤而接受外科手术治疗的老年人，其术后病死率和并发症的发生率均显著高于中青年患者，其原因在于各系统器官功能趋于减退，创伤对机体生理状况的影响和发生多器官功能障碍的可能性更大。因此，以伤害控制原则指导老年创伤患者的救治，即在一定的时限内对老年患者进行充分的复苏以恢复创伤应激储备，提高手术耐受力，对于减少因手术引发的高并发症率、高病死率有着非常重要的意义。通常认为伤后 24 小时内手术病死率明显增加，卧床大于 1 周全身并发症发生率大大增加，因此多数作者认为 72 小时到 1 周内手术更符合 DCO 理念。

2. 术前评估

是选择手术方式的关键。高龄高危患者评估分级很多，如 Goldman 心脏指数、Child 肝功能分级、肾功能分级、肺功能分级等，都针对患者某一重要脏器进行评价，美国麻醉医师协会评估系统能够比较全面、准确评估患者的全身情况。本组应用 ASA 术前综合系统评估高龄、高危粗隆间骨折患者，考虑到了患者重要脏器状态及手术类型、时间等因素，能相对反映手术风险程度。ASA 属于半定量术前综合评估系统，受临床工作者或患者主观意识支配，带有一定的主观性。这些评估分级精确地预测老年粗隆间骨折患者手术风险性，还需要继续探索。

无论采取何种内固定方法，绝大多数患者需要闭合复位或半闭合复位。麻醉后，将患者放置专门骨折的牵引床上，双下肢通过足部支架牢固固定。健侧肢体外展牵引，患肢内旋内收牵引，透视复位。如果内侧或后侧有裂纹或重叠，可进一步调整牵引或内外旋患肢位置达到标准复位。对于粉碎骨折，远折端后倾，有时复位较困难，可以采用克氏针撬拨复位，必要时行切开复位，使用持骨器，上提骨折远端纠正。复位良好标准：前后位像可见到内侧皮质骨接触良好，且侧位 X 线片显示后侧皮质接触良好。

二、外固定支架固定

外固定支架操作简便迅速，可局麻下进行闭合复位骨折固定，固定后患者可进行早期功能锻炼。艾纯华等使用多功能单臂外固定架治疗股骨粗隆间骨折，认为其有手术切口小，操作简单，手术时间短，并发症少等优点，该方法适用于 EvansⅠ、Ⅱ、ⅢA 型较稳定的股骨粗隆间骨折，对 EvansⅣ型及逆粗隆间骨折应慎用。刘瑞波等采用的力臂式外固定架，针对顺粗隆间稳定型骨折、顺粗隆间不稳定型骨折、反粗隆间骨折，分别设计有交叉穿针等不同的穿针法。尤其是反粗隆间骨折，因此型骨折穿针困难及不稳定，曾经是外固定器治疗的禁忌证，其设计的绞手架式穿针法组成了一个牢固的几何不变体系，能较稳定地维持骨折于良好对位，扩大了外固定架的治疗范围。但外固定架因力学稳定性不如髓外钉板和髓内钉内固定系统，螺钉经过阔筋膜和股外侧肌而阻碍了髋、膝关节的伸屈活动，活动时的牵扯痛和外固定架本身对患者产生的生理压力而妨碍了康复锻炼，患肢膝关节都存在不同程度的永久性伸屈受限，且钢钉外露也易合并钉道感染，故多限于在多发伤或全身情况差不能承受其他较大手术的患者中应用。

三、闭合复位空心加压螺丝钉固定

（一）适应证

EvansⅠ、Ⅱ型稳定骨折以及高龄高危难以耐受常规手术的 ASAⅢ、Ⅳ型患者。但对 EvansⅢ型大粗隆冠状位骨折、EvansⅣ型粉碎严重的骨折及逆粗隆间骨折慎用。该方法为微创手术，闭合复位，经皮进钉固定，出血少，对髓腔干扰少，手术安全性高，但对骨折的固定强度不及其他手术方法，可早期床上活动，负重活动应推迟，一般在 3 周后酌情开始负重活动。

（二）手术方法

可以选择局麻、硬膜外阻滞或口咽通气道麻醉。在骨科床上牵引复位及 C 形臂 X 线机监视下手术，具体方法同空心钉固定股骨颈骨折，其不同点是第 1、2 针的进针点较股骨颈骨折者为低，分别在粗隆顶点下 10～12cm 处，此乃因粗隆间骨折较股骨颈骨折的部位为低。为加强对远骨折端的固定，需使下位 2 针经过小粗隆内侧骨皮质旁股骨距，至股骨头压力骨小梁中，故进针点较股骨颈骨折者为低，另 1 针在大粗隆下经张力骨小梁中入股骨头。3 枚针在头中则前后交叉分布。

四、滑动加压螺钉固定

加压滑动鹅头钉（DHS），又称 Richard 钉，具有加压和滑动双重功能，允许近端粉碎骨折块压缩，使骨折端自动靠拢并获得稳定，对稳定性粗隆间骨折具有早期活动和负重的优点，虽成为股骨粗隆间骨折的常用标准固定方法，但随着髓内固定的不断涌现，DHS 仅限于稳定粗隆间骨折的固定。加压髋螺钉由套筒式钢板，近端拉力螺钉及远端多枚螺钉组成，近端套筒与钢板呈 130°或 135°，套筒长度为25~38mm，当中可通过拉力螺钉插入股骨头中，通过滑动将折线加压，钢板有 2~14 孔（60~300mm 长），拧入螺钉后可自动加压。

（一）麻醉

全麻，心肺功能不全可考虑硬膜外麻醉。

（二）体位

平卧位，手术牵引台复位，由 C 形臂 X 线机增强透视机监视手术，复位+牵引+手法，维持长度及力线即可。

（三）切口

大粗隆下外侧切口 6~15cm，沿股外侧肌间隔进入。

（四）手术方法

1. 手术要点

以 150°钉板为例，大粗隆基底下 3cm 安放导针，导针位置在正位股骨头中央或偏头内下，侧位略偏头的后部或中部，依据导针钻孔扩髓 4. 6mm，至导针深度及攻丝，为防止钻孔及攻丝中骨折旋转，可在导针上方 1. 5cm 处插入 1 枚 3. 2mm 导针临时固定，选择合适拉力螺钉及钢板，沿导针拧入拉力螺钉，贴附钢板，持骨器固定，调整骨折位置，钢板钻孔依次拧入自攻骨皮质螺丝钉。冲洗，留置负压引流管，分层缝合，腹带加压包扎。术后 2 周扶拐部分负重。

2. 手术技巧

（1）滑动加压螺丝钉的位置，应尽量在置于压力骨小梁和张力骨小梁的交界处形成股骨头中心骨松质致密区；螺丝钉尖最好位于软骨下 5mm。

（2）结构上无有效的抗旋转作用，必要时，在加压滑移螺丝钉的上方拧一枚空心螺丝钉。

虽然 DHS 临床疗效肯定，但由于钢板位于负重线外侧，使固定螺钉承受的剪切应力较大，当应用于粉碎性不稳定粗隆间骨折时，由于内侧皮质缺损，压应力难以通过股骨距传导，内翻应力加于内固定器上，加之骨质疏松因素，使螺钉切割股骨头的风险增加，同时易导致钢板疲劳断裂或钢板处螺钉滑出。对于逆粗隆间骨折，由于逆粗隆骨折本身有向外移位的倾向，而 DHS 系统又是通过近端骨块向外下移动加压获得稳定的，因此极易导致固定的失败。故在逆形粗隆间骨折或合并粗隆下骨折时，不适宜应用 DHS。

五、髓内固定

髓内固定是目前最为广泛应用的固定方法。由于在临床实践中的不断改进，形成了不同名称的固定系统。最早应用的为 Gamma 带锁髓内钉。Gamma 形钉由三部分组成，近端头颈加压螺丝钉，弯形短髓内针及远端两枚锁钉。头颈加压螺钉尾部呈套筒状，可与髓内针呈 130°交角锁死在髓内针近端孔内，并可随意回缩加压。髓内针长 180mm，直径 11mm、12mm 及 13mm，髓针近端有接口与近端加压螺钉及远端锁钉的瞄准器相连。

患者仰卧牵引台上，C 形臂 X 线机监视下手术，臀部垫高约 20°，躯干向健侧倾斜 30°牵引，手法复位达对线可接受即可，不必顾及骨折块移位。大粗隆上纵向切开 6cm，分离浅筋膜及肌肉，暴露大粗隆，在股骨大粗隆顶端稍内侧用骨锥钻孔，放导针进股骨近端髓腔，股骨扩髓远端比使用髓钉远端大 1mm，近端髓腔扩大 15~16mm，Gamma 钉插入，用手旋转力插进，不能用锤子，插入拉力螺钉，依靠瞄准器，打入导针，要求位置前后位必须在头内下方，以 130°为宜，侧位在股骨头中央，选择合适长度加压螺钉拧入，长度应突出外侧皮质 5mm，防止拉力螺钉旋转及套叠。依靠瞄准器打入二枚远端锁钉，最后在 γ 钉上方拧入紧固螺钉，使其位于拉力螺钉 4 个槽中的一个，防止旋转，允许拉力螺钉在一个方向活动，使骨折块加压，最后封闭近端钉帽。

Gamma 钉自 1980 年在北美问世以来曾得到广泛应用。因其主钉经髓内插入，近端固定交锁螺钉与主钉间的力臂较 DHS 短，从而使其承受的剪切应力减少，同时髓内固定也使骨折远端的固定效果增加，生物力学上的优势使其可以应用于各种类型的粗隆间骨折。后来许多医师通过长期随访观察发现，Gamma 钉在治疗中也存在一些问题。比如，生物力学研究发现其近端直径较大，虽然加强了固定，但固定后股骨近端所受应力明显减少，而股骨远端所受应力则增加，因此，靠近钉尾部的股骨远端常发生继发骨折。此外，其头钉较为粗大，又只是单枚螺钉，所以抗旋转能力较差，螺钉在股骨头中的切割仍时有发生。为克服这些不足，经改进又出现了 PFN（股骨近端髓针）。

PFN 系统在设计上增加了一枚近端的防旋螺钉，使近端固定的稳定性增加，同时远端锁定螺栓距钉尾较远，从而减少了因股骨远端应力集中造成继发骨折的风险，取得了较好的治疗效果。但由于粗隆间骨折多为伴有严重骨质疏松的老年人，即便如此仍时有螺钉切割、近端螺钉松动后退等问题发生，为此，近年来又出现了 PFNA（股骨近端防旋髓针）系统。

PFNA 是 AO 在 PFN 的基础上主要针对老年骨质疏松患者研制而成的股骨粗隆间骨折的新型髓内固定系统，在生物力学方面显示了满意的效果。与传统固定方法比较，主要有以下优点：①由于 PFNA 固定时只需在打入主钉后在股骨颈打入一枚螺旋刀片，并在远端再打入 1 枚锁钉即可完成操作，大大减少了手术时间。比较 Gamma 钉和 PFN，PFNA 操作简便，创伤小，出血少，缩短了手术时间，减少了手术并发症。②打入螺旋刀片的骨质横切片显示的是四边形的骨质隧道，而不是螺钉旋入时的圆形骨髓道，因此有较好的抗旋转作用。另外，由于螺旋刀片可以自动锁定，一旦打入并锁定后，自身不会再旋转，也不会退钉，也防止了股骨头的旋转。1 枚螺旋刀片起到了 PFN 中打入股骨颈的 2 枚螺钉所起的作用，这对于股骨颈细小的女性患者避免了两枚螺钉难以打入的顾虑。③螺旋刀片以压紧骨松质形成钉道，骨量丢失少，明显提高了刀片周围骨质的密度和把持力，生物力学实验已经证实，被压紧的骨松质能更好地为螺旋刀片提供锚合力，提高其稳定性，很好地防止旋转和塌陷，与螺钉固定系统相比，抗拔除力明显提高。④由于采用了尽可能长的尖端及凹槽设计，使 PFNA 插入更方便，并避免了局部应力集中，有效地降低了迟发性股骨干骨折的发病率。缺点主要为费用比较昂贵，难以为所有患者接受。

六、人工假体置换术

高龄股骨粗隆间骨折患者普遍存在着骨质疏松，为避免内固定困难，减少畸形愈合，有学者认为，即使行髋部骨质重建，其骨内也不同程度地存在容积性骨质缺损，这就为骨水泥型假体的应用提供了适宜的条件，人工髋关节置换术是较好的选择。Haent Jens 等认为，本法术后可早期活动，较早恢复伤前功能，压疮、肺部感染、肺不张较内固定组显著减少，可用于高龄严重骨质疏松的不稳定骨折，也可用于骨不连及内固定失效患者。手术多选用骨水泥型假体，骨质缺损严重的要选用肿瘤性股骨假体，待手术创伤反应后，患者即可负重，并发症的发生率及病死率会大大降低。但此观点立即遭到其他学者的反对，他们认为股骨粗隆间骨折，即便是不稳定型和高龄患者，也不是人工关节置换的适应证，因为粗隆间骨折很少发生不愈合和股骨头坏死，经其他恰当治疗很易愈合，很少引起髋关节功能障碍，他们提出：能用自己的关节尽量不用人工关节，因为人工关节置换有许多并发症，这些并发症甚至是灾难性的。适应证的选择应慎重，原则上不宜作为转子间骨折治疗的基本方法。

对转移瘤引起的转子间病理性骨折，为改善患者生存期生活质量，也可以对骨折部位行内固定治疗或人工股骨头置换术。至于是选择人工股骨头置换还是全髋人工关节置换，主要根据髋臼有无变形破坏，若髋臼基本完整，多主张人工股骨头置换，因单头置换可节约手术时间、减少出血。且高龄患者术后活动较少，应能满足其日常生活的要求。

七、术后康复与骨质疏松的治疗

（一）术后康复

术后康复对于治疗结果有重要影响，一套完善的康复治疗计划不仅能使伤肢功能得到早期恢复，而且对患者体能与各脏器功能的恢复至关重要。对于老年患者也应同样重视肢体的功能康复与体能康复。有些老年患者骨折已基本愈合，但仍不能负重和行走，原因是身体健康状况不佳，体力尚未恢复以致影响康复进程及最终治疗结果。术后应及时发现并纠正重要脏器的功能障碍，使之尽快恢复到正常生理功能水平。补充必要的营养素与能量，全身性支持疗法对老年体弱患者尤为重要。此外，还要进行必要的心理治疗与心理护理。体能的恢复是全身健康水平改善及心理康复的综合性标志。术后应尽早开始肢体的康复训练，早期行肌肉 CPM 锻炼，不仅能使关节、肌肉在活动中恢复功能，还能预防下肢深静脉血栓形成。肌肉的等长收缩与等张收缩、关节的被动与主动运动不仅对肢体运动功能的恢复有利，而且对骨折的愈合也有益。转子间骨折患者术后负重时间应依据骨折类型、移位程度、骨的质量及内固定质量来决定。有严重骨质疏松的Ⅲ、Ⅳ型不稳定型骨折不宜早期负重，否则无论内固定多么坚强，都不可避免地导致内固定物松脱或股骨头被切割、穿透等并发症。

（二）骨质疏松的治疗

老年转子间骨折患者一般都伴有骨质疏松症，此种骨折是老年退化性骨质疏松症（Ⅱ型骨质疏松症）的主要并发症之一，老年人伤后摄食减少，吸收功能低下，加之长期卧床，骨折后势必加重全身骨质疏松，延缓骨折愈合过程。故除对骨折部位进行必要的内固定术外，继续给予全身抗骨质疏松等综合治疗也是十分必要的。否则随着增龄，骨质量进一步退化，将导致其他部位的骨折发生及已愈合部位的再骨折。包括：①补充足够的钙和维生素 D，应常规给予维生素 D 400~800U/d，钙 1 500mg/d。②降钙素的应用，可以抑制骨吸收，减轻疼痛。降钙素 100U/次，皮下或肌内注射 1~2 天 1 次，至少用药 3 个月后，改维持量 100U/次，每周 2~3 次。③雌激素替代治疗，适用于绝经后妇女，可选用天然雌激素（倍美力、倍美安、倍美盈等）或半合成、合成雌激素（尼尔雌醇、炔雌醇、己烯雌酚等）。④适当运动和锻炼，手术后患者应早期下床，患肢不负重锻炼，或借助于拐杖活动和功能锻炼以帮助康复。

八、并发症防治

股骨粗隆间骨折发病年龄较股骨颈骨折大 7~8 岁，并发症多且重，术后病死率在 5%~30%。其原因主要为股骨粗隆间骨折患者平均年龄在 76 岁左右，体质差，并发症多。因此，必须严格掌握手术适应证，应该按以下标准选择手术对象：①心肌梗死病情稳定至少 3 个月，心功能衰竭病情稳定至少超过 6 个月，无严重的心律失常，心律失常<6 次/分钟；伤前可步行上楼。②屏气时间>30 秒，吹蜡烛距离>50cm，无咳痰、哮喘、气促，且动脉血气 PO_2>60mmHg，PCO_2>45mmHg，FVT_1<70%。③血压<160/90mmHg，有脑缺血，脑栓塞时，病情稳定至少超过 6 个月。④尿蛋白<（++），尿量>1mL/（kg·h），BUN<80mmol/L。⑤肝功能转氨酶不超过正常值的 1 倍。⑥空腹血糖<8.0mmol/L。此标准一般病例能顺利度过手术关。应选择创伤小的手术和经皮穿针内固定。

内固定物失效，招致股骨粗隆间骨折发生髋内翻畸形愈合或不愈合，内固定成功取决于稳定的骨连接，牢固把持骨折远近端固定能力，又取决于骨折类型、固定器械设计，固定器械正确使用、骨质疏松的程度及术后合理功能锻炼。

1. 原因

（1）与骨折类型有关：在稳定骨折中，后内侧支撑完好或轻度粉碎，骨折块塌陷极小，变位或重建内侧皮质的接触良好，骨折可获稳定，则发生内固定失败少，髋内翻发生率低。相反在不稳定骨折中，后内侧有大块游离骨块，后方粉碎，骨折复位后，仍极不稳定，要依靠内固定支撑维持，易造成内固定失效及髋内翻发生，约占粗隆间骨折 80%。

（2）与内固定设计及操作不正确有关

①髓内式固定系统：髓内钉出现术中及术后并发症原因，术中及术后继发股骨骨折是髓内钉手术主要的并发症，此骨折以发生在钉尖部位的股骨骨折为特征。原因主要是钉体和骨质弹性模量不一，固定后如果髓内钉的位置不在正中，很容易在钉尖部位形成应力集中，再加上老年人骨质疏松和一定暴力即可造成此部位骨折；造成近端锁钉固定后位置不在正中有两个原因：一是主钉入口位置选择不当；另外就是骨折复位不良。

②加压螺钉穿出股骨头或加压螺钉位置不佳造成髋内翻畸形，多由技术及经验不足所造成。

③空心钉固定：空心钉固定发生并发症原因，主要为术中钉位不佳、适应证选择不当及术后早期负重。

2. 治疗

老年患者的髋内翻畸形，一般无须治疗。对青壮年，髋内翻畸形严重者，可行粗隆楔形外展截骨术，术后选择滑动加压螺钉或髓内钉系统内固定，对极少见股骨粗隆间骨折不愈合者，可采用内移、外翻截骨治疗一粗隆间截骨，使股骨干内移，近端骨块外翻位固定，骨折线周围植骨。

3. 预防

（1）选择正确的治疗方法：治疗者应了解当前各种内固定系统的适应证，应当根据患者年龄，骨折类型，骨质疏松情况及全身情况合理选择，如滑动加压螺纹钉更适合于年轻，髓腔狭窄患者；髓内固定系统适于髓腔粗大的骨质疏松患者；空心钉内固定更适于高龄，全身情况差，不宜大手术者。

（2）掌握各种内固定物正确的置入技术：各种内固定发生并发症原因，除自身设计结构不合理外，多由操作技术及经验不足引起，为避免并发症的出现，应当注意各自内固定置入特点及方法。

A. 滑动加压螺钉置入。应注意：①螺钉位置，应尽量置于压力和张力骨小梁的交汇处形成股骨头中心骨松质致密区。②螺钉尖最好位软骨下 5mm。③对于骨质疏松者，只能允许部分负重。

B. Gamma 钉置入。应注意：①正确选择 Gamma 钉入口，以梨状窝稍低为宜。②安放髓内针时用手逐渐转动推入，切忌锤击。③加压螺钉位置正确，防止钉从股骨头穿出或靠近股骨头上部钻入，如果位置不佳，患者下地要晚。④骨折愈合后尽早拔钉。⑤远端只锁 1 枚锁钉。

C. 多枚钉置入。应注意：①下位针或空心钉的进针点，应在大粗隆下 11~13cm 经股骨矩，人头内压力骨小梁，与股骨成角约 160°。②针或钉在头内分布合理，正位 X 线片上显示内、中、外，侧位片显示为前、中、后的分布。③针在头内双双交叉，即 1、2 针交叉（上位针），3、4 针（下位针）交叉。空心钉，即上位空心钉入张力带骨小梁，下位钉交叉进入压力骨小梁系统。④合理负重，骨质疏松者，3~4 周床上活动，4 周后部分负重。

第六章

膝部损伤

第一节 开放性膝关节脱位

开放性膝关节脱位需要急诊治疗。严重开放性脱位的诊断不难，但是在初始评价时软组织的真正损伤范围不明显。确定软组织损伤程度很重要，因为它能指导进一步治疗所需手术切口的位置，也能决定手术时间和采取何种修复或重建方式。在治疗膝关节脱位的早期阶段，软组织损伤范围是影响治疗的最重要因素之一。如前所述，闭合性膝关节后外侧脱位，即出现“酒窝征”，压迫致皮肤坏死形成开放性膝关节脱位的风险较高，以及感染风险，且阻碍实施重建手术。

一、诊断

伤口较小时，诊断为开放性膝关节脱位较为困难。尤其是当初步评价时膝关节已复位。此时，应高度怀疑开放性膝关节脱位。若平片显示关节内气体则可确诊。当无法确定毗邻伤口是否与膝关节相通时，进行盐水负荷试验可帮助判断，即将 50~60mL 无菌生理盐水通过远离伤口的健康皮肤注入膝关节。如果盐水从伤口漏出，则为开放性膝关节损伤。若不漏，也不能完全排除开放性膝关节损伤。其他一些因素，例如广泛关节囊损伤使液体渗入局部软组织，而未从伤口漏出，皮下异物阻塞伤口，或者是液体未进入关节内，都会导致假阴性结果。若高度怀疑开放性损伤，手术探查可能是最佳方法。一般不建议急诊室手术探查，因为这可能导致关节污染，且患者需忍受痛苦，也可能伤口不与关节腔相通。

二、治疗

开放性膝关节脱位的治疗方法类似于治疗开放性骨折。首先在急诊室清除所有伤口污物，避免探查伤口深部。用无菌辅料覆盖伤口防止再次污染和暴露的关节软骨干燥。对于开放性骨折，需预防破伤风，若关节被污染，则应立即静脉内给予广谱抗生素。通常选择第一代头孢菌素或类似药物，但可根据可能的污染微生物和药敏试验来改变药物。

在手术室，治疗原则与开放性骨折相同。主要通过清创除去损伤和坏死组织。通过冲洗除去组织碎屑。对于开放性骨折，可用脉冲式冲洗，但不要将污物冲进膝关节，否则风险进一步破坏创伤软组织。若采用脉冲式冲洗，手法要轻柔，防止扩大损伤。如果伤口相对洁净，则应该关闭伤口；但是如果伤口或关节污染严重，或者广泛软组织损伤，则应敞开伤口（可填充抗生素包或真空敷料）以利于进一步清创。清创的时机取决于多种因素，例如患者的医疗条件和其他器官损伤。最理想的是，每 24~48 小时让患者返回手术室再次灌洗和清创，直至膝关节和软组织清洁。广泛软组织损伤或由于污染和组织坏死需要多次清创的患者，建议在治疗早期讨论是否可行整形手术。

尽可能在早期清创时将骨软骨损伤修复或固定。对于大部分患者，大量丢失关节软骨是一种破坏性损伤，不管膝关节脱位的最终结果如何。如果能进一步减小软组织损伤，则应该在早期修复关节周围骨折，以获得充分固定。如果由于韧带损伤或骨折导致膝关节极其不稳定，应该考虑手术固定。如果患者情况、伤口清创和手术资源允许，则最利于骨折最终固定。另外，还可暂时使用外固定，使肢体对线，尤其是当随后需要外科伤口护理时。可用外固定防止膝关节再脱位，甚至是在内固定完成后。也可考虑长腿夹板，但不易用它来处理开放性膝关节脱位。因此，可选择外固定架。外固定架应避免放置在将来手术部位，例如交叉韧带重建途径。

开放性膝关节脱位的患者，一般先不予处理撕裂的韧带，因为修复后，由于缝线、固定器械等异物会使感染的风险增加。除非是膝关节只有一个直接伤口，且伤口相对洁净。此时，只要不需要进一步剥离软组织，可修复韧带或骨损伤。如果能通过膝关节伤口进行操作，可修复关节囊损伤。

虽然开放性膝关节脱位的主要治疗方法是进行灌洗和清创，但是当膝关节裂伤或穿孔很小，且无严重关节囊损伤时，可选择关节镜。可用膝关节镜去除微小骨折块，观察关节面，或实施灌注和清创。此时需注意随溢液一起出来的破坏的关节囊组织，因为有发生骨筋膜室综合征的风险。因此，慎用关节镜，但是只有确认无严重关节囊损伤后，才能减少灌洗。

对于膝关节损伤是否采用引流管仍有争议。我认为常规使用引流管，弊大于利。事实证明机械性引流通道没有益处，因此不应该用。如果选择性应用引流管，应该持续应用第四代抗生素直至拔管，且应尽快拔管。关闭膝关节伤口后，最好再持续应用第四代抗生素 24～48 小时，除非发生特定感染或严重污染。

第二节 创伤性膝关节脱位

一、膝关节脱位分型

膝关节脱位很少见。现在有数个分型系统，但没有任何一个被完全接受。所幸，分型促进了外科医生之间的交流，改善了数据收集和分析，使人们对损伤类型、病史和最佳治疗方法有了更好的理解。了解损伤机制、暴力能量大小以及脱位部位都很重要。但在每一个分型系统中最重要的是：哪条韧带受到损伤，因为这是它的解剖基础。并且它可以指导分型和手术时机。然而，要全面考虑，尤其是多发伤患者，其治疗方法不同于运动导致的下肢损伤。不应低估高能量创伤所致的膝关节周围血管、神经损伤，以及广泛软组织损伤。多发伤中某些损伤可能决定最终治疗方案，例如长骨骨折、脊髓、大脑及内脏损伤。因此，膝关节重建或修复可能必须等其他损伤治疗之后才能实施，但膝关节脱位的治疗除外。

Kennedy 描述了一种在文献中得到认可的分型系统，其标准是胫骨相对于股骨的位置。Kennedy 的定位系统对需要手法复位的膝关节脱位非常有帮助。然而，这种分型系统没有描述哪些膝关节表面上对线良好，而实际上有多条韧带损伤（相当于膝关节脱位）的患者。多数人认为，这类患者的膝关节是自动复位的。有些患者有畸形病史，在入院前自己或护理人员帮助其复位。但是这类报道不能为脱位方向提供可靠的证据。以脱位方向为标准的分型系统只能提示韧带受累，但是不能以此诊断韧带是否真的被撕裂。文献中报道了一些膝关节完全脱位，但经 X 线片或体格检查证实，其交叉韧带或侧副韧带仍然完好。

Schenck 等人认为采用解剖系统将更有帮助。这是基于初诊时对韧带的物理检查或麻醉下体格检查结果。Schenck 认为一条交叉韧带完整的属于Ⅰ级膝关节脱位（KDⅠ），因为此时只有前交叉韧带或后交叉韧带撕裂。此时也可累及侧副韧带。最常见的Ⅰ级膝关节脱位是：损伤只累及前交叉韧带和后外侧角，而后交叉韧带完整。Ⅱ级膝关节脱位（KDⅡ）很少见：双交叉韧带撕裂，而侧副韧带完好。此种情况常见于膝关节向前方或后方脱位。另一最常见的是Ⅲ级膝关节脱位（KDⅢ）：双交叉韧带撕裂，一条侧副韧带受累，“M”表示内侧，“L”表示外侧。因此，Ⅲ级膝关节脱位是双交叉韧带撕裂，同时后外侧角或外侧副韧带撕裂，此时损伤常累及腓神经。Ⅳ级膝关节脱位（KDⅣ）：四条韧带完全撕裂，膝关节极其不稳。此时，损伤可累及膝关节周围广泛软组织。最后一种类型是 Wascher 及其同事添加的，为Ⅴ级膝关节脱位（KDV）：除膝关节脱位外，还有股骨髁或胫骨平台骨折。在此解剖分型中，用“C”表示动脉损伤，用“N”表示神经损伤。例如，KDⅢLCN 表示双交叉韧带撕裂，一条外侧副韧带和后外侧角损伤，损伤同时累及腘动脉和腓神经。这种解剖系统非常有用，它能指导治疗韧带撕裂伤，从而适时安排修复或重建手术。文献中报道了一系列用此解剖系统进行损伤分级和治疗的病例。这些报道中，KDⅢ最常见，其中 KDⅢL 比 KDⅢM 更严重。这使我们认识到：膝关节外侧副韧带和后外侧角损伤比内侧损伤严重。同时，这些报道发现 KDⅣ常发生在高能量车祸事故中，且远较其他损伤类型少见。

二、血管损伤

在轻微膝关节脱位的评价过程中，仔细的神经血管检查很重要。因为腘动脉是供应下肢的终末动脉，它出现损伤或血栓将会威胁下肢的存活。因为腘动脉固定在膝关节后部的近端和远端之间，所以膝关节脱位或骨折—脱位可能伤及此动脉。腘动脉的近端固定在收肌管（Hunter 管），远端被其终支和侧支所固定。所以，严重膝关节损伤时，此动脉极易受损。除非患者有外周血管疾病，一般膝关节周围无侧支循环，一旦腘动脉受损，可发生下肢远端缺血，甚至截肢。

在体格检查中，必须触诊并记录足背动脉和胫后动脉的搏动。如果触诊不到动脉搏动，即使足部温暖、毛细血管充盈良好，仍然认为不正常。若脉搏消失，则考虑血管急症。为降低截肢的风险，必须在 6~8 小时内恢复血液灌注。文献中有许多关于膝关节脱位导致肢体长时间缺血而截肢的报道。如果初步确诊为膝关节脱位，应该立刻通过纵向牵引实施手法复位，除非有征象提示需要切开复位，例如“酒窝征”。如果复位后仍无足背脉搏，应该立刻请血管外科会诊。血管脉搏消失不应去放射科做数字减影血管造影，因为这只会耽误治疗。如果需要的话，血管外科医生可在手术台上实施血管造影。若患者的脉搏减弱，但不威胁肢体，则可去放射科做血管造影，以确诊是否为不完全动脉阻塞，如内膜撕裂，虽然过去不认为这种疾病为良性。相对动脉压力有助于评估下肢血管。可用手提多普勒超声仪和袖带血压计评价踝肱指数（ABI），也称动脉血压指数（API）。测量肱动脉收缩压作为该指数的分子。在踝部测量足背动脉收缩压和胫后动脉收缩压，较大者作为该指数的分母。结果用小数来表达，ABI 大于或等于 1.0 表示正常；ABI 小于 0.9 提示动脉损伤，需要立刻检查。

膝关节脱位并发动脉损伤的概率仍然未知。文献中报道，此概率高达 64%，但这可能低估了实际发生率。膝过伸牵拉腘动脉可造成动脉损伤，Green 和 Allen 报道说也可发生于膝关节后脱位。这些动脉损伤通常无法通过体格检查发现。问题是患者的血管内膜撕裂或部分动脉损伤可延迟发生。这类患者，初始检查可能正常，但随后出现血栓并堵塞整条动脉。这种情况的发生概率还有争议，现在的文献也没有回答是否需要常规进行血管造影，还是只为特殊患者检查血管内膜损伤。最近有报道说，即使出现血管内膜瓣撕裂，非手术治疗也常有效，且与常规仔细血管检查相比，血管造影在防止缺血发生方面价值不大。

研究显示：初始血管检查正常时，这一系列检查有助于排除严重动脉损伤。另外，血管造影术也有并发症，且价格高。因此，许多人认为膝关节脱位后不应常规做此检查。然而问题是，动脉损伤一旦漏诊，后果严重。因此，特殊情况下骨科医生仍要考虑隐蔽损伤的可能性，这种损伤可导致缺血延迟发生。如果出现问题，漏诊导致的并发症要比血管造影术的并发症严重，因此，我建议立刻请血管外科会诊，考虑是否做血管造影术。神经血管检查和踝肱指数都正常时，若远端肢体无变化，则不做血管造影术。但患者应住院观察至少 24 小时。在此期间，至少每 4 小时由经验丰富的医生做一次神经血管检查，以及时发现血管损伤。

三、神经损伤

进行神经功能检查时要重点检查腓神经。检查腓神经时，需要患者配合，在抗阻力下进行背屈踝关节和足趾（腓深神经），以及外翻踝关节（腓浅神经）。第一二足趾之间的足背皮肤感觉减退或消失（腓深神经），或其余足背皮肤感觉减退或消失（腓浅神经）提示腓神经损伤。

文献报道膝关节脱位后神经损伤的概率高达 40%。由于腓神经绕腓骨头，且位置浅表，所以膝关节外侧或后外侧角损伤时最易伤及腓神经。腓神经损伤的预后较差，即使神经结构完整，完全性腓神经麻痹患者恢复概率也只有 50%。

对于膝关节损伤严重的患者，即使未伤及血管，也要考虑小腿骨筋膜室综合征的可能性。这是神经血管检查呈阴性的患者住院的另一个理由。下肢软组织损伤与膝关节损伤失血过多都能导致小腿肌间隔压力增加。如果出现神经损伤所致的感觉异常，应高度警惕骨筋膜室综合征。血管损伤且缺血时间较长（>3 小时）的患者，即使通过手术修复血管，恢复了下肢血流灌注，也可能发生缺血再灌注损伤。因此，修复血管时，应切开下肢四个筋膜室进行减压，以防止发生骨筋膜室综合征。

四、治疗

如果患者膝关节多条韧带受到损伤，要考虑以下问题。最重要的是，患者是否有威胁生命和肢体的损伤，包括同侧腘动脉损伤，以及需要立刻复位的持续脱位。如果有，则根据高级创伤生命支持计划（ATLS）对患者进行评估和复苏。同时反复进行神经血管检查。前面已经讨论了血管损伤，以及在肢体缺血时间过长和发生再灌注损伤的情况下，迅速诊断并行筋膜切开术的必要性。如果患者就诊时，膝关节脱位明显且无“酒窝征”，若病情允许，可静脉给予镇静剂行纵向牵引。如果此时复位困难，只要病情允许，应该去手术室麻醉下进行复位（可能需要切开复位）。除撕裂的关节囊卡压股骨髁外，闭合复位失败的因素还有半月板错位和骨软骨骨折。

一旦确诊膝关节脱位，无论是明显的脱位，还是关节明显不稳定、至少两条主要韧带断裂的隐蔽性脱位，必须确定保守治疗还是手术治疗，以及手术时间。因为膝关节脱位非常少见，在各种膝关节损伤中，其概率不足1%，所以一定要有足够的证据支持诊断。因此现有文献中无回顾性随机对照试验。有些研究认为非手术治疗效果最好，而有些人则持相反观点。这类损伤的病情各不相同，从而产生了不同的观点，且因罕见而缺少对比研究。传统上采用非手术疗法治疗膝关节脱位，许多患者最终能恢复膝关节功能，也很稳定。然而，最近的文献认为，手术治疗累及多条韧带的膝关节损伤的效果优于非手术疗法。但即使一致赞成手术治疗的病例仍然有许多问题等待解决，例如，应该在损伤后多长时间安排手术？哪些结构可不手术而愈合？哪些结构应该修复？哪些结构需要重建而不是直接缝合？由于现在关于这一问题的骨科文献观点各不相同，还没有确定一致认可的“护理标准”。因此，治疗准则是建立在解剖和膝关节韧带愈合潜能的基础上的。当然，医生的个人经验也很重要。

如前所述，常发生在运动和其他活动中的低速度膝关节脱位不同于高能量所致的脱位。许多外科医生主张急诊修复损坏结构，但关节纤维化发生率较高。其他一些医生认为适当牺牲一点屈膝功能来稳定膝关节是可以接受的。我认为，许多患者宁愿要适度松弛但有全面运动功能的膝关节，也不愿要僵直疼痛的膝关节。如果患者身体条件不允许早期治疗，可推迟重建手术，因为立刻手术短期关节僵硬的风险可能较大。

第七章

踝关节损伤

第一节　单纯内、外踝骨折

一、内踝

无移位的内踝骨折一般可采用石膏固定治疗，但对于对踝关节功能要求较高的患者，应行内固定以促进骨折愈合及康复（图 7-1）。Herscovici 等报道，用非手术方法治疗单纯内踝骨折有高的骨愈合率和好的功能结果。移位的内踝骨折应采取手术治疗，因为持续的移位允许距骨内翻倾斜。仅涉及内踝尖端的撕脱骨折与踝穴部受累者不同，其稳定性较好，除非有明显的移位，一般不需内固定。如果症状明显，可行延迟内固定。常用 2 枚直径 4mm 的骨松质拉力螺钉在垂直于骨折的方向固定内踝。一些学者建议使用 3.5mm 的单皮质拉力螺钉，而不采用 4mm 的骨松质螺钉，因为生物力学数据表明这样可以增加骨结构的强度（图7-1A）。

较小的骨折块可用 1 枚拉力螺钉和 1 枚克氏针固定以防止旋转（图 7-1B）；对于骨折块太小或粉碎性骨折不能用螺钉固定者，可用 2 枚克氏针及张力带钢丝固定（图 7-1C）；另外，现在已经研发出适合于微小骨折块固定的螺钉，这将是固定小骨折块最好的选择方法。内踝的垂直骨折需要水平导向的螺钉或防滑钢板技术（图 7-1D、E），Dumigan 等证明了用中和钢板固定内踝的垂直骨折具有生物力学优势。

虽然不锈钢置入物最常用于内踝骨折，但对生物可吸收置入物的安全性和疗效已有研究。可吸收置入物主要的理论优点是减少了因螺钉帽周围皮肤软组织的突起或触痛而需后期取出置入物的概率。尽管生物可吸收置入物已经得到成功应用，并且从已经报告的临床结果来看与不锈钢相比没有显著性差异，但是有 5%~10%的患者后期出现与聚乙交酯降解有关的分泌物从无菌窦道流出。一项包含 2 528 例患者的病例研究报道，4.3%的患者临床上发生了明显的局部炎症性组织反应。

我们倾向于采用金属内置物，根据骨折的具体形态选用合适的螺钉或者钉板结合进行固定。尽管可吸收内置物在固定累及关节面的骨折块时有其优越性，但在内踝骨折的固定方面，不能完全替代传统的金属内置物。

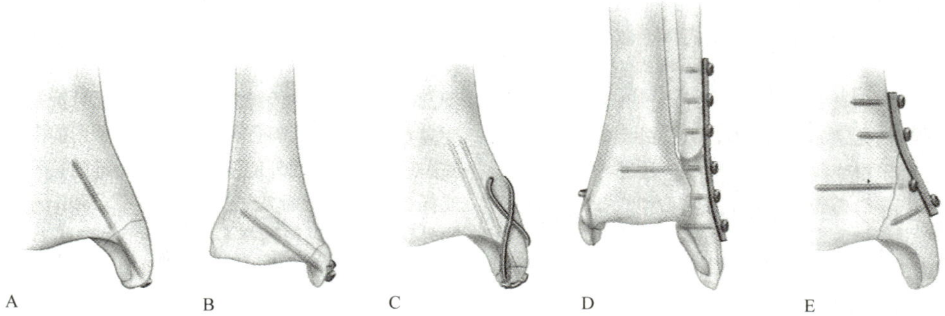

A. 单拉力螺钉固定大块骨折；B. 1 枚直径 4mm 拉力螺钉及 1 枚克氏针联合应用固定小块骨折；C. 张力带钢丝固定低位横行骨折；D. 垂直拧入直径 4mm 的拉力螺钉固定低位横行骨折；E. 水平拉力螺钉固定加钢板固定

图 7-1 内踝骨折的固定

内踝应力性骨折内踝应力性骨折的常见临床表现为局部疼痛、肿胀、压痛。最初，骨折在 X 线片上可能看不清楚，但是通过骨扫描、CT 或 MRI 检查可以清晰地看到骨折线。在复查的 X 线片中，应力性骨折经常清晰可见。Shelbourne 等建议，对 X 线片上可以看到清晰骨折线的应力性骨折行内固定治疗，而对仅通过骨扫描发现者则采用石膏固定。内踝应力性骨折有很高的发展为完全骨折的风险，会延迟愈合或不愈合。手术等积极的治疗方法是必需的。如果应力性骨折采用手术治疗，需要限制活动 4~5 个月。

二、外踝

虽然不伴有明显踝关节内侧损伤的外踝骨折很常见，但对这些骨折的开放复位指征仍有争议。文献报道，腓骨骨折所能接受的最大移位范围为 0~5mm。对于大多数患者，根据其功能要求，可以接受2~3mm 的移位。在双踝骨折中已经显示了距骨移位伴随外踝的移位；因此，对于这些损伤，解剖复位外踝是必需的。生物力学研究发现，单纯外踝骨折在轴向负荷时并不干扰关节运动学或引起距骨移位。长期临床随访研究表明，应用闭合复位治疗旋后外旋Ⅱ型骨折，即使腓骨骨折移位 3mm，功能结果优良率仍达 94%~98%。

不管是否达到解剖复位，对于旋后外展型的二期损伤，手术治疗的效果与闭合复位的效果相似。如果不能确定外踝骨折的稳定性，应拍摄踝关节旋后外旋位应力 X 线片，检测距骨有无移位，了解内侧损伤情况。Koval 等评估了一个阳性压力试验是否可以预测外踝骨折手术固定的需要性。在他们的研究中，对所有踝关节应力 X 线片显示有骨折的患者都进行了 MRI 的检查以评估其三角韧带复合体的完整性。只对三角韧带复合体完全断裂的患者进行手术固定。在至少 1 年的随访中显示，部位断裂的患者采用非手术方式已经成功治愈。其他研究者提议采用超声评估三角韧带以区分是等价的双踝骨折还是单纯的外踝骨折。另外一些研究者提议，通过术前的 X 线和 CT 检查预测在旋后外旋型踝关节骨折中下胫腓联合是否损伤。Choi 等认为，在 CT 图像上，腓骨骨折高度超过 3mm，同时内踝间隙超过 4.9mm，或者在 X 线片上，腓骨骨折高度超过 7mm，同时内踝间隙超过 4.0mm，是对下胫腓联合损伤不稳定的一个重要提示。然而，目前尚无理想的术前诊断流程评估踝关节内侧结构的损伤程度，进而确定其是否需要手术治疗。

第二节　双踝骨折

双踝骨折同时破坏了踝关节的内外侧稳定结构。移位减少了胫距关节接触面积，改变了关节运动学。虽常能够做到闭合复位，但消肿后不能维持正常的解剖位置。据文献报道，闭合复位治疗双踝骨折的不愈合率约为 10%，但并不一定都有临床症状。20%的双踝骨折伴有胫骨和距骨关节内损伤，闭合复位时，这些损伤得不到治疗。长期随访的随机前瞻性研究发现双踝或相当于双踝的骨折患者进行手术治疗结果优于非手术治疗者。Bauer 等进行了长期随访研究，他们也证实旋后外旋Ⅳ型骨折手术治疗效果较好。Tile 和 AO 组织建议对几乎所有的双踝骨折都应行双踝的切开复位内固定治疗。

对于大多数有移位的双踝骨折，我们也建议行双踝切开复位及内固定治疗。大多数外踝的 Weber B 型和 C 型骨折可以用钢板和螺钉固定，而有些患者踝部外侧的内固定物会产生症状。然而，在一项研究中显示，仅有半数患者在取出内固定后疼痛缓解。研究建议对 Weber B 型外踝骨折采用抗滑技术行后方钢板固定，从而避免了螺钉进入关节的可能性，减少了触摸到内固定物的发生率，并能提供较强的结构。在一组 32 例患者的前瞻性研究中，没有发生不愈合、畸形愈合、伤口并发症、固定松动或关节内出现螺钉或可触及的螺钉。4 例患者有一过性腓骨肌腱炎，2 例患者由于拉力螺钉的位置不佳引起症状需取出钢板。Weber 等的研究表明外踝的后方抗滑钢板的下拉会引起腓骨肌腱的损伤。在他们的研究中，30%的患者在内固定取出时有腓骨肌腱损伤。然而，这些患者中仅有 22%在术前有症状。这些学者的结论是肌腱损伤与远端钢板的置入和在钢板最远端孔拧入的螺钉有关，因此，建议避免在远端置入内置物或早期移除内植物。

对有些外踝骨折患者仅用拉力螺钉固定也可能减少内固定的隆起（图 7-2）。一些研究者已经报道了只用拉力螺钉固定外踝骨折的成功经验，没有出现骨不愈合、复位丢失或软组织并发症。与钢板固定引起相似损伤相比，他们得出使用拉力螺钉内植物突出和疼痛问题更少。年龄<50 岁的外踝骨折患者，如果属于简单斜行且仅有少量粉碎骨折块，则可以置入 2 枚相距 1cm 的拉力螺钉。

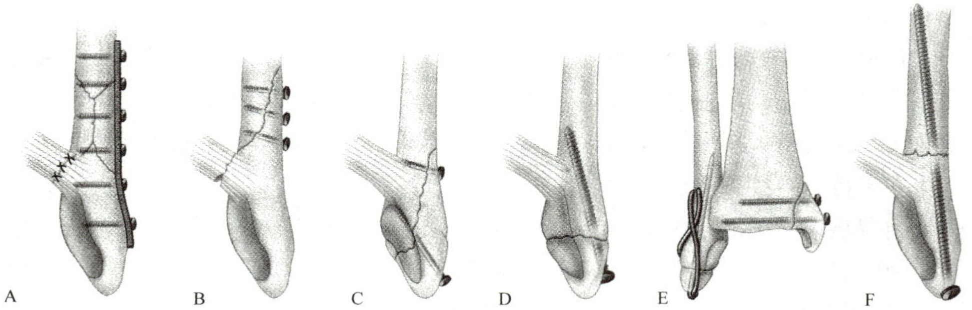

A. 标准腓骨骨折固定，应用 3. 5mm 的 1/3 管型钢板和螺钉；B. 多个 3. 5mm 拉力螺钉固定；C. 2 枚拉力螺纹钉固定长斜行骨折；D. 单个 3. 5mm 踝螺钉固定低位横行骨折；E. 张力带钢丝固定及 4mm 拉力螺钉固定伴随的内踝骨折；F. 3. 5mm 髓内螺钉固定

图 7-2 外踝骨折的固定

一项研究表明，对骨萎缩的腓骨骨折用髓内克氏针加强钢板固定，89%的患者有轻微疼痛或无疼痛。在一项生物力学研究中，用克氏针辅助钢板，抗弯性能较单纯应用钢板增加 81%，抗扭转增加 1 倍。

一般的关节周围骨折的手术治疗，特别是踝关节骨折，应限制在 2 个时期，即早期和晚期。切开复位内固定可在损伤后 12 小时内进行，否则由于广泛的肿胀，应延迟至损伤后 2~3 周。术中如果软组织过度肿胀，可能需要延迟关闭切口或植皮。一项研究发现，对 Danis-Weber B 型双踝或相当于双踝骨折的患者行急诊和延迟切开复位内固定的功能结果优良率相同，在并发症、复位程度、活动范围或手术时间上没有差别，尽管急诊手术住院时间短、疼痛即刻获得缓解。尽管延迟手术在技术上可能较为困难，但适合于那些有严重闭合软组织损伤并存皮肤张力水疱的患者。骨折脱位需延迟切开复位者，必须立即行闭合复位和夹板固定，以防止皮肤坏死。

第三节 下胫腓联合损伤

下胫腓联合损伤一直以来都是一个持续争论的焦点。下胫腓联合损伤最常见的损伤机制是旋前外旋、旋前外展，较少见的是旋后外旋（Danis-Weber C 型和 B 型损伤）。这些外力引起距骨在踝穴内外展或外旋，导致下胫腓联合断裂。

恢复下胫腓联合的解剖关系非常必要。如果腓骨在下胫腓联合平面以上骨折，则认为该联合已被撕裂，因此，必须达到解剖复位。以前，对所有的下胫腓联合损伤都必须考虑行内固定，但 Boden 等在尸体解剖研究中证实，如果踝关节内侧未损伤，下胫腓联合的撕裂并不引起踝关节不稳。如果存在踝关节内侧损伤，并且下胫腓联合撕裂向踝关节近侧延伸超过 4. 5cm，将改变踝关节的生物力学特性；如果下胫腓联合撕裂向踝关节近侧延伸<3cm，则不然；下胫腓联合撕裂在 3~4. 5cm，将产生不同的结果。从这些研究推论，有学者建议，如果下胫腓联合撕裂延伸至胫骨远端关节面以上<3cm，或者内、外踝损伤经内踝固定或三角韧带修复后获得稳定，则没有必要进行下胫腓联合固定。

在一项前瞻性研究中，Kennedy 等评估了 Weber C 型踝关节骨折，其外踝骨折在踝关节 5cm 以内，发现如果骨折解剖复位，术后制动 6 周，并不需要联合韧带螺钉固定。然而，这还没有广泛应用于临床。最近，一些学者提议解剖复位下胫腓联合，比如：三角韧带和胫腓后下方韧带的良好修复可以达到经下胫腓螺钉固定相同的功能疗效，但前提是下胫腓联合必须解剖复位。

在下胫腓联合处做固定的公认指征是：①下胫腓联合损伤伴有不计划做内固定的腓骨近侧骨折和不能进行稳定的内侧损伤。②超过踝穴顶近侧 5cm 的下胫腓联合损伤。对距踝关节 3~5cm 的外踝骨折，且内侧损伤（三角韧带）不能修复者，是否需要修复联合韧带仍存在争议。如果高位腓骨骨折合并下胫腓联合损伤而未行骨折固定，那么确切地恢复腓骨正常长度是困难的。再者，与固定单纯联合韧带相比，同时固定腓骨中段骨折和联合韧带可以改善生物力学特性。

用外旋应力试验和 Cotton 试验在术中判断下胫腓联合的完整性（Cotton 描述他的实验是用来判定手术中踝关节联合韧带的作用是否有效。用骨钩牵拉腓骨使之与胫骨分开，同时固定胫骨以防止胫骨移位）。如果没有显著的移位，说明胫骨远端和腓骨的联合韧带是完整的。如果向外侧移位超过 3~4mm，则需固定下胫腓联合。术中 X 线片显示腓骨内侧壁与胫骨后踝外侧壁之间的清晰间隙应<5mm。持续增宽说明下胫腓联合没有复位。Xenos 等在尸体解剖研究中证实：通过测量外旋应力侧位 X 线片上腓骨向后的移位，比在应力下踝穴 X 线片

所测量的移位更能准确地反映下胫腓联合解剖分离的程度。Stark 等在明确外踝固定后有一个 39% 的联合韧带不稳定的发生率后，推荐在手术中对不稳定 Weber B 型骨折进行外旋应力评估。

下胫腓联合的固定方法有很多，最常用的是螺钉或斜穿钢针经外踝进入胫骨远端。这些钢针或螺钉不仅能维持下胫腓关节的解剖复位，还能稳定和固定踝穴的外侧支持结构。若选择螺钉固定，可选用1~2 枚 3.5mm 或 4.5mm 的骨皮质螺钉；这两种固定方法具有同样的生物力学。用 2 枚螺钉比用 1 枚固定更稳妥，而缝合修复的机械强度最小。对高大的或不配合的患者，Vander Griend、Michelson 和 Bone 建议用 2 枚下胫腓联合螺钉。下胫腓联合螺钉应通过腓骨两侧及胫骨一侧或两侧的骨皮质。骨科创伤协会和美国骨科足踝学会的成员们最近做了一项调查，Bava 等力图明确目前的联合韧带损伤管理的方法。51% 采用 3.5mm 的骨皮质螺钉，24% 用 4.5mm 的骨皮质螺钉及 14% 采用常规缝合固定方法。44% 用 1 枚螺钉，另有 44% 用 2 枚螺钉固定，其余的还没有确定。最常用的方法是用 3.5mm 的螺钉固定 4 层皮质，然后 3 个月后常规移除。生物可吸收螺钉也已经被用于下胫腓联合的固定，并且与金属内植物相比具有类似的效果。桥接缝合技术越来越普遍，但它们的确切作用仍然未知。其之所以受推荐的优点是避免了金属内固定物需要二次手术取出和动态固定。回顾性研究结果显示，在短期随访的患者中会出现复位的丢失。内置物的突出和线结激惹仍有发生。

对下胫腓联合螺钉是否需取出及何时取出仍有争议。文献上的建议出入很大，既有允许负重之前（6~8 周）常规取钉者，也有直到骨折完全愈合且因此出现症状时再取钉者。提倡取钉者的理由是下胫腓固定扰乱了踝关节的力学机制，限制了背屈时腓骨正常的外旋运动。但过早取钉可引起下胫腓联合再分离。然而，有报道当螺钉取出后允许负重前出现下胫腓联合再次移位的，也有报道带钉负重的少数病例发生了螺钉断裂。如果采用三层骨皮质固定，螺钉一般是松动而不断裂，可能不影响踝关节的正常力学机制。如果采用四层骨皮质固定，发生断钉后可较容易取出两侧断端。一般说来，与断钉相比较，晚期产生的下胫腓联合再分离引发更难处理的临床问题，因此，建议保留螺钉至少 12 周。再者，在另一项研究中显示，在 1 年的随访中保留下胫腓联合螺钉或取出下胫腓联合螺钉在临床结果上没有差别。事实上，一小部分螺钉断裂的患者临床结果有所改善。因此，该作者建议不取出完整或断裂的下胫腓联合螺钉。我们倾向于不常规取出下胫腓联合螺钉，除非踝关节有僵硬症状和背伸受限。

在螺钉固定之前，下胫腓联合必须解剖复位，并暂时用克氏针或复位钳固定。Miller 等注意到，在一群患者中于直视下复位下胫腓联合会显著减少下胫腓联合复位不良。我们也鼓励在直视下切开复位下胫腓联合。螺钉的拧入位置应在胫骨远端关节面以上 2~3cm，与关节面平行，并应向前成 30°，以使其与下胫腓关节垂直。若螺钉的位置太靠上，可能使腓骨畸形并致踝穴增宽；假如螺钉不与踝关节面平行，腓骨可能向近端移位；如果螺钉没有与下胫腓关节垂直，腓骨可能依然向外侧移位；AO 组织主张应用全螺纹螺钉以中立位固定下胫腓联合；然而，其他学者认为拉力螺钉的固定更可靠。传统上，在下胫腓联合固定时踝关节要最大限度的背屈以预防术后的活动受限。然而，有数据反驳了这个结果，认为最大背屈无作用，而且可能产生外旋复位不良的风险。在对尸体进行的研究中，他们发现，在踝关节跖屈位用拉力螺钉固定下胫腓联合并不影响踝关节背屈。其他研究阐明了术后采用 X 线片评估下胫腓联合的复位是不可靠的，采用 CT 评估的效果更好。

如果用小钢板固定腓骨骨折，这枚下胫腓联合螺钉可以是将钢板固定于腓骨外侧的螺钉之一（图7-3）。若要获得满意的功能，腓骨的复位及固定必须达到本节开头所述的三个要求。偶尔，下胫腓联合可以撕脱 1 个小骨折块，在这种情况下，可通过拉力螺钉经此骨折块固定下胫腓联合。

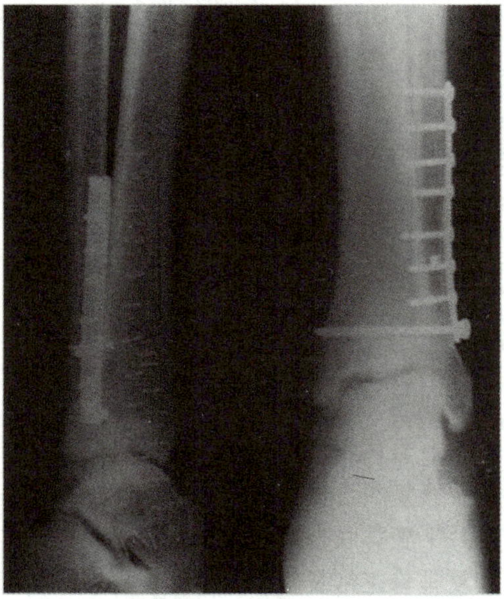

三角韧带撕裂。三角韧带已经修复。用小节段钢板固定腓骨骨折，将下胫腓韧带联合复位，并用 1 枚螺钉经钢板远端钉孔予以固定

图 7-3 腓骨在韧带联合平面以上骨折，下胫腓韧带联合断裂

Egol 等对不稳定踝关节骨折后进行下胫腓联合固定的效果进行了评估。他们对患者随访了 1 年，同时固定下胫腓联合的踝关节骨折术后效果比单纯固定踝关节骨折术后的效果差。

一、外踝固定

（1）如果腓骨骨折是双踝骨折的一部分，我们通常在固定内踝之前，先将外踝或腓骨骨折复位并固定。有一个例外，那就是双踝或三踝中的腓骨骨折为粉碎性骨折时。有时，如果外踝发生严重粉碎性骨折，可能会出现在冠状位上的过度复位，而造成内踝处损伤的解剖复位困难。此时，则应优先复位固定内踝。

（2）通过前外侧纵向切口显露外踝及腓骨干远端，保护腓肠神经及腓浅神经。另外，也可以选择后外侧切口，采用后侧抗滑动技术置入钢板。后外侧入路放置钢板可以获得远端由后向前的双皮质固定，还有一个理论上的优点就是不需要在外侧直接放置内置物，然而，如果需要暴露下胫腓前联合可能有些困难。骨膜外剥离是目前的主要趋势。

（3）如果骨折线足够倾斜，骨质好，且两骨折端完整无碎骨片，可用 2 枚拉力螺钉由前向后拧入，使骨折块间产生加压作用。螺钉间隔约 1cm（图 7-4）。螺钉长度很重要，其必须穿透后侧骨皮质才能保证固定，但又不能向后穿出太多而影响腓骨肌腱鞘。

（4）如为横行骨折，可采用髓内固定。纵行分开跟腓韧带的纤维，暴露外踝尖端。

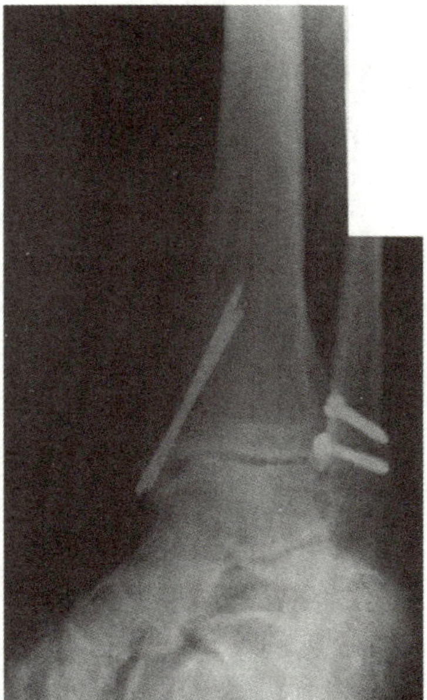

图 7-4　双踝骨折，用拉力螺钉技术固定腓骨低位斜行骨折，用克氏针固定内踝

（5）插入 Rush 针、腓骨交锁针或其他髓内固定器材，经骨折线达骨折近端髓腔。应用髓内固定时，注意勿使外踝向距骨倾斜。髓内固定的进针点往往会位于外踝尖部的外侧面；因为髓内钉为直形，稍不注意可引起外踝向距骨倾斜，造成踝穴狭窄，踝关节活动度减小。将髓内钉塑形可避免这类错误。

（6）如果骨折在胫骨远端关节面以下，远端骨块较小且骨质好，可用 3.5mm 踝螺钉行髓内固定。少数情况下较高大的患者可用 4.5mm 拉力螺钉。踝螺钉也可以轻度倾斜，使其穿透腓骨近侧骨折段的内侧皮质。

（7）对有骨质疏松的患者，可用克氏针由外侧向内侧斜行穿过远近侧骨折块，并用张力带钢丝加固。此外，现在还可以通过预塑型关节周围锁定装置来固定骨折，这提供更好的稳定性。

（8）骨折必须解剖复位并维持腓骨的长度。

（9）如果骨折在下胫腓联合平面以上，对已解剖复位的小骨折块，应用 1/3 管型钢板可以提供满意固定。对于较高大的患者，可用 3.5mm 动力加压钢板固定。钢板可增强拉力螺钉的固定作用，或者用于跨过粉碎性骨折段。通常将 3 枚骨皮质螺钉置于骨折近端腓骨干上，将 2～3 枚螺钉置于骨折的远端，经单侧骨皮质的骨松质螺钉放置在胫骨下关节面以下。如果钢板置于后外侧，它将起到抗滑钢板的作用。

二、内踝固定

（1）做前内侧切口，起自骨折线近侧约 2cm，向远端并轻度向后延伸，止于内踝尖端下约 2cm。我们主张这个切口有两个原因：首先，损伤胫后肌腱及其腱鞘的可能性小；其次，术中可看到关节面，尤其是前内侧面，以便准确复位骨折。

（2）仔细保护皮肤，将皮瓣与其皮下组织一起掀起。该部位皮肤血供较差，必须小心操作，以防发生皮肤坏死。保护大隐静脉及其伴行神经。

（3）内踝远端骨折块一般向下、向前移位，且常有小的骨膜皱褶嵌入骨折内。用刮勺或骨膜起子清除嵌入骨折的骨膜，暴露齿状骨折面。

（4）清除小的、松动的骨或软骨碎片，应保留大的骨软骨块并通过移植骨块来支撑。

（5）用持骨器或巾钳将内踝骨折复位至正常位置并予以维持，然后，钻入 2 枚 2mm 的光滑克氏针，穿过骨折部位做临时固定。

（6）摄正、侧位 X 线片检查骨折复位情况。如果复位满意，拔除其中 1 枚克氏针并拧入 1 枚 4mm 拉力螺钉，然后拔除置换另 1 枚克氏针（图 7-5）。也可用 2.5mm 和 3.5mm 的钻头为螺钉钻孔；如果采用双皮质的拉力螺钉固定，则需要一个长的骨盆钻头。

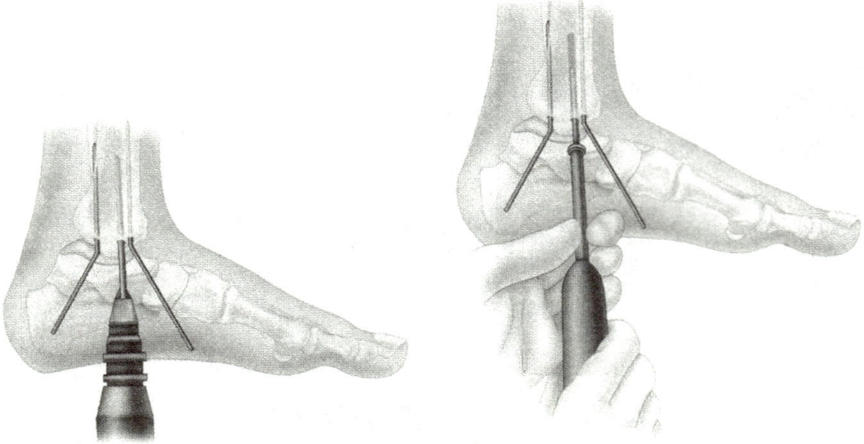

A　　　　　　　　　　　　　　B

A. 用 2 根克氏针维持复位，并将其针尾折弯，以利于钻 3.2mm 的骨孔，测量孔的深度；B. 不需攻丝，拧入踝螺钉，拧紧螺钉后去除克氏针。如果骨折块仍有旋转倾向，加用 1 枚小螺钉或加压钢丝固定

图 7-5　内踝骨折内固定的 AO 技术

（7）仔细检查关节内情况，特别是踝关节内上角（内穹窿位置），确保螺钉没有通过关节面，同时治疗踝关节前内侧存在的任何形式的骨质压缩。

（8）摄 X 线片观察螺钉及骨折的位置。

（9）如果内踝骨折块很小或粉碎，可能不适于螺钉固定；在这种情况下，可用几枚克氏针或张力带钢丝固定。内踝大块的垂直形骨折，且其近侧粉碎时，需用支撑钢板固定以防骨折再移位；通常用一块小的 1/3 管型钢板便可。由于该部位皮肤覆盖条件差，在应用体积较大的金属固定物时，应特别小心以免发生伤口并发症。

术后处理：石膏后托固定踝关节于中立位，并抬高患肢。如果骨质条件好且内固定牢固，术后第 1 次复查时可去除石膏后托，改用可卸夹板或石膏靴固定，然后开始关节活动度的练习。6 周内限制负重，如果骨折愈合较好，6 周后开始部分负重，并且逐渐完全负重。

如果皮肤条件、骨质、并发症（如糖尿病）或其他因素影响了固定的牢固程度，必须延长骨折保护时间。通常采用短腿石膏托固定。在骨折良好愈合之前，患者的踝部不能负重（8~12 周）。其后改用可行走的短腿管型，并逐渐开始负重。

第八章

手足显微外科技术

第一节　断指再植

一、概述

断指再植能否成功关键在于血管能否接通。1965 年，Kleinert 应用放大镜接通手指血管和 Buncke 等用显微外科技术成功地进行兔耳再植与猴拇再植的动物实验后，1966 年，我国医务人员与日本学者 Komatsu（1968）等相继报告完全离断的拇指再植成功。目前，小儿断指再植术，手指末节再植术，十指离断再植术等高难度手术的成功，标志着显微外科已经发展到了新的高度。

二、适应证与禁忌证

断指的能否再植受多种因素影响，包括损伤原因、损伤性质，离断程度、水平、指别，社会因素，患者个人因素以及手术者的手术技术等。

（一）损伤原因

1. 切割伤

以刀砍伤，自残多见。一切割伤虽然是断指再植理想的条件之一，但也是相对少见的损伤类型。

2. 压轧伤

以冲床伤、切纸刀轧伤多见。离断肢体存在一定完整性，断面不整齐，骨折为粉碎。有些病例清创后缩短明显。临床实践中以此类损伤最为多见。

3. 撕脱伤

主要特点为组织损伤不在同一平面，骨的离断平面多经过关节，肌腱自肌腹内抽出，神经和血管的离断在创面范围内，但已不完全在同一平面。在临床实践中也不少见。

（二）离断程度

1. 完全性离断

是指断指远侧部分完全离体，无任何组织相连，或只有极少量损伤的软组织相连。但在清创时必须将这部分组织切断或切除后进行再植。

2. 大部离断

是指伤指断面只有损伤肌腱相连或残留相连的皮肤不超过手指断面处周径的 1/8，其余组织包括血管均断裂，断指的远侧部无血液循环或严重缺血，不接血管将引起手指坏死。

（三）离断水平

由于手指系肢体末端，血管直径逐渐变细，至末端形成血管网。因此，手指的离断平面越低，血管缝合的难度越大。小指血管相对其他手指直径更小。女性相对男性血管直径小而软。体力劳动者血管粗。任何水平的拇指的离断不管是否有神经、肌腱的损伤，均应予以再植。指浅屈肌止点以远的单指或多指离断再植功能良好。多指离断至少在中指和环指位置再植 2 指，可选择肢体完整的断指原位或易位再植以恢复手的抓、捏功能。老年患者手指、拇指和掌部离断再植后有满意的功能恢复。经屈指浅肌腱止点以近的单指离断特别是经近侧指间关节（PIP）的离断，再植后屈伸功能比较差，甚至会影响其他正常手指活动。

（四）热缺血时间

由于手指缺乏肌肉组织，而肌腱耐受缺血的时间比较长。因此对断指的热缺血时间的要求没有像断肢那样严格。一般为 8 小时（20~25℃）或 30 小时（4℃），有学者曾成功再植一例缺血 56 小时的断肢再植，患者功能良好。

断指再植的手术指征：

1. 离断拇指再植

拇指在发挥手部功能中最为重要，在再植时应优先予以考虑，尽力争取早期修复拇指。离断拇指条件不好时，可采用离断的食指移位再植于拇指上，食指桡神经血管束转移或行血管移植后给予再植或再造拇指。

2. 其余 4 个手指的再植

从功能角度看，示、中指较重要，对于有条件再植的离断示、中指应设法再植。其他手指除职业或其他一些因素特殊需要外，一般情况下不必再植。理由是该手指再植存活后指关节的活动范围的限制，将影响整个手的功能发挥。

3. 末节离断的再植

末节离断主要是指远侧指间关节以远的手指离断。因为末节离断对手的功能影响不大，因而不主张再植，况且单纯的原位缝合也有一定的存活率。出于患者的某些特殊职业的功能需要，心理和美容上的要求，也可试行再植。

4. 某些液体浸泡的手指再植

错误地将断指浸泡于低渗、等渗、高渗或某些消毒液中，或者保存不妥，冰块融化后冰水浸入。由于细胞半透膜的作用，低渗液使细胞水肿而膨胀，高渗液使细胞脱水，某些消毒液，如乙醇、苯钾溴铵、硫柳汞等则直接损伤血管内皮细胞和其他组织的细胞。根据其种类、浓度和浸泡时间的长短的不一，损伤程度不一，也对存活有不同的影响。条件允许可试行再植。

断指再植的禁忌证包括：

（1）患有全身性疾病，体质差或并发有严重的脏器损伤，不允许长时间进行手术者不宜再植。

（2）断指伴有多发性骨折或严重软组织损伤者。

（3）手指血管床完整性破坏程度严重如由挤压伤引起的手指离断，表现为手指两侧皮下瘀血，即使接通血管，因软组织广泛渗血，血栓形成，再植手指仍难存活。

（4）再植时限过分超过，组织已发生变性，则不宜再植。未经冷藏，断指缺血 24 小时仍可能再植存活；如伤后即予冷藏处理，再植时限可延长至 30 小时以上。总之，缺血时间越短，再植存活率越高；缺血时间越长，再植存活率越低。

三、操作前的准备

断指再植手术过程漫长，应向患者以及家属交代手术风险、再植后指体存活的不确定性以及功能恢复的不确定性。

四、操作步骤

断指再植手术的一般过程，在很多方面类同于断肢再植手术。对于再植手术一般的操作方法和原则，参阅断肢再植，在此不予赘述。此处介绍断指再植有关特点。

1. 麻醉

一般用长效臂丛阻滞麻醉，个别情况采用气管插管全身麻醉。

2. 清创

断指和残端创面边缘明显污染挫伤的组织、骨断端的缩短和肌腱的断端的修整可在直视下进行。整齐切伤的骨断端一般缩短 0.5cm，不整齐的损伤根据清创的情况给予相应的骨断端的切除，直到直视下骨断端对接清创后的皮肤直接靠拢并稍有富余。

在显微镜下进一步清除污染组织。在远、近断端的背侧平行并间隔 0.6cm 各做一斜切口，与断面呈 60°角，长度不超过 0.6cm，深度达到真皮层。然后在显微镜下用显微剪刀切开真皮层全层，真皮下锐性向两侧剥离皮肤，在皮下组织的浅层寻找指背静脉。一般在近节可找到 2~3 根，中节找到 2 根，末节只有 1 根。指背静脉呈向心分布，拇、食指偏向尺侧，环、小指偏向桡侧。指背静脉分布呈网状并向近端汇集，往往找到一根后可沿着这一根静脉找到静脉或者静脉断端。在远近断端掌侧用相同的方式做皮肤切口，可直达皮下，将皮瓣向两侧牵开，直到屈肌腱鞘浅层，首先找到指神经，指动脉位于指神经的背侧，找到后显微镜下清创，直至见到正常的血管和神经。剪去断口 2mm 内的外膜。方法是用显微镊夹住外膜向断口方向做一定的牵引，用小剪刀整齐地剪下 0.1~0.3mm 的一小段血管，使外膜略有回缩，中层与内膜稍为突出。这样，血管断口光滑而平整，外膜去除适当。

个别病例如果指背静脉不能利用，考虑用指掌侧静脉时要用与显露指背静脉相同的方式显露指掌侧静脉。软组织清创完毕，静脉、动脉和指神经显露并清创后，指骨安放克氏针待用。

对创面整齐、离断时间短的断指，一般不做血管冲洗；而对创面不整齐，疑有血管损伤，离断时间长的病例一定要进行冲洗，以了解血管床的完整性有无破坏。多个手指同时离断时，在一次清创与冲洗后，按各个手指功能的重要程度依次缝接，暂不再植的手指，可放入 0~4℃的冰箱中冷藏。

3. 重建过程

重建的顺序如下：屈肌腱→指骨→伸肌腱→指背静脉→指背皮肤→指动脉→指神经→指掌侧皮肤。

（1）屈肌腱修复：首先修复屈肌腱的优点在于在完全无张力或较低的张力条件下完成腱束的缝合后，在腱周能很方便地用锁边缝合法使腱周缝合得更光滑。一般先用 3-0 肌腱缝线改良 Kessler 法缝合屈肌腱腱束，再用 5-0 线缝合腱周。注意切除指浅屈肌腱，并将屈肌腱腱鞘切除 1cm。

（2）骨折固定：骨折固定要做到简便迅速有效。可用 2 枚 0.8mm 克氏针交叉固定。交叉固定不仅牢固，而且可允许患指在术后早期活动。国外有人用梅花形钢板固定断指的骨折。但由于此类钢板费用昂贵，同时断指再植的成活有诸多不确定因素，以为采用克氏针固定比较适合目前的国情和医疗环境。经 1~5 指指间关节和拇指掌指关节的离断可早期行关节融合指，而经 2~5 指掌指关节的离断可采用关节成形术。

（3）伸肌腱：采用 3-0 肌腱缝合线缝合伸肌腱，一般采用“U”形缝合法缝合 2 针，缝合线的结要打在伸肌腱的深面，伸肌腱的断端的背面要对合整齐、平整。

（4）修复指背静脉：在缝接血管前应开始予以 6%～10%低分子右旋糖酐 500mL 做静脉滴注，在吻合血管时局部用 10～100U/mL 肝素等渗盐水间断地冲洗。缝合指背静脉前应首先将其深面的皮下组织用 6-0 线缝合 2～3 针，使静脉血管与肌腱不直接接触，同时减少血管的张力。通常近节和中节的指背静脉缝合在 10 倍显微镜下进行，用 10-0 线缝合 8～10 针。如缝合直径 0.4mm 左右血管时可放大 16 倍使用，缝合 6～8 针。指背静脉缝合数目应尽可能多。

（5）缝合指背皮肤：指背皮肤缝合要在显微镜监视下缝合，并通过事先做好的皮肤切口做“Z”字形缝合。指背皮肤的张力要尽可能低，进针点要避免在静脉吻合口部位。

（6）指动脉修复：植被皮肤缝合后，将患指翻转，显微镜下再次检查清创后的指动脉，放松血管夹后检查血管断端出血情况，松去血管夹后其近侧断口应有良好的喷血才能缝合动脉。人指动脉外径一般为 0.8～1.2cm，10-0 线吻合 6～8 针即可。动脉缝合良好后，放开阻断的血管夹，吻合口远侧的动脉可看到充盈和搏动，再植手指的远端应首先饱满有光泽，而后色泽由苍白逐渐转为红润，远端皮肤有渗血。通过勒血试验，可证明动脉是否通畅。指尖用针刺后有鲜血溢出，说明血液循环已重建成功。

指背静脉和指动脉的缝合的针距与边距要均匀，一般边距为 0.1～0.2mm，针距 0.2～0.3mm。静脉压力较低，针距可较动脉宽些。

术中动脉供血不足主要是由于指动脉痉挛或吻合口轻度狭窄与不平整所引起。用 2%利多卡因溶液或温热的 6%硫酸镁溶液进行湿敷，以利解除痉挛。如仍未能得到改善，则可以在吻合口远端 0.5cm 处的指动脉上，用 5 号锐利的“OT”针准确地刺入血管腔，以温热的 2%普鲁卡因或肝素盐水做向心的加压扩张，解除动脉痉挛。如血液循环仍未改善，则应果断地切除吻合口，重新进行吻合或行血管移植。

临床证实，动、静脉比例在 1 ∶ 1.5 上者，血流可达到较好的平衡，再植手指一般均无明显肿胀，除远侧指间关节附近离断可仅缝 1 根静脉，一般均应缝 2 根静脉。动脉缝通后手指出现瘀血和肿胀，威胁再植手指的存活时，可在缝接指动脉对侧的手指端做一 0.5cm 的小切口，让手指淤积的血液流出来进行滴血。这种滴血虽然看上去速度不快，但 24 小时的出血却不少，应注意补充血容量。应用水蛭定期吸取再植手指远端的血液来维持血循环的通畅不失一经济可靠的方法，但是要注意感染的问题。

血管缺损的修复以指动脉缺损比较多见。解决方法有：①交叉吻合法；②邻指动脉转移；③动脉移植；④指静脉移植。

（7）缝合指掌侧神经：手指神经为单纯感觉纤维，只要有良好的对合即能迅速再生，得到较满意的恢复，故应尽可能一期修复。一般两掌侧指神经外膜缝合 2~3 针即可，在两侧指神经同时缺损时，优先修复拇指和小指的尺侧指神经，食指、中指和无名指桡侧指神经。

（8）缝合指掌侧皮肤：一般采用间断缝合，不要缝得过密过紧和内外翻，以免压迫血管。缝合指掌侧皮肤时，应避开缝接的静脉和动脉。

五、术后处理与功能锻炼

1. 再植术后常规的处理

包括：①隔离护理，安置患者于特殊隔离病室，保持 20~25℃ 室温及一定的湿度，严格消毒隔离制度。②抬高肢体。③局部加温。④观察再植手指血液循环，包括色泽、弹性、皮温、毛细血管充盈时间等。⑤周围血管扩张药物的应用，常用妥拉唑林 25mg 6 小时 1 次、罂粟碱 30mg 6 小时 1 次等。⑥预防感染和常规破伤风抗毒血清 1 500U 肌内注射。断手指再植后将再植的手置于两块对合的厚无菌敷料中，露出指端便于观察血供和测量皮肤温度。换药时用盐水棉球拭去伤口周围的血痂即可，然后再用厚敷料覆盖。这样可避免直接包扎于伤口上时渗血敷料干燥变硬造成对吻合血管的卡压。

2. 全身应用抗凝药物

断指再植术后，是否应用全身抗凝药物，至今尚有争论。国外的学者仍在常规应用，认为抗凝治疗有助于减少或防止吻合口血栓形成。事实上精良的血管缝合技术最为重要。目前，一般应用低分子右旋糖酐（500~1 000mL/d）、阿司匹林（0.5~1.0g/次，3 次/天）及一些血管解痉药物即可。只有当血管损伤严重或手术探查取出血栓，或做血管移植的情况才慎重地应用肝素等的抗凝治疗。

第二节　拇指再造

一、概述

拇指作为手部的功能单位之一，由于其特殊的解剖学特点，负责了手部大约一半的功能。拇指位于手部桡侧，是手部功能活动相对应的有力支柱。第一掌骨及大多角骨鞍状关节面形成的第一掌腕关节具有多个活动轴，并且拇指骨骼上有 4 块外来肌和 4 块手部内在肌附着，使拇指能够进行伸直、屈曲、内收、外展、对掌和旋转等活动。也正是由于拇指的参与，手部能够完成握和捏的动作。因此，拇指的缺失对于手部功能影响甚大。缺失的平面越高，功能丧失的程度越重。

拇指缺失的分度如下：Ⅰ度缺失是指拇指远节指骨的部分缺失，拇指功能丧失 20%~30%；Ⅱ度缺失是指指间关节以远的缺失，拇指功能丧失逾 50%；Ⅲ度缺失是指拇指于近节指骨部缺失；Ⅳ度缺失是指缺失平面位于掌指关节，丧失拇指功能的近 100%；Ⅴ度缺失是指第一掌骨部缺失，拇指的全部功能均丢失；Ⅵ度缺失是指掌腕关节平面的缺失。

对于缺失的拇指，如何进行再造以恢复手部功能，已有大量的基础研究和临床应用工作，陆续出现了多种重建拇指功能的手术方法，包括拇指提升、手指拇化、分期带蒂转移行自体足趾移植、皮管加髂骨植骨、游离移植第二足趾再造拇指、游离移植踇趾皮甲瓣再造拇指等。

再造技术发展至今，人们在保证较高成活率和优良功能的基础上，已经开始追求再造拇指的美容效果和降低供区创伤。总体而言，再造拇指的要求包括以下方面：

（一）长度

拇指正常长度为第一掌骨完全内收，拇指与食指并拢时，指尖不超过食指的近侧指间关节横纹。从外形及骨支架的稳定性考虑，再造拇指应略短于正常拇指。

（二）稳定性

保持腕掌关节的灵活性，指间关节及掌指关节的稳定性。

（三）对掌功能

对掌活动三要素为第一腕掌关节结构正常、大鱼际肌健全，虎口皮肤软组织无瘢痕粘连。拇对掌位时，拇指的指腹应当面对其他手指的指腹。

（四）感觉

皮肤正常的感觉是拇指功能的一个组成部分。感觉神经的修复是再造拇指时必须注意的。可将残留的拇指指神经近端与移植足趾或踇趾皮甲瓣的趾神经缝合以恢复再造拇指的感觉。

（五）外形

执行手术者应在术前精心选择与设计，利用智慧和技巧为患者重塑较为美观的再造指外形。

二、踇趾皮甲瓣及第二足趾的游离方法

（一）应用解剖

无论踇趾皮甲瓣游离移植还是第二足趾游离移植，其供血系统均是以足背动脉—第一跖背动脉—趾背动脉为供血途径，以跖背静脉—足背静脉弓—大隐静脉为回流渠道。许多扩大或改良的术式均是基于本原理的衍化。

踇趾皮甲瓣、第二趾的应用解剖：

1. 静脉

踇趾和第二趾背面的趾背静脉汇入足背静脉弓，足背静脉弓内端沿足背内侧缘而行，沿途收纳多支足背内侧缘静脉，与最后一支内侧缘静脉汇合后，成为大隐静脉，沿内踝前方上行。

2. 动脉

（1）足背动脉分型：

Ⅰ型：正常型。足背动脉为胫前动脉的延续，在两踝之间下降，经距骨、舟骨及中间楔骨的前方达第一跖骨间隙，于此分成第一跖背动脉和足底深支，占 82.82%。

Ⅱ型：足背动脉细小或缺如，跗外侧动脉口径较一般为粗，明显弯向外侧，达第二跖骨间隙，占 3.8%~6.7%。

Ⅲ型：腓动脉穿支代替足背动脉，穿支与胫前动脉间有细支相连，形成动脉环，占 3.67%。

Ⅳ型：足背动脉行程极度弯向外方，为趾短伸肌所掩，在正常位置摸不到足背动脉的搏动，占 5.77%。

Ⅴ型：足背动脉行程向内弯曲，占 3.79%。

（2）Gilbert 分型：第一跖背动脉起自足背动脉（73.5%）、足底动脉（22.5%）、弓状动脉（1%）或双重起始（3%）。根据其存在与否、位置深浅及口径粗细大致分为三型。

Ⅰ型：沿第一背侧骨间肌表面或其浅层纤维前行，至近节趾骨体处在跖横韧带的背侧分成两条跖背动脉，分布于第一、二趾毗邻侧，平均口径为 1.97mm，占 46%~66%。

Ⅱ型：第一跖背动脉与第一跖底动脉共干，行经第一背侧骨间肌中间或深层纤维，及至第一跖骨间隙远侧 1/3 段，斜穿骨间肌逐渐朝向跖横韧带背侧，最后分支至第一、二趾，占 22%~46%。

Ⅲ型：第一跖背动脉细小（口径小于 1mm，仅供应趾蹼处皮肤软组织）或缺如，占 8.4%~12%。

（3）第二套供血系统：华山医院杨东岳、顾玉东及第一军医大学孙博等对于 GilbertⅢ型时第二趾移植建议建立第二套供血系统并提出 4 种方法：

①同时游离副第一跖背动脉：在第一跖背动脉发出之前，常发出一皮支即副第一跖背动脉，根部外径 0.5 mm。该动脉发出后向前行至跖趾关节处，分出小支至趾背根部。该皮支有时较粗，易被误认为第一跖背动脉。

②同时游离第二跖背动脉：第二跖背动脉可直接发自弓状动脉（30%），借后穿支发自足底动脉（40.5%）、发自足背动脉干（25%）或发自跗外侧动脉（4.5%）。它在第二跖骨间隙内下行，到达趾蹼处亦与第二跖底动脉吻合，发出趾背动脉供应第二、三足趾的相邻侧。

③将第二跖底动脉于近端切断，吻合到足背动脉的足底深支上：第二跖底动脉紧贴第二跖骨底及骨间肌自足底弓向前发出，靠近分叉处（跖趾关节附近）发出前穿支与第二跖背动脉远端相交通，而后分两支趾底动脉至二、三趾相对缘。

④同时游离足底深支及第一跖底动脉：第一跖底动脉依据其起始动脉归纳为 4 种类型。Ⅰ型起自足底深支或足底弓，占 60%；Ⅱ型与第一跖背动脉共干起自足背动脉延续部或足底深支，占 31%；Ⅲ型为足底内侧动脉的直接延续，占 5.5%；Ⅳ型为足底外侧动脉的直接延续，占 3.5%。

第一跖底动脉起始后立即偏向第一跖骨的跖面外侧走行。动脉成 S 形走行，根据其走行位置可分为近侧段（深部）和远侧段（浅部）。近侧段在跗收肌深面贴跖骨前行，经跗短屈肌内、外侧头之间，然后贴跗长屈肌腱的外侧浅出，移行为远侧段。该段在第一跖骨间隙软组织内走向趾蹼，分为两条趾底动脉分别供应跗趾和第二趾的相邻侧。

（4）动脉分叉处吻合及分支：第一跖背动脉与第一跖底动脉远端存在吻合，出现率为 86%~100%，其吻合方式及吻合后发出跗趾腓侧趾背（底）动脉和第二胫侧趾背（底）动脉的管径粗细，对跗甲瓣及第二趾移植或其联合移植的关系重大。

Ⅰ型：占 45%。第一跖背动脉在趾蹼处分出两条趾背动脉和一条穿支，前者分布于跗趾背面及第二趾背面胫侧半，后者向前下于跖趾关节前方分为两支趾底动脉，第一跖底动脉在跖趾关节前方通过交通支与第一跖背动脉吻合。此型第一跖背动脉主要营养第二趾。

Ⅱ型：占 34%。第一趾背动脉在趾蹼处与第一跖底动脉吻合，交通支外径仅 0.5mm。

Ⅲ型：占 15%。第一跖背动脉分出趾背动脉后，其穿支向前下移行至跗趾腓侧趾底动脉。第一跖底动脉成为第二趾胫侧趾底动脉，并借交通支与第一跖背动脉相连。本型第一跖背动脉主要营养踇趾。

Ⅳ型：占 4%。第一跖背动脉发出两支大小不等的趾背动脉，细支至踇趾，粗支至第二趾，穿支向前下为第二趾胫侧趾底动脉。第一跖底动脉主要营养踇趾趾底腓侧。本型第一跖背动脉主要营养第二趾。

Ⅴ型：占 2%。第一跖背动脉在跖趾关节附近仅发出细小趾背动脉至趾跟部。主干向前下方与第一跖底动脉主干吻合。

此种分型尚不全面，手术时主要根据踇甲瓣或第二趾切取需要来取舍其趾背或趾底动脉。两者中必有一支主要供应踇甲瓣或第二趾。据统计，踇趾血运主要由第一跖背动脉分支趾背动脉供给占 38%，第一跖背动脉远端借交通支连于踇趾腓侧趾底动脉供血占 39%，第一跖背动脉远端借交通支连于踇趾腓侧趾底动脉供血占 39%，直接连于第二趾胫侧趾底动脉与踇趾腓侧趾底动脉分叉处，并通过此趾底动脉供血占 23%。

（5）踇横动脉：踇趾腓侧趾底动脉在踇趾近节趾骨跖侧中部发一恒定、粗大的踇横动脉，经趾骨与踇长屈肌腱之间横行，在踇长屈肌腱内侧缘立即分为近侧支和远侧支。近侧支与胫侧趾底动脉相吻合。远侧支较粗与腓侧趾底动脉有许多吻合，形成趾端血管网。趾背动脉为踇甲瓣主要供血动脉时，其在相同平面亦发出粗大分支移行踇横动脉。因此，游离踇甲瓣外侧部时必然要结扎此分支，若在结扎此踇甲瓣内唯一粗大分支时压迫或损伤主干，容易导致踇甲瓣大部坏死。

3. 神经

踇趾和第二趾的神经分布与血管相似，有趾背胫侧、腓侧和趾底胫侧、腓侧 4 条神经分布。其中踇甲瓣所需趾底腓侧神经和第二趾所需趾底胫侧神经均为第一足底总神经在第一跖骨间隙远侧跖横韧带下的分支。而第一足底总神经则由来源于胫神经的足底内侧神经分出。

（二）第二足趾的游离方法

1. 皮肤切口

分别在第一和第二趾蹼的足背和足底作两个 V 形切口，顶点一般达跖骨头平面，其轴心位于第二足趾的中线上。从足背 V 形切口的顶点开始向近侧作 S 形切口，先弯向内侧后弯向外侧止于踝关节前方。皮瓣的大小和切口的长短可根据手术的要求作适当变更。

2. 游离静脉

沿切口边线切开足背皮肤，分别向内侧和外侧分离皮瓣，确定第二足趾拥有足够有效的回流静脉，对所有不必要的分支均应结扎、切断。在第一、第二跖骨基处注意牢靠结扎深浅静脉间交通支。在远侧，趾背静脉一直游离到恰好离开足趾皮瓣的部位，而近端游离至足够长度允许充分游离静脉。

3. 游离足背动脉

在第一跖趾关节平面踇长伸肌腱外侧暴露踇短伸肌腱，将其切断并掀向近端，足背动脉及其两条伴行静脉即可显露。打开血管鞘，突破一点用橡皮条牵引，沿途一切细小动脉分支均应予结扎切断。外径不足 0.3mm 的细小分支仅结扎近端，远端可任其回缩。

4. 游离第一跖背（底）动脉

Gilbert Ⅰ型时，其分离十分简单，只需做浅层解剖。Gilbert Ⅱ型时，只要切开上面的第一背侧骨间肌就能暴露在其中间或深面经过的第一跖背动脉。Gilbert Ⅲ型时，有学者认为应解剖第一跖底动脉。此时先在第一趾蹼位置分离出动脉吻合分叉处，即沿其向近侧分离，游离出第一跖底动脉的远侧部分，再分别从第一背侧骨间肌两端，在动脉表面逐渐游离之，逐层切断第一背侧骨间肌、跖横韧带及踇内收肌，切断时均偏第一跖骨侧，因第一跖底动脉被一些分支牢牢地固定在第一跖骨头下，位置深在，游离时沿途分支不必一一结扎，可在直视下远离动脉本干逐个切断分支，显露或离体后结扎均可。术中注意结扎沿途静脉分支，防止出血致术野不清，或可驱血后再分离血管。

5. 游离趾背（底）动脉

在趾蹼动脉分叉处确定进入第二趾供血趾背（底）动脉后，分别游离结扎至踇趾的趾背（底）动脉和第一跖背动脉与第一跖底动脉间的交通支以及趾背（底）动脉不必要的分支。

6. 处理足底深支

将游离好的足背-第一跖背（底）动脉移行部轻轻提起，沿足底深支及分支周围做约 0.5cm 钝性分离，用血管钳尽可能深地夹其远端，紧靠血管钳切断，残端予牢靠结扎，近端结扎或留作液压扩张用。

7. 游离趾神经

在跖横韧带跖侧找到第二趾胫侧趾底神经，向近侧分离至第一足底总神经，纵行劈开，在尽可能高的平面切断第二趾胫侧趾底神经并予标记。

8. 游离趾伸肌腱

暴露第二趾趾长伸肌腱，钝性分离并高位切断，锐性向远侧返折直到跖趾关节背侧，注意保护其腱旁膜。在趾长伸肌腱外侧游离趾短伸肌腱；在肌腱肌腹交界处切断肌腱，随趾长伸肌腱留用。

9. 跖骨处理

根据手术设计和具体病例再造的需要，可行跖趾关节解脱或骨干不同平面截断第二跖骨。跖趾关节解脱时，应尽可能多地保留需要端关节囊以便手部形成新的完整的掌指关节。不论何平面截取，均应将骨间肌肌腱游离切断并加以保留，以便重建再造手指之伸指装置。

10. 游离趾屈肌腱

按切口标线切开足底皮肤、皮下至趾屈肌腱鞘，纵行切开腱鞘，保留与屈肌腱相连的血管带，切断其他残余软组织，在足踝跖屈位，向远侧牵拉屈肌腱，用组织剪尽量于高位剪断之以完成足趾游离。

11. 分段液压扩张

节段性液压扩张为解决动脉痉挛的关键性步骤，原因是：①一般方法（温纱布湿敷、药物滴注）对血管痉挛奏效甚微；②根据帕斯卡定律扩张液对管腔周壁压力均衡；③根据实验证实，扩张压力低于 80kPa 对环形管腔内膜损伤甚微（超过 120kPa 有部分损伤）；④有利于发现未结扎的血管分支、痉挛段及软组织束带。液压扩张可在血管蒂未断时经足底深支进行，也可于断蒂后经动脉断口进行。液体用肝素生理盐水（浓度 12.5U/mL）。将连有注射器的平针头插入动脉管腔后，保持约 2cm 长分段进行扩张。应特别注意足背—第一趾背（底）动脉移行处、动脉吻合分叉处及动脉暴露段移行皮内处的血管扩张，须扩张使其推注通畅、足趾切缘渗血良好。

12. 供足创面的关闭

创面的关闭应注意：①仔细止血；②修整跖骨残端；③重建跖横韧带；④直接缝合皮肤。

（三）踇趾皮甲瓣的游离方法

1. 皮肤切口

常规皮肤切口始于踇趾趾腹尖，离趾甲边缘约 3mm，保持此距离切口沿趾甲向内并转向近侧，笔直延伸并以平滑弧线止于踇趾背侧中线与跖趾关节平面相交处。再自第一趾蹼中心点引平滑弧线至相交处，在踇趾背侧形成 V 形。自此 V 形顶点切口以足背动脉行径为轴心呈 S 形向足背近侧延伸，先弯向外侧再转向内侧，与切取第二足趾所用切口相反。踇趾足底切口亦始于趾腹尖，向近侧内弧形延伸至踇趾跖趾关节横纹皱襞，然后转向近侧外侧与第一趾蹼中心点向近侧内侧的延线会合，在第一跖骨头跖侧稍偏外也形成一个 V 形皮瓣。踇甲瓣皮肤切口各处，均可根据再造拇指的粗细和手部受区皮肤覆盖的多寡以及血管蒂的长短等具体需要来加以调整。一般来说，踇趾胫侧舌状皮瓣远窄近宽，其宽度应不少于踇趾周径的 1/5。

2. 游离静脉

沿标线切开足背及踇趾背侧皮肤、皮下组织，充分暴露有关静脉，确定有效回流静脉后结扎不必要的分支。在游离踇甲瓣回流静脉时，应注意如下两点：

①第一跖骨头附近静脉位置表浅，切勿损伤；②第一、二跖骨基处深浅静脉交通支要结扎牢靠。

3. 游离动脉

同法游离足背动脉、第一跖背（底）动脉。所不同的是，于趾蹼动脉分叉处结扎并切断至第二足趾的趾背（底）动脉。

4. 游离腓侧趾神经

像游离第二趾胫侧趾底神经一样，高位切断并标记趾腓侧趾底神经，可达4cm长。

5. 剥离踇甲瓣

按切口标线切开踇甲瓣所有皮肤切口，紧贴踇趾远节趾骨掀起踇趾胫侧舌状皮瓣至踇趾趾间关节平面，锐性剥离甲床内侧缘根部，用刀柄作骨膜下剥离掀起甲床根部，按所需趾骨长度（0.5~0.8cm）用骨剪剪断趾骨，保留趾骨远侧半和踇甲瓣一起游离。仔细保护血管蒂，将踇甲瓣背侧部自踇长伸肌腱腱膜表面与浅筋膜间作锐性分离，既避免过深暴露伸肌腱直接在其上植皮不易成活，又避免过浅易损伤皮瓣内静脉网。在踇趾屈肌腱鞘表面翻起跖侧V形皮瓣，然后翻开踇甲瓣逐渐分离其外侧部，大约在近节趾骨中点处紧靠趾骨结扎踇横动脉，切勿影响动脉主干。最后彻底游离踇甲瓣。此时同样可于供足上经足底深支或切断血管蒂后经动脉断口进行分段液压扩张。

6. 供区创面关闭

（1）修整远节残端，用踇趾胫侧舌状皮瓣加以覆盖。

（2）足背、跖侧V形皮肤创口直接缝合关闭。

（3）踇甲瓣切取后背侧、外侧和跖侧皮肤创面均用中厚或全厚游离皮片覆盖。

（4）GilbertⅢ型的供区必须重建跖横韧带。

三、移植踇趾皮甲瓣和髂骨块再造拇指

1980年，Morrison应用踇趾皮肤和趾甲移植再造拇指，克服了用第二足趾再造拇指外形细小的缺点，使再造的拇指与正常拇指外形相仿，深受患者，特别是年轻患者的欢迎。

（一）手术指征

（1）拇指Ⅰ°~Ⅲ°缺失。

（2）拇指脱套伤，骨结构及动力系统比较完整（急诊修复）。

（3）无再植条件的拇指离断伤（急诊修复）。

（4）不适用于骨骺尚未闭合的儿童病例。

（二）供足的选择

一般选择同侧供足，理由是：再造时应用的踇趾皮甲瓣中的神经为腓侧趾神经，可以恢复再造拇指有效的尺侧皮肤感觉，同时吻合的血管蒂行径较直。

也可使用对侧供足，尤其是在如下情况：同侧足部血管异常或有损伤，手部瘢痕情况不允许按常规设计手部切口或无法保证拇指再造后有一个大小合适的虎口。

（三）髂骨块的切取

髂骨块上保留骨膜及一薄层软组织，可使骨块重新血管化的速度快、质量好。髂骨块修整成弧形，骨块的毛糙面要打磨光整。

（四）受区的准备

1. 切口设计

置第一掌骨于完全外展对掌位，在大鱼际的掌面第一掌骨的纵轴上标出距残端 3~4cm 的 C 点，距离因所移植踇趾皮甲瓣的宽度而异。在第一掌骨的背侧，标出和 C 点相对应的 B 点，它离拇指残端的距离比 C 点的长一些。A 点则位于食指基底的桡侧，通常为手掌中间横纹的外侧端。

从 A 点开始沿虎口向外横行切开皮肤，在拇指残端顺着横行瘢痕到达残端的桡侧，然后在指背呈弧形转向近侧、尺侧，止于 B 点。第二个切口位于掌面，同样始于 A 点，略呈弯曲，斜向并止于 C 点。这两个切口便围成了一个基底位于桡掌侧的三角皮瓣。将皮瓣从深部结构分离而掀起时，应力求保持皮瓣的最大厚度。

三角皮瓣必须做到：基底位于拇指残端的桡掌侧，以利再造拇指发挥正常对指功能；具有足够的长度，须达再造拇指指间关节平面；其基底部应无影响皮瓣血供的瘢痕组织。

2. 受区组织暴露

游离尺侧指神经约 1cm 并标记之，松解挛缩的拇收肌，而后修整残留的拇指近节指骨骨端直到其髓腔并清晰可见，然后暴露并游离桡动脉及头静脉。

（五）拇指再造

步骤如下：重建骨支架，安置踇趾皮甲瓣，吻合指神经并关闭围绕拇指的所有创口。然后吻合血管，关闭腕部创口，正确包扎。

四、移植踇趾皮甲瓣和第二跖趾系列骨、关节、肌腱再造拇指

（一）手术指征

（1）同第二足趾移植再造拇指的手术指征。

（2）不适于骨骺未闭的儿童病例。

（二）供足的选择

一般取同侧供足，特殊情况（拇指残端瘢痕严重或虎口挛缩等）可选择对侧。

（三）供足的处理

为了使再造的新拇指长度适当，再造时只需移植第二足趾的中节和近节趾骨。这样，踇趾末节趾骨的远侧半将和第二足趾的中节趾骨接合，组成新拇指的末节指骨，二足趾的近侧趾间关节形成新拇指的指间关节。第二足趾相应的趾短伸、屈肌腱用于重建拇指的伸屈功能。

在关闭供足创口时，首先修复第一和第三跖骨间的深横韧带。然后将留在足部的第二足趾皮甲瓣移向内侧覆盖踇趾裸露的创面。如果第二足趾和末节趾骨还留在其皮甲瓣上，则应先切除其关节面，包括关节软骨和软骨下骨。第二足趾的末节趾骨将与踇趾残留的末节趾骨对接，而踇趾内侧舌状皮瓣的尖端则镶入第二足趾末节的裂隙内。如果在对合皮肤时遇到过度的张力，应当缩短踇趾末节趾骨，直到趾骨接骨后皮肤缝合没有张力为止。从趾尖开始缝合皮肤，逐渐向近侧推进。踇趾跖面及足背的创面均可通过直接缝合皮肤而完全关闭。在第一跖趾关节的背侧，皮肤不要直接缝合，留下一个3~4cm长、1~2cm宽的梭形小创面，以中厚游离皮片覆盖。为了改善踇趾的整体形象，手术中必须将踇趾上保留的舌状皮瓣尖端镶入第二足趾趾腹的冠状面裂隙之内，要想使皮肤对合得更好，就应当将第二足趾的趾腹皮肤从趾骨上分离，使跖侧皮瓣和背侧皮瓣形成一个楔形创面，以接纳踇趾舌状皮瓣。准确对合并缝合皮肤，使踇趾关节呈圆形显得丰满。

（四）受区的准备

在残端形成一个基底在桡侧的三角皮瓣，然后游离指神经、拇长伸屈肌腱，处理残端骨骼，暴露并解剖桡动脉、头静脉。

（五）拇指再造

步骤为：重建骨支架，修复肌腱、神经，缝合围绕拇指的所有创口。然后在腕部创口内吻合血管并关闭创口，最后正确包扎各创口。

五、移植第二足趾再造拇指

（一）手术适应证

（1）对于拇指缺失尤为适合。

（2）残端背侧留有瘢痕组织的拇指缺失。

（3）残端留有较广泛的瘢痕者先行皮管移植或皮瓣移植。

（4）儿童拇指缺失。

（5）供足无感染并具有可供吻合的血管蒂。

（二）供足的选择

选择对侧供足，理由是：移植足趾的血管可位于有较好皮肤软组织覆盖的部位，重新吻合的血管蒂行径便捷，可避免血管的扭曲与受压；由于踇趾的趾背动脉与第二足趾的趾背动脉都起源于第一跖背动脉，因此移植第二足趾时还可以在其胫侧同时带一块趾蹼皮瓣（由拇指的趾背动脉供血）移植到拇指残端，用于修复同时存在的拇指尺侧皮肤缺损（对虎口狭窄的病例尤为适合）。

（三）再造的方法

1. 皮肤切口

拇指残端切口：在第一掌骨中心线上左残端矢状面纵切口；腕部切口：鼻烟窝至前臂桡掌侧弧形延伸切口。

2. 受区组织暴露

步骤如下：充分游离伤口周缘皮瓣，解剖并标记指神经（或以桡神经皮支代替），游离拇长屈肌腱（或以环指指浅屈肌腱代替），游离拇长伸肌腱（或以桡侧腕伸肌腱代替），处理骨骼，暴露并游离桡动脉与头静脉并经皮下向残端做皮下隧道。

3. 拇指再造

步骤如下：首先建立骨支架，缝合伸屈肌腱、修复蚓状肌，然后吻合神经、吻合血管，最后关闭皮肤创口，敷料覆盖、疏松包扎。

六、复杂拇指缺失的再造

（一）复杂拇指缺失

复杂拇指缺失是指存在以下情况的拇指缺失：

（1）拇指缺失平面很高，在再造一个具备正常长度的拇指时，需要额外移植皮瓣来覆盖手术的创面。

（2）拇指缺失合并虎口皮肤缺损，拇指严重内收挛缩，再造时必须加以松解，留下的创面需要移植皮瓣才能覆盖。

（3）在拇指缺失的同时合并有软组织缺损，需要移植皮瓣才能修复，而且必须修复这些缺损才能施行拇指再造手术。

在进行复杂拇指缺失的拇指再造时，必须先切除瘢痕，矫正挛缩畸形，进行远处带蒂皮瓣或皮管转移，也可应用组合移植的方法处理。前者需要进行多次手术才能完成治疗，后者则通过一期手术即能完成再造。

在实施再造之前，必须根据需修复的缺损组织的性质和面积对移植的皮瓣进行选择：用于修复位于虎口或手掌的中等度大小的皮肤缺损，可以选择诸如肩胛皮瓣、足背皮瓣、前臂皮瓣或腹股沟皮瓣之类的皮瓣；对于面积比较广泛，分布于手掌及前臂的皮肤缺损，从可切取的面积考虑，可以选择移植背阔肌肌皮瓣。如果组织缺损位于前臂，累及深层组织而需要重建拇指屈曲活动的动力，最适合做背阔肌肌皮瓣移植，因为它含有一层肌肉，有助于修复前臂丰满的外形，如进一步修复了支配背阔肌的胸背神经，移植的肌肉还可重新获得收缩能力，有助于增进再造后的手部功能。

当然，具体选择何种皮瓣，术者及患者的习惯和偏好也起着一定的作用。

（二）手术方法

1. 切取供移植的组织

从供足游离供移植的组织，操作方法与一般再造拇指一样。

不同之处在于血管蒂的处理：足背动脉上保留 0.5~1cm 长的足底深支，足背静脉弓上保留 1cm 长的属支；血管蒂比常规游离得更长。

皮瓣按常规游离，背阔肌肌皮瓣以肩胛下血管为蒂，在解剖时于血管本干上保留 0.5~1cm 长的旋肩胛血管。

2. 受区的准备

与通常手术一样，辨别并游离与再造手术有关的神经、肌腱和血管。瘢痕组织的切除必须彻底。

3. 骨支架的重建

与通常手术一样，切取带骨膜的髂骨块或植骨，插入拇指掌骨残端来延长残留拇指。

4. 皮瓣或肌皮瓣的放置

安置皮瓣时，务必使其血管蒂能和准备与之吻合的血管彼此靠近。然后，通过部分地关闭创口而达到将皮瓣或肌皮瓣固定在位的目的。缝合时注意分层缝合，使皮肤缝合部与皮下组织缝合部不在同一垂直面上，以便伤口愈合后，皮肤能获得良好的移动性。注意吻合趾神经与指神经。

5. 血管的处理

先进行血管的吻合。血管吻合应避免张力，吻合后妥善安排血管的行径，避免扭曲。然后将两个移植组织的共同血管蒂与受区的有关血管吻合，重建移植组织血液循环。

6. 创口的关闭

通常直接缝合皮肤以完全关闭创口。但张力过大时不用勉强缝合，应植皮覆盖。

第三节　足跟缺损重建

随着交通事故增加和局部战争中使用地雷的增多，足跟伤逐年增加，全足跟缺损或大部缺损，由于足跟结构的特殊性，缺损后不可能有类同的材料修复，治疗较为复杂。解决足跟重建问题的关键是探索符合足部生物力学要求及能重建足跟功能相应的替代材料和技术方法，重建应达到下述要求：①每一种组织都要基本符合足跟的功能要求，如皮肤应有一定厚度，耐磨耐压，有感觉；骨骼有足够的硬度，不致被压缩变形；在骨骼与皮肤之间有较厚的软组织充填，以分散压力，吸收震荡。②皮肤、皮下组织、跟骨应同期修复，力争恢复足跟解剖结构的完整性，以缩短疗程，提高疗效。③所有移植组织必须血供充足，尽量同属一条动脉供应，以求整体移植。对单纯皮肤软组织毁损，有多种达到一定厚度的感觉皮瓣可利用，足部或小腿部血管条件差的伤者尚可用吻合臀下皮神经的臀部皮瓣带蒂移植修复。但对于全足跟缺损，要把所有组织同期得到修复，供区受到严格限制。

临床实践证明，小腿外侧供区形成的逆行岛状复合瓣基本上可满足上述要求，且安全可靠。因为：①腓骨质地较硬，符合跟骨要求，为增加负载能力，将腓骨折成两段并排移植，并把远端断面磨圆，增加接触面积。移植时使骨干纵轴倾斜，符合跟结节角度数并恢复足的弓状结构。②小腿外侧皮肤较厚，切取范围基本可满足修复足跟皮肤缺损的要求。③再造足跟的感觉可通过腓肠外侧皮神经与近侧足背内侧皮神经或腓肠神经缝接来实现。④跟部需较厚的皮下结缔组织层，用携带小腿部分蹋长屈肌或比目鱼肌替代，这样既能达到厚度要求，也可恢复足跟部饱满的外形。⑤在小腿外侧，上述移植组织同属腓动脉供应，血供丰富，可整体切取一期移植。小腿外侧复合组织瓣行足跟缺损再造具体介绍如下。

一、适应证

足跟是足的重要组成部分，如果没有足跟整个足就不能发挥作用，一般来说，失去足跟的患者都是再造足跟的适应证。但不是所有足跟缺损的患者都一定接受足跟再造手术，因为再造足跟无论从功能还是外形来说都要与正常足跟完全一样是不可能的，而且有一定范围和程度的手术创伤，因此，患者自己及家属的意见是不可缺少的。患者除接受全足跟再造外，也可接受其他修复方法或配载支具，甚至选择截去残肢，佩带假肢的方法，我们在选择的病例中，都反复向患者介绍手术的经过、再造后存在的问题，然后在其强烈要求下实施手术，可以说每一个患者都是有备而来的。考虑到手术的可行性，伤肢局部必须具备以下前提条件。

（1）足部的缺损范围不能太大。全足跟缺损应用小腿外侧复合组织瓣移植方法完全可行，如果超出这一范围连同小腿远侧及前足部分均有缺损，修复就有困难，因为小腿外侧皮瓣所取最大宽度也只能达到前、后中线，如果再造足跟时不能全面封闭创面，会给术后处理带来许多困难。

（2）距骨完整、健康。距骨必须完整、健康，或者虽有轻度骨感染，但经过切除能彻底清除病灶，腓骨可顺利插入并融合者。

（3）小腿外侧皮肤条件好。小腿外侧皮肤应当是很少或者没有瘢痕，如果小腿外侧中 1/3 布满瘢痕，这种皮肤要作为替代耐压、持重的足跟皮肤，重建足跟功能是不可能的。

（4）腓肠外侧皮神经完整。为了使再造足跟有良好的感觉功能，再造时一定要修复感觉神经，因小腿外侧为腓肠外侧皮神经支配，皮瓣区的腓肠外侧皮神经要能切取一定长度，足背内侧皮神经或腓肠神经也需完整，以便能满足与腓肠外侧皮神经缝接的要求。

（5）血管条件一定要好。作为组织移植，无论是吻合血管游离移植还是带血管蒂逆行转位移植，都要有良好的血管条件。由于腓动脉变异有一定比例，术前要仔细检查，超声多普勒血流仪探测可作为常规检查，必要时应作下肢血管造影检查。

（6）患者健康，没有糖尿病或下肢静脉炎等疾病。手术者有一定显微外科经验，具有小腿腓骨皮瓣操作的经验，特别是做逆行移植，需要向远侧游离腓血管，位置较深。不过，只要严格遵循显微外科手术原则，认真完成好每一个手术步骤，手术就能获得成功。

二、应用解剖

小腿外侧的皮肤薄而松弛，移动性比较大，皮下组织有脂肪层，较肥胖的患者脂肪层较厚，在稍深处有浅筋膜层，小腿外侧腓肠神经的分支和皮肤浅静脉均分布在这一层内。在浅筋膜深部为深筋膜层，腓动、静脉的皮肤营养支都穿过肌肉间隙分布到这一层。切取小腿外侧皮瓣，无论作游离吻合血管移植还是带血管蒂转移移植都必须保护好这一层。腓总神经沿腘窝外侧缘行向下、外方，在腓肠肌和股二头肌之间通过，在腓骨后方刚好位于皮下，并发出腓肠外侧皮神经，该皮神经在腓肠肌外侧头浅面的浅筋膜中下降分布于小腿外侧面皮肤，在切取小腿外侧皮瓣时，凡是移植后需要重建感觉者，应把这一神经分布区包括在内，并保护好皮神经主干，以便缝接。

1. 腓骨

是小腿两根管状骨中较细的一根，与胫骨并列，位于其外侧。腓骨的下 1/4 段对踝关节的稳定和功能至关重要，因此在一些特殊的病例，即便需要移植比较长的腓骨，其远侧 1/4 段也必须保留在原位，不予移植。从功能上看，腓骨除了参与构成踝关节之外，仅仅作为一个支柱供肌肉附着，并无重要的负重功能。因此，切除腓骨干上部及中部对小腿的负重功能没有大的影响。在近端，腓骨通过胫腓关节与胫骨相连，其关节囊及滑膜附着在腓骨头关节面的边缘。腓骨被附着的肌肉所包绕，它们构成腓骨毗邻结构的大部分。腓骨和其他长骨一样，有 3 个血供来源：①骨骺和干骺端血管。②进入骨干的固有滋养血管。③骨膜血管。腓骨头的血供是由集中在上端骨骺的多条血管完成的。起于膝降动脉、腘动脉和胫前动脉的分支在腓骨骨骺上的肌肉及骨膜之内彼此沟通。特别值得指出的是，营养腓骨头的一或两条分支很固定地起于胫前动脉的近端 2~3cm 处，这个解剖特点使临床上有可能以胫前血管为蒂移植腓骨头。腓骨干是由滋养动脉和节段性肌肉骨膜血管供应血液的。前者供养骨皮质的内侧半或 2/3，后者供养骨皮质的其余部分。两者皆为腓血管的分支，因此可以说腓血管是腓骨干的主要血供来源。

2. 腓动脉

起于胫后动脉起始部下方大约 2. 5cm 处，通常有两条伴行静脉。在正常的情况下，腓动脉向腓骨发出 1 支滋养动脉，有时发出 2 或 3 支滋养动脉。当腓动脉还在蹈长屈肌内走行时，它发出 1 支横向的分支，在胫骨与蹈长屈肌之间走向胫后动脉并与之分支交通。或在发出这一交通支之前、后，腓动脉还发出一穿支，在胫骨和腓骨之间通过靠近骨间膜远侧边缘的间隙到达踝关节的前方，与胫前动脉的外踝支吻合，在足背与足背动脉的跗骨支吻合，全足跟逆行岛状复合瓣转位后的血供即依靠这些吻合支。腓动脉以发出外踝支和跟骨支而告终，并在踝关节后方与胫后动脉的分支吻合。腓动脉还发出一些间隔皮支和肌皮支以供养小腿外侧腓骨表面的皮肤，前者完全走行在小腿后肌间隔内，而后者则先穿过蹈长屈肌、胫骨后肌或比目鱼肌，再进入小腿后肌间隔。这些皮支最终都走行在腓骨肌和比目鱼肌之间的间隙内。皮支的数目有 3~6 支，以 3~5cm 的间隔呈节段性分布在腓骨干上。腓动脉的起点和大小有较大的解剖变异。腓动脉可以直接起于腘动脉而不是发自胫后动脉。在这种情况下，腓骨的腓动脉蒂比正常的长得多，为带血管的腓骨移植提供了便利。有的腓动脉发自胫前动脉，遇到这种情况，腓骨的腓动脉蒂可能很短。有的腓动脉较粗，甚至可能替代胫后动脉。如果胫后动脉纤细或者缺如，腓动脉将成为足底动脉血液的主要来源。即使遇到这种情况，只要手术中不损伤正常的胫前动脉，也不损伤足和踝关节附近胫前动脉与腓动脉之间的交通支，以腓血管为蒂切取游离腓骨仍然是安全的，并不会危及小腿和足的生存。在罕见的情况下，腓动脉可能为足部供应血液的唯一大血管，则不能以腓动脉为蒂移植小腿外侧复合瓣，最好术前做小腿血管造影，预先了解小腿血管分布情况。

三、体位

一般侧卧位，也可半仰卧位，患侧抬高，大腿部上气囊止血带。

四、麻醉

硬脊膜外麻醉、全身麻醉。

五、皮瓣设计

首先根据血管走行，用超声多普勒血流仪探测腓动脉行程及其皮穿支的部位，用甲紫标记。或标记出腓骨头至外踝的两点连线，此为腓动脉的走行线，即皮瓣的轴心线，其中皮支穿出点约在腓骨头下 9cm 和 15cm 处，为肌皮支进入皮肤的关键点。此点超声多普勒血流仪可以探测出并加以标记。以这些分布点为中心设计所需复合组织皮瓣。

（1）腓骨长度包括双排腓骨再造足跟所需的长度，插入洞穴所占的长度及腓骨对折时中间所需截除的 2.5cm 长度。为保持踝关节稳定性，腓骨远侧至少要保留 5cm 长度。

（2）皮瓣大小包括包裹足跟、修复足跟邻近挛缩瘢痕切除后的缺损范围及皮瓣切取后 20%左右的回缩。

（3）软组织切取范围，应包括充填残腔以及恢复足跟部软组织厚度和形态所需的总量。

（4）腓动、静脉血管蒂的长度应保证逆转修复后没有张力。

（5）腓肠神经外侧支长度，应能满足逆行转移后近侧断端能与足背内侧皮神经缝接。反复核算准确无误时，即用甲紫做出标记。

六、手术步骤

1. 受区准备

足跟缺损者一般都遗留创面或挛缩瘢痕，彻底清除病灶及挛缩瘢痕组织是重建足跟的先决条件。手术一般在完全充气止血带下进行，创面的肉芽组织应彻底清除，同时应切除坏死的肌腱与骨骼，为使移植时能充分充填残腔，对创面基底部凹陷要修整并敞开。按足弓的要求，在创面基底部的距骨或跟骨残端凿两个洞穴，以供植骨用。在足背内侧解剖出足背内侧皮神经分支。反复冲洗，彻底止血，并以健足为准，测出包括骨骼、皮肤、皮下组织等缺损的大小范围。

2. 切取皮瓣

先沿皮瓣的后缘标记切开皮肤，直达深筋膜与肌膜之间，在深筋膜下向前游离皮瓣，在比目鱼肌与腓骨所形成的外侧间隙附近，要细心注意由肌间隙或比目鱼肌穿出的皮支，选择较粗的1~2条皮支或肌皮支作为皮瓣的轴心点，校正或重新设计皮瓣的远近及前后缘，以保证皮瓣的血供。按设计切开皮瓣四周，并在深筋膜下向皮支或肌皮支附近解剖分离皮瓣，沿皮支顺外侧肌间隙进行分离，如果较粗的皮支血管来自比目鱼肌、踇长屈肌的肌皮支，在向深部解剖分离时应保留 0.5~1cm 肌袖于血管周围，以免损伤皮支血管（图 8-1A）。

3. 游离胫前间隙

沿前方的腓骨肌与后方的比目鱼肌之间的肌间隙作锐性解剖，直达腓骨。在切口近侧，沿腓总神经旁组织间隙内插入蚊钳，挑起上面的腓骨长肌，切断它在腓骨头上的附着部，然后向前向内拉开，即完全显露围绕腓骨颈斜向前下方的腓总神经。游离腓总神经并向远侧跟踪分离，直到分为腓浅神经和腓深神经的部位。游离时，用一根橡皮条保护腓总神经并将它拉向前方。手术者用左手握住小腿，用拇指向前内推开腓骨肌及腓浅神经，同时右手用解剖刀紧靠腓骨切断腓骨肌在腓骨上的附着部，在腓骨上留下一薄层肌袖。这样边推边切，由近而远，直到切口远极。接着，再从近侧开始，以腓深神经为向导（它位于胫前血管的外侧），靠近腓骨切断趾长伸肌和踇长伸肌在腓骨前面的附着部，从而进入胫前间隙（图 8-1B）。

4. 分离切取部分比目鱼肌及部分踇长屈肌

在腓骨后方的浅层，从腓骨头部和上 1/3 部切断比目鱼肌的附着部。根据充填残腔和足跟塑形的需要，切取部分比目鱼肌和腓肠肌。将切断的比目鱼肌牵向后方，即到达位于深层的踇长屈肌。在切断踇长屈肌时，要稍远离腓骨，让肌袖保留在腓骨上，因为腓血管和腓骨的滋养血管就包含在靠近腓骨的肌肉之中。为恢复足跟饱满的外形也需要这一肌肉。

5. 截断腓骨

截断腓骨有利于血管的解剖和分离。分别在远侧和近侧预定截骨的部位，呈“十”字切开腓骨骨膜，做骨膜下剥离，宽度以能接纳骨膜剥离器为宜。在腓骨前、后各插入一把骨膜剥离器，两者在腓骨的内后方相遇。用这两把骨膜剥离器保护周围的软组织，用钢丝锯或摆锯锯断腓骨。

6. 游离腓血管

用布巾钳夹住截取的腓骨两端，通过布巾钳，将其向外牵开，拉紧骨间膜，靠近骨间膜在腓骨上的附着部纵向切开，直视下切断胫骨后肌在腓骨上的附着部，将切断的肌肉连同骨间膜一起用拉钩牵向内侧，这样边切边拉，自远而近。逐层解剖，直到显露胫后血管神经束及腓血管为止（图 8-1C）。然后，从腓血管自胫后血管分杈处开始，直视下剪开腓血管与胫后血管神经束之间结缔组织。这样游离后腓血管及部分踇长屈肌的肌袖就很好地保留在腓骨上（图 8-1D）。以腓血管为铰链，向前内翻开腓骨，直视下纵向切开剩下踇长屈肌，完成腓骨游离。操作时要仔细保护腓血管。

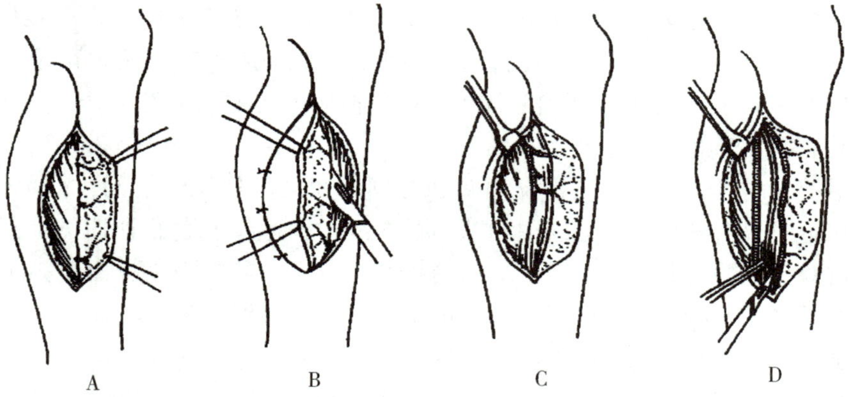

A. 皮瓣切取；B. 游离胫前间隙；C. 腓动脉显露；D. 游离腓血管

图 8-1　手术步骤一

7. 取下组织瓣

在切断近端腓血管之前，放松止血带，仔细检查皮瓣、肌瓣、腓骨髓腔和肌袖的渗血情况，确定游离的腓骨是否具有良好的血供。肌袖与髓腔及皮缘有鲜血渗出是血供正常的佐证。最后，靠近胫后血管，分别结扎切断腓动脉及其两条伴行静脉。为了防止近端结扎线脱落，结扎前应仔细分离血管，尽量少带结缔组织，或者操作时在腓血管上夹两把血管钳。血管近端结扎，切断后将整个复合组织瓣掀起。如果血管长度不够，自近端继续向远端分离，腓动脉越至远端，分布位置较深，多在胫骨与腓骨之间，整个分离血管过程都在比较狭窄的腓骨与胫骨间隙进行，且有多个分支，切断结扎的操作都必须准确、轻柔。

8. 对折腓骨的整修

为了增加腓骨移植的强度及负重接触面积，切取的腓骨必须进行整修。整修包括 3 个步骤。

第 1 步：要把截取的腓骨中央截除 2.5cm 一段，这是手术中非常关键的一步，为了保护好腓动脉对骨膜供血的连续性，在腓骨外侧面切开骨膜，然后小心地用骨膜剥离器剥开一周（图 8-2A），用摆锯锯断中央 1cm 一段（图 8-2B），从折断端向两侧端用小咬骨钳在骨膜下直咬至所需要的长度，或者先从中央折断再用摆锯截至所需长度。在操作中，骨骼一定要固定妥善后再截骨，不能撕脱骨膜，也不能损伤腓动、静脉至腓骨的分支，然后对折腓骨使之平行（图 8-2C）。要保证血管没有张力，如果发现张力太大，可继续增加截骨长度，直到满意为止。

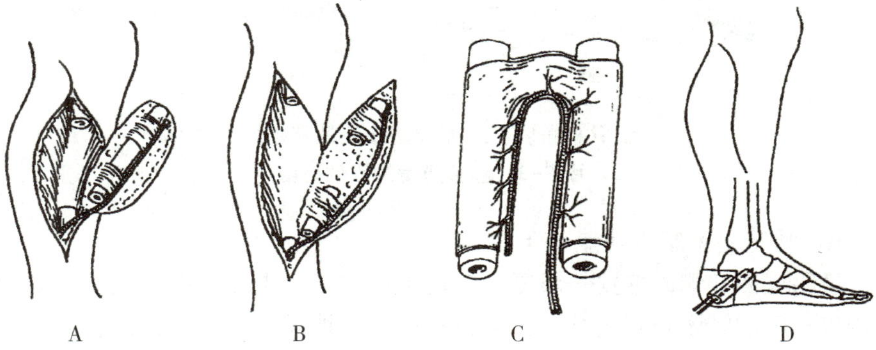

A. 腓骨中段骨膜剥离；B. 腓骨中段断开；C. 对折腓骨；D. 骨瓣并列插入

图 8-2 手术步骤二

第 2 步：修整负重远端断面用咬骨钳和骨锉把其锉成钝圆，以增加负重时骨端接触面积。

第 3 步：修整插入端。插入端可以连骨膜一起插入（图 8-2D），要根据预置好的洞穴深度重新修整骨瓣长度，一般尽量加深洞穴，使插入深度增加，反复测量洞穴的深度与直径，然后一次插入，不要反复，以免损伤骨膜。无论哪一步骨骼修整都要保护好骨膜，要保证骨骼有绝对良好的血液供应，足跟再造中手术是在感染创面上进行的，要保证骨移植成功，必须具备两个条件，一是清创要彻底，二是移植骨骼一定要有良好的血供。

9. 移植腓骨的定位与固定

正常人跟结角42°左右，双排腓骨移植的角度应与之相当，以重建良好的足弓（图8-3A）。移植的双排腓骨必须平行，否则在负重时偏高的一根就不能分担负重量。由于腓骨插入洞穴后，皮瓣闭合创面的牵拉有时不能保证两根腓骨完全平行排列，并始终维持一定的角度，因此手术中需要用经髓腔的克氏针固定，一般选择直径2.5mm的克氏针（图8-3B），摸准腓骨断端，经此穿刺到达腓骨髓腔，再继续向深处钻入，一般越过插入腓骨端1.5~2cm。针尾留4cm一段作为观察调整骨移植角度及是否平行的标志。术后石膏置钢丝支架，并用橡皮筋与固定克氏针连接，根据两根腓骨平行和倾斜角度的需要调整松紧度，直至骨骼愈合为止。

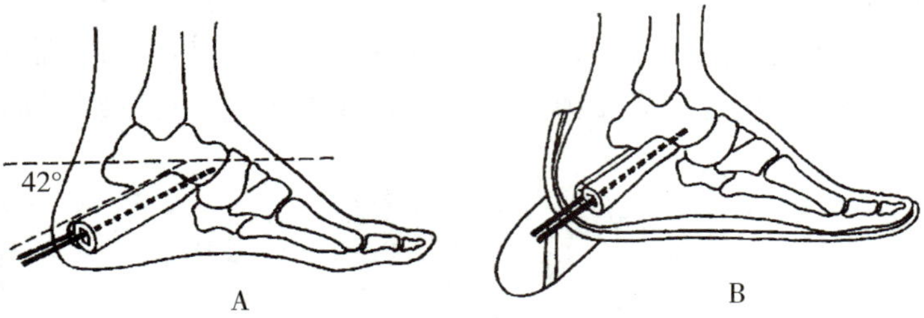

A. 移植角度；B. 通过橡皮筋调整移植角度

图8-3 移植腓骨的定位与固定

10. 再造足跟感觉功能重建

足跟底面和侧面感觉的恢复，对足跟功能十分重要。在组织瓣切取中已切取相应长度的腓肠外侧皮神经，逆行转位后，神经断端转位在外侧要与足背侧皮神经缝接，最邻近的神经是足背内侧皮神经，该神经在足背侧与断端一般有一段距离，为了能顺利地与复合瓣皮神经对接，需要从足背内侧做一切口，然后向远侧游离一段，用丝线测量其长度并与复合皮瓣已游离腓肠外侧皮神经试行对合，如果缝接后没有张力，表明长度均匀，即可切断。经皮下在切口处行外膜缝合，缝接对位一定准确、平整。如两断端不是在伤口或切口内，而是在切口和伤口之间，可在对合处切一小口，然后把两神经断端从小口中引出，在显微镜下做缝接，神经缝好后退回到皮下，再缝合皮肤切口。如果内侧皮肤条件不好，或足背内侧皮神经已毁损，也可用腓肠神经，腓肠神经在小腿外侧向远侧游离长度有限，遇此情况，在游离切取皮瓣腓肠外侧皮神经时所留长度要足够，实在不够长可移植一段神经。

11. 移植的肌肉软组织安排与固定

小腿外侧复合皮瓣转位后，应仔细止血，要把携带的肌肉及筋膜层安排好，一是要把肌肉层铺盖在移植腓骨的断端，使该部软组织厚度，包括皮肤在内达到1cm以上，这对于负重、减轻震荡与防止再造足跟皮肤磨破非常重要。如果在经髓克氏针穿针前安排得不够妥当，这时要重新安排，必要时拔出克氏针重穿。二是要充填好残腔，病灶清除不留残腔是一条重要的外科原则，也是保证再造足跟成功的重要一步，要将肌肉组织紧贴骨骼创面，一般说肌肉组织抗感染力最强，在感染创面上作足跟再造，这一步也同样关键。如果充填肌肉有回缩张力，可用细丝线将肌肉组织与周围软组织固定几针。三是足跟塑形，尽管再造足跟时用了两根腓骨，但要比正常跟骨细得多，周围没有软组织充填，其外形不会像足跟。我们希望再造一个有功能，而且外形又逼真的足跟，其中主要依靠移植腓骨周围软组织充填，充填过程从某种意义上讲是个造型过程。如果软组织尚有富余，在上述3个步骤完成后可以修去，修剪时一定要进一步止血。

12. 创面闭合

（1）受区创面闭合：骨骼、肌肉、筋膜移植安排好后缝合皮肤闭合创面，一般说皮瓣的左右侧长度按要求设计，缝合时没有困难，但一定要注意血管蒂没有张力，没有压迫，一般在皮瓣远端留成一个小三角形，如一个把，皮瓣转位后这个把即落在血管蒂部，以保证血管蒂没有张力。在闭合上下侧有时会遇到问题，因小腿外侧皮瓣的宽度前后一般不超过中线，移植后软组织肿胀显得宽度不够。再造足跟的近侧要穿鞋，要耐摩擦，应该完善修复，足跟底部负重面更是不可缺少。邻近足心，也就是在弓形结构顶端一般不负重，可用游离植皮来消灭创面，在创面完全关闭时皮下应置引流管，回病房后行负压引流。

（2）供区创面闭合：仔细止血后逐层缝合关闭创面，将腓总神经置于原来位置，修复手术中切断的腓骨长肌起始部，小心避免压迫腓总神经，缝合腓骨肌与比目鱼肌肌膜，使之不留残腔。皮瓣切取在7cm以内可直接缝合，如果不能直接拉拢缝合可在大腿取相应的断层中厚皮片，缝合后打包固定。这种植皮是在健康组织植皮，只要基底处理得当，完全成活没有问题。为保证植皮平整，并有一定压力，所植皮片不宜太大。如果肌肉切断创面有一些渗血，就在打包固定的近侧及远侧皮肤缝合的皮下放置橡皮引流条，以防术后发生血肿。

七、并发症

主要并发症是静脉危象。足跟再造动脉供血情况通过术前血管减影检查一般可以判断，但静脉回流情况则比较困难。静脉回流不足，主要表现为皮瓣张力偏高，肤色偏暗，特别是腓静脉怒张。遇到上述情况，可将腓静脉从血管蒂中解剖出来，因腓静脉通常有两根，解剖分离时应解剖较粗的一根，解剖后上好血管夹，可间断放血，减轻皮瓣压力。作为补救措施，应把腓静脉与大隐静脉做吻合，因大隐静脉最近，管径也相当，尽管大隐静脉有多种类型，一般在足内侧均可找到。从足背内侧游离解剖出大隐静脉，其长度要在转位后，顺利与腓静脉吻合且没有张力为宜。大隐静脉远端与腓静脉近端血管口径相差不是太大，一般腓静脉粗，但管壁薄。吻合时可将大隐静脉稍作扩张，然后做对端吻合。复合组织瓣刚游离时这种静脉回流不足多不明显，由于转位移植后血管蒂受到牵拉，再加上转位点角度形成方才发生。因此，在做静脉血管吻合前，要认真仔细检查血管旋转点是否扭曲，周围软组织包括筋膜有没有形成束带，血管通道中是否有压迫，这些因素全部去除后，再考虑做静脉血管吻合。

八、术后功能训练

足跟再造术后，皮肤及其肌肉、骨骼血供良好，即可认作成活，但足跟作为功能器官，成活了不等于就具备了功能，也不等于手术完全成功，要使用小腿骨骼、肌肉、皮肤营造出来的足跟具备行走负重等重要功能，有一个功能训练问题。一般情况下术后 2 周刀口愈合就可以拆线，做理疗，以促进侧支循环建立，消除肿胀；术后 2~3 个月 X 线证实移植骨骼愈合，可持拐下地活动，伤足可穿软底鞋轻轻接触地面，但不宜负重，而后逐渐增加接触地面的时间和频度，并辅助理疗，并经常观察足底负重时的情况，如果发现有磨破征象，比如红肿，甚至起疱则立刻停止负重，待完全恢复与愈合后再开始进行锻炼。因足底感觉一般术后 2 个月才开始恢复，故早期知觉很差，这时磨破征象不能依靠自身感觉，主要是靠眼睛观察。至术后 6 个月后方可完全弃拐负重行走。根据我们经验，在术后 6 个月以内下地负重者均有磨破皮肤之可能，至 6 个月足跟部所有移植组织神经营养改善，骨骼完全愈合，经过前期持拐训练，皮肤耐磨能力也有所改善，这时可穿软底鞋行走。在整个功能训练中密切观察十分必要，如果待足底形成溃疡再去治疗，即使创面愈合，也是瘢痕组织，其负重耐磨能力均差，要恢复正常需要一个相当长的周期，甚至影响到再造足跟的最终结果。8~9 个月后当自我感觉用再造足跟行走无特殊不适感，伤口瘢痕也基本上软化，足底感觉已经恢复，即可放心活动。唯再造的足跟因皮肤没有垂直固定纤维容易滑动，行走时有打滑现象，在早期最好选择包脚的鞋类，如旅游鞋、运动鞋等。

九、随访结果

小腿外侧复合瓣移植再造足跟成活了，术后功能怎样？为此进行了长期的

（最长 10 年）随访，随访内容包括移植组织局部变化和再造的足跟能否满足劳动及日常生活功能需要两方面，结果是满意的。

1. 移植组织的变化

（1）骨骼变化：移植腓骨在术后逐渐“跟骨化”，至术后 3~4 年，大部跟骨缺损者移植骨周围有新骨形成并融为一体。全跟骨缺损者，并排的腓骨远端有牢固的骨性桥接，断端更钝圆，原先空缺的跟结节角处，有新形成楔形骨块嵌入，外形差不多接近跟骨，从而大大地增强了移植骨的负载能力。

（2）皮肤变化：皮肤形态仍和足底有较大差别。在早期，走路或穿鞋不合适时，可发生磨破现象，2 年后受力处出现胼胝，患者常需用小刀切削，才能消除填压感。

（3）神经感觉变化：再造足底感觉功能，术后 6~8 个月可以恢复到小腿外侧水平，两点分辨觉达到 2~3cm，至术后 1.5~2 年再造足底两点辨别觉可恢复到 0.8~1.0cm，接近正常足底感觉功能。

2. 功能恢复情况　所有患者术后 1 年可参加一般劳动，术后 2~3 年均可参加重体力劳动，首例女性患者可挑两桶水（80 斤）浇地，第 2 例男性患者曾干过两年水泥搬运工，可扛两袋（100kg）水泥。穿鞋袜不受影响，男患者可穿皮鞋，女患者可穿高跟鞋，能完全满足他们在生活上美的追求。这批患者在择偶与家庭生活中没有受到任何歧视，最早接受本手术的两名伤者都是家中主要劳动力，都找到了称心如意的配偶，如果没有足跟就无法想象有这样的生活。

参考文献

[1] Jason C Eck, Alexander R Vaccaro. 脊柱外科手术学［M］. 皮国富，刘宏建，王卫东，译. 郑州：河南科学技术出版社，2017.

[2] 阿尔温德·巴韦. 现代脊柱外科技术［M］. 梁裕，译. 上海：上海科学技术出版社，2016.

[3] 刘尚礼，戎利民. 脊柱微创外科学［M］. 北京：人民卫生出版社，2017.

[4] 张俐. 中医正骨学［M］. 北京：中国中医药出版社，2016.

[5] 莫文. 中医骨伤常见病证辨证思路与方法［M］. 北京：人民卫生出版社，2020.

[6] 赵文海，詹红生. 中医骨伤科学［M］. 上海：上海科学技术出版社，2020.

[7] 马克拉比·布林克尔. 创伤骨科学精要［M］. 章莹，夏虹，尹庆水，译. 北京：科学出版社，2018.

[8] 李增春，陈峥嵘，严力生，匡勇. 现代骨科学［M］. 北京：科学出版社，2018.

[9] 张光武. 骨折、脱位、扭伤的救治［M］. 郑州：河南科学技术出版社，2018.

[10] 邱贵兴. 中华骨科学［M］. 北京：人民卫生出版社，2017.

[11] 姜文晓. 常见足踝损伤的诊疗及足踝关节镜技术［M］. 北京：科学技术文献出版社，2017.

[12] 汤锦波. 手外科技术［M］. 济南：山东科学技术出版社，2017.

[13] 洪光祥. 手外科手术要点难点及对策［M］. 北京：科学出版社，2018.

[14] 艾尼·米吉提，沈洪涛，陈聪. 临床骨科学［M］. 厦门：厦门大学出版社，2020.

[15] 王一民，刘黎军，邓雪峰. 实用创伤骨科学［M］. 北京：科技文献出版社，2019.

[16] 冯华，张辉. 膝关节运动损伤与下肢力线不良［M］. 北京：人民卫

生出版社，2021.
[17] Richard E Buckley，Christopher G Moran，Theerachai Apivatthakakul. 骨折治疗的 AO 原则［M］，危杰，刘皤，吴新宝，罗从凤，译. 上海：上海科学技术出版社，2019.
[18] 托马斯·亨德里克森. 骨科疾病评估与手法治疗. 张志杰，刘春龙，译. 骨科疾病评估与手法治疗［M］. 北京：北京科学技术出版社，2019.
[19] 邱贵兴. 骨科学高级教程［M］. 北京：中华医学电子音像出版社，2019.
[20] ［美］Mark，R.，Brinker. 创伤骨科学精要.2 版［M］. 章莹，夏虹，尹庆水，译. 北京：科学出版社，2018.